本书得到中国青年政治学院出版基金资助

青 中/青/文/库

中国未婚青少年妊娠结局与保护性因素研究

杨蓉蓉◎著

中国社会科学出版社

图书在版编目（CIP）数据

中国未婚青少年妊娠结局与保护性因素研究/杨蓉蓉著. —北京：
中国社会科学出版社，2017.10
ISBN 978 - 7 - 5203 - 0856 - 4

Ⅰ.①中…　Ⅱ.①杨…　Ⅲ.①青少年—生殖医学—研究—中国
Ⅳ.①R339.2

中国版本图书馆 CIP 数据核字（2017）第 210409 号

出 版 人　赵剑英
责任编辑　吴丽平
责任校对　闫　萃
责任印制　李寡寡

出　　　版　中国社会科学出版社
社　　　址　北京鼓楼西大街甲 158 号
邮　　　编　100720
网　　　址　http://www.csspw.cn
发 行 部　010 - 84083685
门 市 部　010 - 84029450
经　　　销　新华书店及其他书店

印　　　刷　北京明恒达印务有限公司
装　　　订　廊坊市广阳区广增装订厂
版　　　次　2017 年 10 月第 1 版
印　　　次　2017 年 10 月第 1 次印刷

开　　　本　710×1000　1/16
印　　　张　20.5
字　　　数　336 千字
定　　　价　89.00 元

凡购买中国社会科学出版社图书，如有质量问题请与本社营销中心联系调换
电话：010 - 84083683

《中青文库》编辑说明

　　《中青文库》，是由中国青年政治学院着力打造的学术著作出版品牌。

　　中国青年政治学院的前身是 1948 年 9 月成立的中国共产主义青年团中央团校（简称"中央团校"）。为加速团干部队伍革命化、年轻化、知识化、专业化建设，提高青少年工作水平，为党培养更多的后备干部和思想政治工作专门人才，在党中央的关怀和支持下，1985 年 9 月，国家批准成立中国青年政治学院，同时继续保留中央团校的校名，承担普通高等教育与共青团干部教育培训的双重职能。学校自成立以来，坚持"实事求是，朝气蓬勃"的优良传统和作风，坚持"质量立校、特色兴校"的办学思想，不断开拓创新，教育质量和办学水平不断提高，为国家经济、社会发展和共青团事业培养了大批高素质人才。目前，学校是由教育部和共青团中央共建的高等学校，也是共青团中央直属的唯一一所普通高等学校。学校还是教育部批准的国家大学生文化素质教育基地、全国高校创业教育实践基地，是首批"青年马克思主义者培养工程"全国研究培训基地、首批全国注册志愿者培训示范基地，是中华全国青年联合会和国际劳工组织命名的大学生 KAB 创业教育基地，是民政部批准的首批社会工作人才培训基地，与中央编译局共建青年政治人才培养研究基地，与国家图书馆共建国家图书馆团中央分馆，与北京市共建社会工作人才发展研究院和青少年生命教育基地。2006 年接受教育部本科教学工作水平评估，评估结论为"优秀"。2012 年获批为首批卓越法律人才教育培养基地。2015 年，中宣部批准的共青团中央中国特色社会主义理论体系研究中心落户学校。学校已建立起包括本科教育、研究生教育、留学生教育、继续教育和团干部培训等在内的多形式、多层次的教育格局。设有中国马克思主义学院、青少年工作系、社会工作学院、法学院、经济管理学院、新闻传播学院、公共管理系、中国语言文学系、外国语言文学系 9 个教学院系，文化基础部、外语教学研究中心、计算机教学与应用中心、体育教学中心 4 个教学中心（部），中央团校教育培训学院、继续教育学院、国际教育交流学院 3 个教育培训机构。

学校现有专业以人文社会科学为主，涵盖哲学、经济学、法学、文学、管理学、教育学 6 个学科门类，拥有哲学、应用经济学、法学、社会学、马克思主义理论、新闻传播学 6 个一级学科硕士授权点、1 个二级学科授权点和 3 个类别的专业型硕士授权点。设有马克思主义哲学、马克思主义基本原理、外国哲学、思想政治教育、青年与国际政治、少年儿童与思想意识教育、刑法学、经济法学、诉讼法学、民商法学、国际法学、社会学、世界经济、金融学、数量经济学、新闻学、传播学、文化哲学、社会管理 19 个学术型硕士学位专业，法律（法学）、法律（非法学）、教育管理、学科教学（思政）、社会工作 5 个专业型硕士学位专业。设有思想政治教育、法学、社会工作、劳动与社会保障、社会学、经济学、财务管理、国际经济与贸易、新闻学、广播电视学、政治学与行政学、行政管理、汉语言文学和英语 14 个学士学位专业，其中思想政治教育、法学、社会工作、政治学与行政学为教育部特色专业；同时设有中国马克思主义研究中心、青少年研究院、共青团工作理论研究院、新农村发展研究院、中国志愿服务信息资料研究中心、青少年研究信息资料中心等科研机构。

在学校的跨越式发展中，科研工作一直作为体现学校质量和特色的重要内容而被予以高度重视。2002 年，学校制定了教师学术著作出版基金资助条例，旨在鼓励教师的个性化研究与著述，更期之以兼具人文精神与思想智慧的精品的涌现。出版基金创设之初，有学术丛书和学术译丛两个系列，意在开掘本校资源与移译域外菁华。随着年轻教师的增加和学校科研支持力度的加大，2007 年又增设了博士论文文库系列，用以鼓励新人，成就学术。三个系列共同构成了对教师学术研究成果的多层次支持体系。

十几年来，学校共资助教师出版学术著作百余部，内容涉及哲学、政治学、法学、社会学、经济学、文学艺术、历史学、管理学、新闻与传播学等学科。学校资助出版的初具规模，激励了教师的科研热情，活跃了校内的学术气氛，也获得了很好的社会影响。在特色化办学愈益成为当下各高校发展之路的共识中，2010年，校学术委员会将遴选出的一批学术著作，辑为《中青文库》，予以资助出版。《中青文库》第一批（15本）、第二批（6本）、第三批（6本）、第四批（10本）、第五批（13本）陆续出版后，有效展示了学校的科研水平和实力，在学术界和社会上产生了很好的反响。本辑作为第六批共推出9本著作，并希冀通过这项工作的陆续展开而更加突出学校特色，形成自身的学术风格与学术品牌。

在《中青文库》的编辑、审校过程中，中国社会科学出版社的编辑人员认真负责，用力颇勤，在此一并予以感谢！

目　　录

第一章　绪论

第一节　引言

青少年问题是一个伴随人类发展历史的永恒话题。亚里士多德两千多年前就感叹道："有如醉汉任凭烈酒左右，青少年为一股天生的激情所控（Youth are heated by Nature as drunken men by wine）。"[1] 同时，如《黄帝内经》揭示，"女子……二七而天癸至，任脉通，太冲脉盛，月事以时下，故有子。……丈夫……二八肾气盛，天癸至，精气溢泻，阴阳和，故能有子"，青少年正始于生殖系统逐步成熟的阶段，其生殖健康是青少年发展的重要内容。

妊娠结局在生殖健康研究中备受关注，未婚青少年妊娠结局是一个方兴未艾的话题。发生时纯属个人隐私、片刻结束，发生后必须公开处理、欲罢不能，这就是非意愿妊娠，是一个上述特性甚过任何其他人类活动的事件[2]。如果非意愿妊娠发生在未婚青少年身上，那么上述特性更是有过之而无不及。如何降低未婚妊娠发生风险、一旦发生则如何引导其规避接踵而至的其他风险，需要尤为关注。

要降低未婚妊娠结局风险（如降低未婚妊娠发生的可能性），主要有两种方法：一是消除导致妊娠发生的因素；二是增强使妊娠免于发生的因素。本研究正是以后者为切入点，探讨使未婚妊娠免于发生、妊娠发生后不良结局免于发生的因素即保护性因素，以对未婚妊娠结局风险进行规避。

---

[1]　Dahl R, "Adolescent brain development: a period of vulnerabilities and opportunities. Keynote address", *Annals of the New York Academy of Sciences*, Vol. 1021, 2004.

[2]　Hayes C, *Risking the future: Adolescent sexuality, pregnancy, and childbearing*, National Academy Press, 1987.

　　所谓保护性因素指降低不良结局发生可能性、缓解不良结局后果的行为背后的因素；而通常所关注的风险因素指增加不良结局可能性的行为背后的因素①。保护性因素研究在儿童发展②、青少年物质滥用干预③、青少年风险性行为预防④等领域得到了广泛运用。如在一项对美国青少年风险性行为的风险因素与保护性因素研究中⑤，研究者将风险因素界定为那些助长一种或多种可能导致未婚妊娠或罹患性传播疾病的行为（如过早性行为，频繁地与多个性伴发生性行为）的因素；保护性因素与此相反，指那些阻止一种或多种可能导致未婚妊娠或罹患性传播疾病的行为［如采取避孕措施（如使用避孕套）］的因素。本研究中将对中国未婚青少年妊娠结局的保护性因素加以研究，以对未婚青少年自身和外部环境中对其妊娠结局有积极影响的关键因素进行识别。

　　北京大学人口研究所 2009 年组织开展的全国性抽样调查——"中国青少年生殖健康可及性政策开发研究"揭示，在 15—24 岁的未婚青少年中，22.4% 有过性经历，其中男性为 25.4%，女性为 19.2%。在有性经历的未婚青少年中，首次性行为的中位年龄为 20 岁。首次和最近一次性行为没有采取避孕措施的比例分别占 53.9% 和 25.4%⑥。

　　据学者⑦观察，上述几组数据经过时间的发酵，近来骤然又引发了新一轮关注的热潮：先是《中国青年报》2015 年 1 月 26 日刊发了"人

----

　　① WHO, *Adolescent pregnancy-Unmet needs and undone deeds: A review of the literature and programmes*, World Health Organization, 2007.

　　② Rutter M, "Protective factors in children's responses to stress and disadvantage", *Annals of the Academy of Medicine*, *Singapore*, Vol. 8, No. 3, 1979.

　　③ Hawkins JD, Catalano RF, Miller JY, "Risk and protective factors for alcohol and other drug problems in adolescence and early adulthood: Implications for substance abuse prevention", *Psychological bulletin*, Vol. 112, No. 1, 1992.

　　④ Kirby D, Lepore G, Ryan J, *Sexual risk and protective factors-Factors affecting Teen Sexual Behavior*, *Pregnancy*, *Childbearing*, *and Sexually Transmitted Disease: Which are Important*, ETR Associates, 2005.

　　⑤ Kirby D, Lepore G, Ryan J, *Sexual risk and protective factors-Factors affecting Teen Sexual Behavior*, *Pregnancy*, *Childbearing*, *and Sexually Transmitted Disease: Which are Important*, ETR Associates, 2005.

　　⑥ 参见郑晓瑛、陈功《中国青少年生殖健康可及性调查基础数据报告》，《人口与发展》2010 年第 16 期。北京大学人口研究所：《中国青少年生殖健康可及性调查报告基础报告（首次发布）》，2010 年。

　　⑦ 参见胡玉坤《庞大群体的生殖健康危机——中国人工流产低龄化问题透视》，《社会科学论坛》2015 年第 11 期。

流低龄化：迷惘青春之痛"的报道。同一天，中央电视台在"新闻1＋1"黄金档节目中推出了"人工流产低龄化：谁之'痛'？"的专题报道。一石激起了千层浪，一时间，该主题火速引爆了各大主流媒体。除了《中国青年报》和央视"新闻1＋1"，《中国妇女报》和新华社《瞭望东方周刊》等媒体还就此采访了专家人士。正如学者预想，一阵沸沸扬扬的密集报道之后，一切又归于沉寂；这种社会应激性式的反映，正如过往几十年里所形成的模式那样，有着风一样的性格。学者一针见血地说，这样的模式恰恰反映了对青少年人群的性与生殖健康尤其是不安全性行为与非意愿妊娠，社会甚至家庭缺乏敏感性和关照，拒绝投资于青少年的性与生殖健康[1]。

相反，熙熙攘攘中，人们看得更多的是，人流服务或嚣张或隐蔽的各式各样的营销。俨然展示欣欣向荣的利益与交易。正如学者们[2]所指出的那样，若不从制度层面进行反思和干预，我国庞大的未婚青少年人群不断累积的性与生殖健康危机有可能继续恶化并进而危及国家和整个社会的可持续发展。

鉴于此，本研究将基于首次全国专题抽样调查及作者所开展的实地研究对我国未婚青少年性与生殖健康做系统而深入的实证分析，以期为制度层面的干预提供研究支持。作者坚信，在个人、家庭、社会和政府的共同努力下，对未婚青少年性与生殖健康加以制度上的关切，是迟早的事。

第二节 问题的提出

2008年，联合国千年发展目标在生殖健康方面（MDGs5B）提出，"2015年人人享有生殖健康"，并新增了"青少年生育率"与"未满足的计划生育需要"两个新监测指标[3]。同时，千年发展目标2010年进展报告中指出世界各国在上述两项新指标的发展现状不容乐观：在减少

---

① 相关观点参见胡玉坤《庞大群体的生殖健康危机——中国人工流产低龄化问题透视》，《社会科学论坛》2015年第11期。

② 参见胡玉坤《庞大群体的生殖健康危机——中国人工流产低龄化问题透视》，《社会科学论坛》2015年第11期。郑晓瑛、陈功《中国青少年生殖健康可及性调查基础数据报告》，《人口与发展》2010年第16期。

③ Nations U, *The Millennium Development Goals Report 2008*, New York: United Nations, 2008.

少女妊娠方面进展缓慢从而产生更多的年轻母亲；在扩大妇女使用避孕药具方面的进程也减缓，使用避孕措施的比例在最贫困和未接受过教育的妇女中最低；用于计划生育的资金不足等。这些都是实现妇女享有生殖健康目标的主要障碍①。从监测数据来看，15—19岁女性青少年的生育率在1990年到2015年由59‰下降到51‰，没有实现预计目标②。

同时在中国现实数据方面，国家卫生与计划生育委员会科学技术研究所报道，中国每年的人工流产人次数多达1300万人次，其中近半数为25周岁以下的青少年，大学生为高发人群③。这令人尤其关注未婚性活跃青少年。

未婚青少年因其处于身体发育期，其生殖健康状况及需求更应该得到关注。

青少年期是个体身心发育过程中的一个关键性阶段。跨入青春期之后，少男少女身体迅速发生变化，性心理和情感也随之变化，人生观和价值观也处于形成过程中。一方面，情窦初开的少男少女中有的人懵懵懂懂地坠入了爱河，对性好奇而且易于冲动；另一方面，年龄越小越有可能缺乏性与生殖健康知识、经验和责任感，无保护的甚至高风险的性行为也就更有可能发生④。

我国未婚青少年数量庞大，2009年全国共有15—24岁未婚青少年1.64亿人，其中未婚女性青少年超过8000万人⑤。对2009年第一次全国青少年生殖健康可及性抽样调查数据的进一步分析表明，中国未婚青少年不安全性行为状况令人担忧：22.4%的未婚青少年有性经历，其中20.3%过去12个月内与两人以上发生过性关系。同时这些有性行为的

---

① 参见联合国千年发展目标门户网（http：//157.150.195.10/chinese/millenniumgoals/maternal.shtml）。

② *MDG Monitor：Tacking The Millennium Development Goals*，2015（http：//www.mdgmonitor.org/mdg-5-improve-maternal-health/）.

③ 参见胡玉坤《庞大群体的生殖健康危机——中国人工流产低龄化问题透视》，《社会科学论坛》2015年第11期。该文中，作者认为：1300万这个数字无疑是严重低估的，尤其是低龄女性中的人次数。未婚妇女做人流手术时往往更青睐民营医院、私人诊所、地下黑诊所甚至自己用药物自行堕胎。这些渠道的数字往往未纳入官方记录。

④ 参见胡玉坤《庞大群体的生殖健康危机——中国人工流产低龄化问题透视》，《社会科学论坛》2015年第11期。

⑤ 参见郑晓瑛、陈功《中国青少年生殖健康可及性调查基础数据报告》，《人口与发展》2010年第16期。

未婚青少年在首次性行为时半数以上未采取任何避孕措施，最近一次性行为时 21.4% 未采取任何避孕措施①。

　　未婚青少年不安全性行为导致未婚青少年妊娠形势严峻：有性行为的未婚女性青少年中 21.3% 的人有过妊娠经历，4.9% 曾多次妊娠②。而妊娠的发生又导致未婚青少年人工流产水平呈上升趋势③。调查结果显示，上述有妊娠经历的未婚女性青少年，90.9% 有人工流产经历，其中 19.9% 多次人工流产④。如何满足未婚女性青少年流产需要，为其提供安全、适宜的流产服务，最大限度地减小其身心伤害，是必须关注的未婚青少年生殖健康问题。

　　可见，探讨中国未婚青少年妊娠结局与保护性因素，实现未婚青少年充分享有生殖健康服务是实现联合国千年发展目标必不可少的一个环节。

　　另外，21 世纪以来随着我国总和生育率的进一步下降，中国青少年生育率的上升引起了人们对中国青少年的生殖健康状况和生育行为的极大关注（见图 1-1 和图 1-2）。

　　关于中国的生育率，与大多数国家不同的是，中国青少年生育率（每 1000 名 15—19 岁女性所生产的孩子数）近年来呈现上升趋势⑤。中国青少年生育率的上升变动趋势会对我国的生育模式带来怎样的影响未为可知，但这种影响已经在其他国家中展现出来，如已经完成了人口转变的发达国家出现了以高龄初产妇为代表的生育模式⑥，而正在进行人口转变的拉美国家呈现生育年轻化动态⑦。

----

　　①　参见郑晓瑛、陈功《中国青少年生殖健康可及性调查基础数据报告》，《人口与发展》2010 年第 16 期。

　　②　同上。

　　③　参见中华人民共和国外交部、联合国驻华系统《中国实施千年发展目标进展情况报告》，2008 年。高莹莹、张开宁《青少年性与生殖健康服务面临的新挑战和新任务》，《中国计划生育学杂志》2008 年第 12 期。

　　④　参见郑晓瑛、陈功《中国青少年生殖健康可及性调查基础数据报告》，《人口与发展》2010 年第 16 期。

　　⑤　参见网络数据库 www.gapminder.org，数据来源以世界银行以及联合国的相关数据库为主。

　　⑥　Kohler HP, Billari FC, Ortega JA, "The Emergence of Lowest ⓒ \ Low Fertility in Europe During the 1990s" *Population and Development Review*, Vol. 28, No. 4, 2002.

　　⑦　Cavenaghi S, Alves JED, "Fertility and contraception in Latin America: historical trends, recent patterns", *Population Association of America*, Detroit 2009.

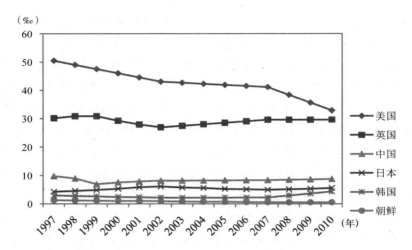

图1-1 部分国家的15—19岁女性青少年生育率变化情况（1997—2010）

数据来源：网络数据库 www. gapminder. org，其数据由世界银行、联合国人口司提供。

注：在有数据支持的全球各国和地区中，1997年15—19岁女性青少年生育率最高的国家为刚果民主共和国（1997年242‰，2010年下降为183‰）；2010年最高的国家为尼日尔（1997年221‰，2010年199‰）。

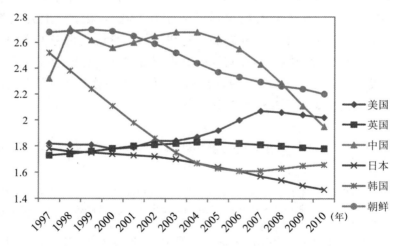

图1-2 部分国家的总和生育率变化情况（1997—2010）

数据来源：网络数据库 www. gapminder. org，其数据由世界银行、联合国人口司提供。数据中总和生育率指假设妇女按照某一年的年龄别生育率度过育龄期，平均每个妇女在育龄期生育的孩子数。该数据表中未给出妇女育龄期的年龄界定。一般地，联合国公布的数据常界定育龄期为15—49岁。

中国人口转变经历了超前经济发展的"人口转变",并在 20 世纪末完成了人口转变①。目前正处于与经济互动发展的"后人口转变"阶段。由于中国的人口转变是在严格生育政策作用下实现的,因此,为"外生性"人口转变。在中国完成人口转变后进入"后人口转变"时期,需要致力于实现人口转变的"内生性"特点②。在这一具有中国特色的人口转变进程中,要关注我国的生育模式,则亟待加强中国青少年妊娠结局研究。

第三节 国内外研究概况

一 国内研究概况

国内关于未婚青少年妊娠结局(以妊娠和流产为主)的研究在 20 世纪 80 年代末已经展开,90 年代以来受到越来越多的重视。这些研究多基于终止妊娠的病历资料来分析未婚女性青少年妊娠的影响因素(包括性知识、态度和行为方面及心理社会学因素、家庭环境因素、社会因素等),及流产时妊娠结局(如早孕、中期妊娠、晚期妊娠、宫外孕);研究人群虽然都是未婚青少年,但在年龄上的规定不统一。

根据某地 1981—1983 年的未婚女性妊娠病案及辅助调查资料,中国研究者较早地总结了年龄、地区、文化及职业等方面对未婚先孕的影响③。随后相关研究逐渐增多,研究力量由临床医务人员向科研人员扩展④,数据收集方法由病案向人群调查扩展⑤,研究方法由简单汇总描述向多因素分析扩展⑥,研究对象进一步细分如重点研究未婚流动女性⑦,研究内容由未婚妊娠的风险因素向未婚人群的知识、态度和行为

---

① 参见李建民《中国的人口转变完成了吗?》,《南方人口》2000 年第 2 期。
② 参见马力、桂江丰《中国特色的人口转变》,《人口研究》2012 年第 1 期。
③ 参见徐芳《未婚先孕的诸因素分析》,《青年研究》1987 年第 4 期。
④ 参见吴擢春、顾杏元、高尔生《青少年妊娠的全球性趋势及其影响因素》,《国外医学(社会医学分册)》1989 年第 1 期。
⑤ 参见涂晓雯、楼超华、陶建国、高尔生《上海市婚检妇女婚前妊娠情况及其影响因素分析》,《医学与社会》1998 年第 5 期。
⑥ 参见余小鸣、卫薇、高素红《青少年未婚妊娠的多因素分析》,《中国妇幼保健》2010 年第 1 期。
⑦ 参见张建端、炼武、时俊新、贾桂珍、石淑华、段建华等《广州市未婚流动人口人工流产状况及影响因素分析》,《中国计划生育学杂志》2006 年第 11 期。

方面①及相应的干预措施②扩展，研究视角从医学向多学科如人口学、社会学、心理学等扩展③。如一项研究创新性地引入国外成人内外控制源心理学量表，认为妊娠组青少年相对于无性行为组青少年更为外控，即相对于相信个人能力与经历等内部因素是事件的主导而言，妊娠组青少年更倾向于相信事件的发生与解决主要取决于外界因素④。

　　总的来看，国内关于未婚妊娠结局的研究存在以下不足：数据缺乏代表性，很少有针对未婚青少年的妊娠结局与保护性因素研究。以往研究主要源于病历资料或基于局部地区调查数据，探讨未婚妊娠的风险因素及未婚人群的知识、态度和行为方面与相应的干预措施等。另外，以往研究多针对妊娠人群来研究未婚妊娠风险因素，研究已婚人群妊娠结局的分布及其影响因素，尚无未婚青少年流产机构选择影响因素研究。关于不安全流产的研究对象多为去（某类）医疗机构（如私人诊所）进行流产的人群，同时这些研究以病案与辅助调查或小范围内人群调查为基础，未有基于全国性的、专门的可信数据对未婚青少年妊娠结局如妊娠发生与流产进行研究；未见有针对上述主题的保护性因素研究。

二　国外研究概况

　　国外关于青少年妊娠结局的研究兴起于第二次世界大战以后，关注对象以 20 岁以下女性青少年为主，也有不少研究关注男性青少年⑤。大多数研究是基于人群的研究，且有不少前瞻性研究。同时，与健康领域的其他研究课题一样，国外关于青少年妊娠的研究中也有众多的质性研

---

　　①　参见吴久玲、Rauyajin O.、Good S.、Pasandha-Natorn V.、王临虹《北京市未婚人工流产女青年避孕知识、态度、行为的调查研究》，《中华流行病学杂志》2001 年第 3 期。

　　②　参见余小鸣《未婚怀孕青少年生殖健康综合干预研究》，北京大学医学出版社 2009 年版，第 153—156 页。

　　③　参见吴久玲、郭素芳、渠川琰《中国北方部分城市人口流产妇女家庭暴力相关因素初探》，《妇女研究论丛》2006 年第 1 期。卫薇、余小鸣、宫露霞、孔美荣、冯琼、关玉施等《769 名未婚怀孕青少年相关心理社会能力研究》，《中华医学会首届国际行为医学学术大会暨第九次全国行为医学学术会议论文汇编》，2007 年。

　　④　参见卫薇、余小鸣、宫露霞、孔美荣、冯琼、关玉施等《769 名未婚怀孕青少年相关心理社会能力研究》，《中华医学会首届国际行为医学学术大会暨第九次全国行为医学学术会议论文汇编》，2007 年。

　　⑤　Imamura M, Tucker J, Hannaford P, Da Silva M, Astin M, Wyness L, et al., "Factors associated with teenage pregnancy in the European Union countries: a systematic review", *The European Journal of Public Health*, Vol. 17, No. 6, 2007.

究、系统评价、meta 分析等。

这些研究集中在青少年妊娠风险因素、妊娠青少年性知识、态度与观念、行为等方面的特征，妊娠女性青少年的围产或流产服务利用，妊娠后果及影响，对妊娠结局的选择及早育，预防干预及其有效性评估，对年轻父母的支持[①]等主题，并以青少年妊娠的风险因素[②]、保护性因素[③]及有效干预[④]的研究为主。此外，由于大多数研究是基于人群的研究，围绕怀孕率、生育率等指标展开，故一般可进行不同时期、不同国家之间的比较研究。但相比之下，各个主题的研究以风险因素研究居多，保护性因素研究见少。

具体来看，不同国家的研究结果各有异同。英国的研究发现青少年妊娠与地区贫困之间强烈相关：贫困程度越高，青少年怀孕率越高，来自芬兰的相关研究结果与此相印证，而瑞典的研究发现社会经济地位与青少年妊娠的关系不太明显[⑤]。

国外研究表明有关青少年妊娠的研究对保护性因素的形成、风险人群的识别、服务的提供及生殖健康水平的提高是行之有效的和必需的。如美国早在 20 世纪 70 年代开始对青少年妊娠广泛研究并推动政策行动[⑥]，使得该国逐渐扼制住了第二次世界大战后飙升的青少年怀孕率。

---

① Dennison C, Agency NHD, *Teenage pregnancy*: *An overview of the research evidence*, Health Development Agency, 2004.

② Kessler R, Berglund P, Foster C, Saunders W, Stang P, Walters E, "Social consequences of psychiatric disorders, Ⅱ: Teenage parenthood", *American Journal of Psychiatry*, Vol. 154, No. 10, 1997.

③ Kirby D, Lepore G, Ryan J, *Sexual risk and protective factors-Factors affecting Teen Sexual Behavior*, *Pregnancy*, *Childbearing*, *and Sexually Transmitted Disease*: *Which Are Important*, ETR Associates, 2005.

④ Kessler R, Berglund P, Foster C, Saunders W, Stang P, Walters E, "Social consequences of psychiatric disorders, Ⅱ: Teenage parenthood", *American Journal of Psychiatry*, Vol. 154, No. 10, 1997. Kirby D, Lepore G, Ryan J, *Sexual risk and protective factors-Factors affecting Teen Sexual Behavior*, *Pregnancy*, *Childbearing*, *and Sexually Transmitted Disease*: *Which Are Important*, ETR Associates, 2005.

⑤ Imamura M, Tucker J, Hannaford P, Da Silva M, Astin M, Wyness L, et al., "Factors associated with teenage pregnancy in the European Union countries: a systematic review", *The European Journal of Public Health*, Vol. 17, No. 6, 2007.

⑥ Arai L, *Teenage pregnancy*: *The making and unmaking of a problem*, Bristol: The Policy Press, 2009.

这些研究在研究设计与成果方面为本研究之研究思路、方法、理论与实践方面提供了很好的借鉴。

第四节　研究的必要性与紧迫性

中国 1.64 亿未婚青少年这一庞大的人群[①]正遭遇不安全性行为的威胁，个人、家庭以及整个社会承受着由此带来的巨大代价。WHO 的资料显示青少年妊娠构成全世界 15—19 岁女孩的主要死因，每年大约有 60000 名年轻妇女死亡。每天有 7000 多名年轻人感染上 HIV，至少占新感染总数的一半。不安全性行为、未婚少女妊娠、艾滋病及其他性传播疾病（STD）蔓延的危险已成为威胁青少年生殖健康的三大严重问题[②]。需要采取紧迫的行动回应上述研究差距，应对供需差距，实现妇女健康与人口安全、青少年健康与人口发展。另外，未婚青少年妊娠发生情况与妊娠结局会影响到中国青少年生育率，甚至中国的生育模式。

因此，回应中国人口与社会发展中出现的问题，投资青少年，投资未来，亟待加强未婚青少年妊娠结局的保护性因素研究，促进保护性因素的形成与保护网的构筑，致力于政府承诺的千年发展目标的实现与人口健康尤其是青少年健康的发展。

第五节　研究的目的与意义

青少年妊娠结局是青少年生殖健康问题中最值得关注的问题之一。由此本研究基于风险人群探讨中国未婚青少年妊娠结局的保护性因素，参照假想队列研究思路对不同阶段未婚青少年不良妊娠结局（包括妊娠、自然流产、机构外流产、私立医疗机构流产）进行评估，提供保护性因素实证研究支持。

作为一项基于人群的探索性研究，本书一方面旨在为个人、家庭及社会提供未婚妊娠结局风险规避的研究参考；另一方面致力于社区和国

---

① 参见郑晓瑛、陈功《中国青少年生殖健康可及性调查基础数据报告》，《人口与发展》2010 年第 16 期。

② 参见赵更力、张小松、周敏《部分农村中学生生殖健康及相关知识、态度/观念、行为和保健需求现况研究》，《中国妇幼保健》2005 年第 17 期。

家层面未婚青少年生殖健康安全网的构建，以应对未婚青少年生殖健康的脆弱性，有针对性地配置生殖健康资源。对风险的发生进行预测并加以干预，是一种风险规避的手段；而本研究所关注的未婚妊娠结局保护性因素旨在预测怎样不会发生相关风险并由此构筑安全网，是另一种风险规避的手段。进一步而言，关注中国青少年生育率及我国的生育模式，倡导投资青少年，投资未来，为中国人口安全、人口投资与发展提供现实依据与理论支持。

具体地，本研究具有以下理论意义和现实意义。

理论上，本研究着手研究与未婚青少年妊娠结局风险因素相对的一面，即保护性因素。换言之，相比以往多研究"导致风险"发生的因素，本研究对"确保安全"的因素加以探讨。这一研究将弥补国内关于未婚青少年妊娠结局的保护性因素研究空白及国内关于未婚青少年妊娠结局研究的不足；其中关于中国未婚青少年流产服务利用及不安全流产研究将丰富中国未婚青少年妊娠结局学术对话实证数据。另外，本研究参照假想队列研究思路，按妊娠结局发生的时间逻辑来分析妊娠结局保护性因素，致力于探求不同阶段妊娠结局保护性因素的变动，具有较强的学术研究价值与理论意义。

实践上，就微观个体层面而言，本研究将向未婚青少年提供妊娠结局自我评估参考，引导其进行自我保护。就中观层面而言，本研究将为家庭及社区实施未婚青少年妊娠保护网措施、创造未婚青少年生殖健康外部支持性环境提供健康促进研究支持；并为服务提供者满足未婚青少年流产服务需求的内部支持性环境提供需求评估基础。就宏观政策层面而言，本研究将为主要政府部门把握中国青少年生殖健康状况提供核心基线研究，为合理配置青少年生殖健康卫生资源、构建未婚青少年生殖健康安全网提供政策参考，为投资青少年提供数据依据及基线数据分析。

第六节 本书结构

本研究共分九章。第一章绪论主要介绍研究背景、国内外相关研究成果述评、研究目的及意义。第二章为研究课题的文献回顾，包括青少年妊娠结局保护性因素、保护性因素研究方法、青少年妊娠风险因素。

第三章为研究设计，包括研究的理论假设与框架、研究框架、研究数据与方法及操作化。第四章至第八章是研究的主体部分。其中，第四章至第七章分别对未婚女性青少年妊娠、结局、医疗机构流产服务利用中不良妊娠结局保护性因素及公立医疗机构流产影响因素进行时期分析，辨析上述阶段的现况及影响因素。第八章基于队列视角考察未婚妊娠的结局与特征，阐释前述时期分析下的数据发现。第九章总结研究发现，提出保护性因素风险规避策略，并对研究进行总结和展望。

第二章 文献回顾

本研究关注中国未婚青少年中：（1）性活跃者进行有保护性行为而不发生妊娠；（2）未婚妊娠者实现人工流产而不发生自然流产；（3）未婚流产者去医疗机构流产而不发生医疗机构外流产；（4）最近一次去医疗机构流产者选择公立医疗机构，四个阶段妊娠结局风险规避背后的因素。简单起见，研究中将上述研究内容统称为中国未婚青少年妊娠结局保护性因素。

初步整理上述未婚青少年妊娠结局保护性因素国内外研究发现，以往的研究主要有以下两个特征：

（1）多注重导致未婚妊娠、未婚自然流产、未婚青少年（青少年）不去医疗机构寻求流产服务、不安全流产的因素，即上述行为的风险因素，而对上述行为的保护性因素研究见少。

（2）在未婚青少年妊娠研究的人群界定方面，不同研究也有所差别：一部分研究关注婚姻、年龄两个维度（如来自中国的研究），故往往以未婚青少年为主题。而另一部分研究主要关注年龄维度，常关注20岁以下青少年。

上述特征使得本研究在文献收集与分析时需要在研究对象和内容上做一定的取舍。基于研究目标即探明中国未婚青少年妊娠结局的保护性因素，针对上述特征，本章文献研究按以下思路进行：

（1）以年龄为主要标准，以20岁以下欧美国家青少年为主要研究对象，兼顾发展中国家的研究证据。总的来看欧美现代文化下20岁以下青少年与中国传统与现代交错影响中的24岁以下未婚青少年在妊娠结局方面所遭遇的处境比较吻合。

（2）以妊娠结局保护性因素文献为主，兼顾风险因素方面的研究证据。从逻辑上来看妊娠结局保护性因素是使不良妊娠结局免于发生的充分条件假言命题（详见第二章第二节保护性因素研究方法部分）。国内外关于未婚妊娠结局的保护性因素研究主要来自美国，比较系统；其他国家以妊娠结局的风险因素研究为主。妊娠结局的保护性因素与风险因素之间虽不存在互补的关系，但作为一个问题的两个视角，兼顾两方面的研究有助于更全面地把握妊娠结局保护性因素研究的经验。

本研究对以往的定量研究的中文和英文文献进行回顾和评价。具体地，以"（未婚）青少年妊娠结局的保护性因素"为主题，以青年/青少年、妊娠、流产、保护性因素为关键字，主要在下列数据库进行搜索：（1）中文数据库：中国学术期刊网；（2）英文数据库：英国护理学索引档案、护理和辅助医学文献累积索引、英国卫生部数据库、医学文摘（数据库）、国王基金、美国联机医学文献分析和检索系统、心理学文摘数据库、SSCI、Cochrane 临床对照试验资料库、英国国立研究注册库、应用社会科学索引及文摘、兰德公司出版物、英国"每个孩子都重要"出版物、美国全国防止少女怀孕及意外怀孕组织出版物①。同时使用谷歌学术搜索②、美国古特马赫研究所③、世界卫生组织、联合国生殖健康图书馆检索相关研究报告。

所得到的文献索引全部导入文献管理软件 Endnote 建立索引文献总库；然后根据设定的筛选条件对索引文献的关键字进行筛选后建立初选库；在初选库中对文献的摘要进行筛选得到索引文献再选库；并据此下载文献全文，用严格评读方法 CASP④ 对全文进行筛选，形成最后的文献精选库。文献类型包括期刊文献与研究报告。

---

① 英文为：British Nursing Index and Archive（BNIB），Cumulative Index to Nursing and Allied Health Literature（CINAHL），Department of Health（DH）DATA，Excerpta Medica Database（EMBASE），King's Fund，Ovid MEDLINE，PsycINFO，Social SciSearch，Cochrane Central Register of Controlled Trials（CCTR），National Research Register（NRR），Applied Social Sciences Index and Abstracts（ASSIA），RAND Health，（UK）Every Child Matters，（USA）The national Campaign to Prevent Teen and Unplanned Pregnancy.

② 参见网站：http：//scholar. google. cn/。

③ 英文为：Alan Guttmacher Institute（AGI）. 参见其网站（http：//www. guttmacher. org/）。

④ 严格评读工具 CASP（Critical Appraisal Skills Programme）源自英国公共卫生资源股（Public Health Resource Unit）的一个计划，从 1993 年起，本计划与当地、全国及国际性组织共同发展出一个实证方式，协助个人发展评读研究证据的技能。参见其网站（http：//www. phru. nhs. uk/Pages/PHD/CASP. htm）。

　　文献筛选条件如下：

　　（1）定量研究文献：人口健康领域直接与（未婚）青年/青少年妊娠结局有关的定量研究文献，不论何种研究设计，都是本系统评价的初步检索对象；质性研究与观点评述性文献不在其列。

　　（2）中文文献和英文文献：受研究者语言能力所限，英语以外的其他外文语种的文献不纳入（翻译所需成本较高），所以所收集的文献原文都为英文。初步中文文献检索（数据库主要为中国学术期刊网）发现尚无未婚妊娠结局的中文文献。

　　（3）所检索的文献限于 1970—2011 年：初步文献研究发现，该主题研究始于 20 世纪 70 年代。

　　对初选库和精选库中的文献，研究者采用严格评读工具 CASP 对之进行评价筛选。对最后筛选出来的文献采用精读方式对其进行分析总结，以此作为本系统评价的研究发现。

第一节　青少年妊娠结局保护性因素

　　青少年妊娠结局（包括妊娠发生、流产与生育等）保护性因素受到了持续关注，同时关于青少年妊娠结局保护性因素研究多与风险因素研究一道展开。一项对美国 1990 年以来关于青少年风险性行为的实证研究的二次研究[①]荟萃了现有研究成果，对青少年妊娠结局的保护性因素研究极具参考价值。具体地，该研究以 18 岁左右的青少年为对象，在（美）联机医学文学分析和检索系统等电子数据库[②]进行搜索，对1990—2004 年在美国进行的样本量为 100 以上、结果显著，或结果不显著但样本量为 200 以上的实证研究进行二次分析，最终筛选出 400 多项研究。将其中 2/3 以上的研究的共同结论确定为青少年风险性行为（包括妊娠结局）的风险因素或保护性因素。

---

　　① Kirby D，Lepore G，Ryan J，*Sexual risk and protective factors-Factors affecting Teen Sexual Behavior*，*Pregnancy*，*Childbearing*，*and Sexually Transmitted Disease*：*Which Are Important*，ETR Associates，2005.

　　② 数据库具体包括：Medline，Sociological Abstracts，Psychological Abstracts，Popline，Bireme，PsychInfo，Dissertation Abstracts，ERIC，CHID，Biologic Abstracts，PERRY（CDC）and the AlanGuttmacher Institute database。

　　这项研究表明，环境因素与个人因素对青少年妊娠结局影响很大。环境因素包括社区环境、家庭环境、同伴特征、恋爱对象特征等；个人因素包括个人生物学因素（如年龄、体格发育与性别）、种族与民族、个人与家庭的亲疏关系、个人与信仰团体的亲疏关系、个人与其他团体组织的亲疏关系、烟酒嗜好、攻击性、工薪酬劳、体育爱好、认知与个性、性信仰、态度与技能、与恋爱对象的关系及性经历等。

　　下面对该研究表明的青少年妊娠结局保护性因素（加号"＋"标识）与风险因素（减号"－"标识）进行简要说明。

一　环境因素

（一）社区

出生在国外的人口

＋出生在国外的人口的比例较大

社区瓦解

－社区社会瓦解更严重（如：暴力、饥饿、物质滥用）

（二）家庭

家庭结构

＋与亲生父母生活（相对于只与亲生父亲或母亲或与继父母生活而言）

－2－家庭破裂（如：离婚）

受教育水平

＋父母受教育水平更高

物质滥用

－3－家庭物质滥用（酗酒或吸毒）

家庭动力学与归属感

＋家庭更和睦

＋父母监督管制严格

－4－体罚和虐待

家庭对早育和风险行为的态度与模式

－5－母亲早育

－6－年长同胞较早发生性行为或早育

＋父母反对婚前性行为或青少年性行为

　　＋父母对性活跃子女避孕方面的接受和支持

　性与避孕方面的交流

　　＋父母与子女就性与避孕套或避孕方法方面的交流，甚至在首次性行为之前就有所交流

　（三）同伴

　年龄

　　－7－同伴及密友年龄大于青少年自身年龄

　同伴的态度与行为

　　－8－同伴酗酒、吸毒、有偏差行为

　　－9－同伴对赞同生育的态度或行为

　　－10－同伴性价值观宽容

　　－11－同伴为性活跃者

　　＋同伴遵循积极的行为规范或支持使用避孕套或避孕

　　＋同伴使用避孕套

　（四）恋爱对象

　恋爱对象特征

　　－12－年龄大于青少年

　　＋支持使用避孕套或避孕

二　个人因素

　（一）生物学因素

　　＋／－①男性

　　＋／－年龄较大

　　＋性成熟较晚

　（二）种族或民族

　　－13－黑种人（相对于白种人而言）

　　－14－西班牙裔（相对于非西班牙裔）

　（三）学校归属感和学业成就

　　＋归属感更强

---

　　①　"＋／－"表示对某些妊娠结局而言，为风险因素；而对另一些结局而言，为保护性因素。下同。

＋学业成绩更好

－15－学习落后或学习上存在问题

＋学习动力强，有学习目标

（四）信仰团体归属感

＋有宗教信仰

＋参加宗教活动更频繁

（五）风险行为

－16－酗酒

－17－吸毒

－18－帮派成员

－19－斗殴、携带器械

－20－其他行为问题或犯罪

（六）其他行为

－21－每周工作时长超过 20 小时

＋参加体育运动（仅对女性有影响）

（七）认知和个性

＋认知水平较高

＋更为内控

（八）情感与失意

－22－自杀意念

（九）性信仰、态度与技能

－23－对婚前性行为持宽容态度

－24－由性行为获得个人和社会收益大于成本

＋因性行为而有负疚感

＋童贞誓言

＋认为男性有更大的责任来防止妊娠发生

＋更明确认为避孕套不会影响快感

＋更认同性伴使用避孕套的行为

＋使用避孕套或其他避孕方法的态度更为积极

＋更能认识到使用避孕套的好处、使用避孕套的成本较低、获得避孕套的障碍更小

＋要求使用避孕套的自我效能更高

+ 使用避孕套或其他避孕措施的自我效能更高

+ 使用避孕套的意向更明显

+ 对发生妊娠的负面影响有认知

+ 避免发生妊娠的意愿更强

（十）与恋爱对象的关系及性经历

- 25 - 约会更频繁

- 26 - 成为情侣、关系亲密

- 27 - 有接吻行为

+ 首次自愿性行为较晚

- 28 - 性行为频繁

- 29 - 性伴更多

+ 与恋爱对象讨论性相关风险

+ 与恋爱对象讨论防止妊娠发生

+ 以往能有效使用避孕套或避孕

- 30 - 有妊娠经历或导致女方妊娠的经历

- 31 - 涉黄经历或性侵犯经历

上述妊娠结局保护性因素主要指妊娠发生保护性因素。本研究关注的其他妊娠结局保护性因素可相应类比，包括自然流产（可理解为生物性妊娠结局风险）、机构外流产与私立医疗机构流产（可理解为社会性妊娠结局风险）。上述研究与针对发展中国家的研究[1]结论类似。

此外中国未婚女工生殖健康促成因素研究表明，城市外来未婚女工生殖健康行为受个人、家庭、组织和社会环境的影响[2]。虽然该研究未使用保护性因素概念，但其结果表明，在所研究的因素中，个人受教育水平较高、家庭管教严格、生殖生理知识水平较高和与父母交流过性与生殖健康问题是未婚女工婚前性行为保护性因素，将可能会使其发生婚前性行为的可能性较小。避孕套预防性病知识、说服男方使用避孕套否则不发生性行为、首次性行为采用避孕措施和能获得避孕服务是未婚妊

---

① Mmari K, Blum R, "Risk and protective factors that affect adolescent reproductive health in developing countries: A structured literature review", *Global Public Health*, Vol. 4, No. 4, 2009.

② 参见钱序《上海、广东外来未婚女工生殖健康行为的生态学因素及干预探索研究》，博士学位论文，复旦大学，2008 年。

娠的保护性因素①。

这与一项关于上海市婚检青少年对婚前妊娠和人工流产的态度的研究相呼应。该研究表明，女性对婚前妊娠和人工流产的态度较男性保守；文化程度越低，态度越保守；不同职业者中以农民的态度最保守，个体户的态度最开放；没有生活目标的对象态度较开放；父母管教越不严格，不了解子女私生活，父母及周围的人对婚前性行为的态度越开放，周围人对婚前妊娠和人工流产的态度越开放，婚检青少年对婚前妊娠和人工流产的态度也就越开放②。总的来说，该研究主要考察青少年人群对未婚妊娠与流产的开放态度的影响因素，这可视为与妊娠有关的风险因素研究，对未婚青少年妊娠结局保护性因素研究有一定的参考价值。

第二节 青少年妊娠风险因素

如第一章所述，与青少年妊娠结局有关的研究中，青少年妊娠风险因素研究持久而深入。因而本章还着重对此进行回顾，以更好地总结妊娠结局保护性因素文献，并在本研究中对有关因素与讨论加以借鉴。

一 青少年妊娠的普遍性原因

20 世纪 80 年代初，美国艾伦·古特马赫研究所（AGI）开展了发达国家③青少年妊娠与早育的对比研究，对 37 个国家和地区④青少年生育的相关因素进行了双变量与多变量分析⑤。相关结论见表 2 - 1：

---

① 参见钱序《上海、广东外来未婚女工生殖健康行为的生态学因素及干预探索研究》，博士学位论文，复旦大学，2008 年。

② 参见陈锡宽、武俊青、高尔生、陶建国《上海市婚检青年对婚前妊娠和人工流产的态度分析》，《中国公共卫生》2002 年第 2 期。

③ "发达国家"与今天的概念有区别；此处仍使用原文中这一表达。

④ 原文为"发达国家"，本综述对此做了调整。根据原文所指，该 37 个国家和地区为澳大利亚、奥地利、比利时、保加利亚、加拿大、智利、古巴、捷克斯洛伐克、丹麦、德意志联邦共和国、德意志民主共和国、芬兰、法国、英格兰（指英格兰和威尔士）、苏格兰、希腊、（中国）香港、匈牙利、爱尔兰、以色列、意大利、日本、荷兰、新西兰、挪威、波兰、葡萄牙、波多黎各、罗马尼亚、新加坡、西班牙、瑞典、瑞士、（中国）台湾、（前）苏联、美国、南斯拉夫。

⑤ Jones E, Forrest J, Goldman N, Henshaw S, Lincoln R, Rosoff J, et al. , "Teenage pregnancy in developed countries: Determinants and policy implications", *Family Planning Perspectives*, 1985.

表 2 - 1 自变量与 18 岁以下及 18—19 岁青少年累积出生率的零次相关

变量①	累积出生率（女性）		国家/地区数
	<18 岁	18—19 岁	
婚姻			
15—19 岁妇女结婚比例	0.83	0.84	37
未经家长同意而结婚的最小年龄	− 0.33	− 0.39	24
生育			
20 岁以上妇女 5 岁组总和生育率	0.06	0.13	37
提高生育率的政策	0.25	0.36	35
产假与孕产妇福利政策	0.45	0.58	28
政府对收入补贴、家庭津贴的投入比例	− 0.19	0.09	17
对有子女家庭的财政支持	0.07	0.21	31
避孕			
现有婚内口服避孕药使用比例	− 0.18	− 0.17	20
现有婚内避孕套使用比例	− 0.63	− 0.58	13
为年轻人、未婚女性提供避孕方法的政策	− 0.46	− 0.44	36
鼓励传授避孕方法的政策	− 0.21	− 0.06	37
女学生接受避孕教育的比例	− 0.31	− 0.17	36
接受避孕教育的年龄	0.12	0.17	28
流产			
15—44 岁妇女人均流产次数 *	0.67	0.77	24
经家长同意的对意外怀孕进行流产的次数	0.01	− 0.04	33
对流产的公共资助	0.05	0.26	29
性			
性开放	− 0.50	− 0.51	37
意愿性交的最小年龄	0.30	0.24	34
男女同校中女学生比例	− 0.00	0.04	36
健康			
外科医生平均负担人数	0.12	0.05	34
孕产妇死亡率	0.43	0.51	35
政府对医疗保健的人均投入	− 0.13	− 0.11	19

---

① 零次相关：zero - order correlation，指不考虑控制变量的、两个变量之间的相关。

续表

变量	累积出生率（女性）		国家/地区数
	<18 岁	18—19 岁	
教育			
中学适龄女孩入学率	− 0.13	− 0.27	31
15—19 岁女孩入学率	− 0.20	− 0.12	14
政府对教育的人均投入	− 0.44	− 0.38	18
社会融合			
总离婚率	− 0.26	− 0.27	19
肝硬化死亡率	0.34	0.35	34
15—24 岁人口自杀率	− 0.17	− 0.15	30
非本国出生人口比例	− 0.35	− 0.28	19
社会条件概况			
人口密度对数	− 0.18	− 0.13	35
50 万以上人口城市比例	− 0.12	− 0.32	34
农业从业人员比例	0.60	0.66	34
信教者人数	0.66	0.67	13
就业			
15—19 岁女性劳动力参与率	0.28	0.11	15
15—19 岁男性劳动力参与率	0.11	0.02	15
女性劳动力人口比例	0.22	0.39	33
35—44 岁女性劳动力参与率	0.35	0.42	18
总失业率¥	0.15	0.16	27
经济条件概况			
人均国民生产总值	− 0.51	− 0.61	33
国内生产总值年均增长量	− 0.16	− 0.11	28
收入最高的 10% 人群的收入占居民总收入的比例	0.06	0.00	14
收入最低的 20% 人群的收入占居民总收入的比例	− 0.41	− 0.14	19

注：＊日本除外；¥波多黎各除外。

可见社会生产生活各方面与青少年妊娠有着复杂的关联。婚姻、对性的态度以及社会经济条件等都对青少年妊娠带来强烈影响。随后西欧 5 国①的研究与上述发现相印证：该研究发现不利的社会经济条件与青

———

① 该 5 国为瑞典、法国、加拿大、英国、美国。

少年性行为有稳定的相关性。不同收入和受教育水平的人群早育的可能性差异很大，经济条件越差，受教育程度越低的青少年女性怀孕的可能性越大①。

二　青少年妊娠的风险因素

文献表明，在西欧国家中英国的青少年怀孕率最高②。而同时英国在青少年妊娠方面及早开展了前沿研究，从政府部门到专门组织，从高校研究所到医疗机构，都倾力探寻青少年妊娠的原因，致力于降低青少年怀孕率。早在1998年英国社会排斥股（SEU）受命对青少年妊娠的风险因素进行研究；并在1999年发表的《青少年妊娠》报告中对以往研究证据进行了全面的系统评价，提出了降低青少年意外怀孕率与早育率的全国性方案，包括到2010年18岁以下怀孕率减半等目标③。

2003年，英国国民健康保险制度（NHS）健康发展署对青少年怀孕与早育的循证研究（evidence-based research）进行了再研究，发现针对青少年男性的研究相对缺失，亟待加强；研究所指对象不一④等。2007年一项针对1995—2005年欧盟各国青少年妊娠的风险因素的定量研究成果的系统评价（systematic review）又提出，所分析的各项研究的研究方法与词汇内涵不一，导致无法对研究中的重要发现进行综合分析以判定这些风险因素的重要程度及其相互关系，另外也难以检验各国之间可能的差异性⑤。这些问题在最新的研究中是否得到了解决？关于青少年妊娠的风险因素是否有进一步的研究成果？下面以来自英国的研究为突破，回答上述疑问。

英国社会排斥股20世纪末对以往研究的系统评价认为青少年妊娠

---

① Singh S, Darroch JE, Frost JJ, "Socioeconomic disadvantage and adolescent women's sexual and reproductive behavior: the case of five developed countries", *Family Planning Perspectives*, Vol. 33, No. 6, 2001.

② Swann C, Bowe K, McCormick G, Kosmin M, "Teenage pregnancy and parenthood: a review of reviews. Evidence briefing", *London: Health Development Agency*, 2003.

③ 同上。

④ 同上。

⑤ Imamura M, Tucker J, Hannaford P, Da Silva M, Astin M, Wyness L, et al. , "Factors associated with teenage pregnancy in the European Union countries: a systematic review", *The European Journal of Public Health*, Vol. 17, No. 6, 2007.

及早育尤其与不利的社会经济状况有关。那些在学业上有问题如成绩不好、旷课、对上课排斥的青少年被认为是青少年妊娠或早育的风险人群。概括地说，该系统评价识别了以下风险因素：社会经济状况（包括社会地位低、非房主自用住宅），家庭背景、家庭关系（包括母亲有青少年妊娠史、与父母沟通障碍），对未来的预期、同龄人的观念（包括16 岁后未继续接受教育或未参加培训或未参加工作、过早性行为的同龄人造成的压力），个人风险行为（包括旷课、逃课、酗酒），性保健知识（包括缺乏性知识、接受学校以外性知识来源）[1]。该研究被广泛认为是循证研究的标志性转折点[2]。

此后一项针对 1995—2005 年欧盟 25 国中青少年妊娠的风险因素的循证研究集中分析了来自英国的证据[3]。本书接下来对这一项系统评价中英国青少年妊娠的风险因素进行阐述，并如有可能便与其他欧盟国家的情况进行对比分析。

（一）社会人口学因素

（1）社会经济地位：早育最恒定的风险因素是低下的社会经济地位。英国对此的研究发现了早育与地区贫困之间强烈相关：贫困程度越高，青少年怀孕率越高；来自芬兰的相关研究结果与此相印证；不过瑞典的研究发现社会经济地位与青少年妊娠的关系不太显著。

（2）民族/种族：对民族/种族与青少年妊娠的关系的研究较少。英国一项相关研究发现多民族聚集的地方青少年怀孕率高；但对社会经济地位进行调整后，关系不显著。

（3）语言：瑞典一项有意思的研究发现，以是否说母语为移民状况的参数，瑞典某一城市双语家庭的男性青少年比只说一种语言的家庭中的男孩更可能导致其青少年性伴怀孕。但一项来自芬兰的研究发现，该国说瑞典语的青少年女孩比说芬兰语的青少年女孩受孕风险低；

---

① Unit S, "Teenage pregnancy", *London: Stationery Office*, Vol. 6, 1999.

② Allen E, Bonell C, Strange V, Copas A, Stephenson J, Johnson A, et al., "Does the UK government's teenage pregnancy strategy deal with the correct risk factors? Findings from a secondary analysis of data from a randomised trial of sex education and their implications for policy", *Journal of Epidemiology and Community Health*, Vol. 61, No. 1, 2007.

③ Imamura M, Tucker J, Hannaford P, Da Silva M, Astin M, Wyness L, et al., "Factors associated with teenage pregnancy in the European Union countries: a systematic review", *The European Journal of Public Health*, Vol. 17, No. 6, 2007.

这可能是在芬兰的瑞典人来自社会经济地位较高的人群。英国未见有类似研究。

（4）身体发育：身体发育早与青少年妊娠关系密切，来自英国与瑞典的研究都发现了这一点。但瑞典另一项研究认为身体发育早只是一个可能的风险因素。

（5）城乡：英国的研究发现城市中青少年怀孕率比农村高；但另有研究指出调整农村中的社会经济状况与家庭结构后这一城乡差异变得不明显，如芬兰的相关研究；这可能是芬兰的社会经济状况差异较小加上青少年怀孕率本身较低，而英国各地区之间经济状况差异较大。

（6）家庭的结构与稳定程度：同样，有的研究认为没有与双亲共同生活的青少年妊娠的可能性更高，如来自芬兰和瑞典的相关研究；而有的研究结果则不然，如英国一项研究发现，在对社会人口学因素以及更早年龄初次性交（小于 16 岁）等因素进行调整后上述关系不明显。另有一项研究证实了青少年妊娠的代际"传递"，母亲曾有青少年妊娠史，其女儿也就比同龄人更可能在青少年时期怀孕。

（7）教育方面的因素：来自英国的研究发现有性生活的青少年当中的辍学者（平均辍学年龄为 16 岁）与青少年妊娠独立相关；类似的，厌学的青少年妊娠的可能性（16 岁以前）更大。不过在对其他因素如自我对学业与家庭的期望、对能否拒绝非意愿性交及是否能与性伴进行沟通的自信心，以及关于紧急避孕与一般避孕服务的知识等进行调整后上述相关关系受到很大影响。该项研究还发现，对 20 岁之前的学业的期望缺失与青少年妊娠显著相关。

（二）行为因素

（1）健康风险行为：一系列包括来自英国的研究发现健康风险行为与性相关：吸烟、酗酒、暴力行为（打架斗殴），甚至不吃早饭；不过这些研究没有发现健康风险行为或不健康生活方式与青少年妊娠之间的显著关联。

（2）性健康知识、态度和行为：研究发现 20 岁前做父母的预期与青少年妊娠显著相关；过早性行为是青少年妊娠的风险因素，这在英国一项大样本研究中得到进一步证实（16 岁之前开始性生活），该研究还发现初次性交采用避孕措施、父母是主要性知识教育者与较低青少年怀孕率都不相关。青少年男性开始性生活的时间与是否致使青少年性伴怀孕的关系不明显；但瑞典的研究发现，青少年男性若初次约会时性交两次及以上、有两个及以上性伴、有性传播疾病、曾受到性侵犯、不采用避孕措施，都与致使其青少年性伴怀孕有关。丹麦一项研究估计自报采用避孕措施的青少年中有 25%—50% 的人怀孕。

（三）医疗服务可及性

研究发现单单提供服务不一定降低青少年怀孕率；但英国一项研究同时发现若城市中距最近的诊所 10 千米以上，则上述关系变得明显。在苏格兰的另一项研究发现，在当地服务情况有差异的同时，社会经济状况仍是最重要的决定因素。英国的另一项研究还发现，与没有怀孕的青少年相比，怀孕的青少年在受孕之前一年之内更多的就性与避孕的问题咨询医生；而且英国一项与此相关的研究发现就访的医生若为女性，或拥有年轻的家庭医生的青少年妊娠的可能性较低。

三　青少年妊娠的风险因素研究新进展

在上述循证研究后，各国又开展了后续研究，其中英国报告了几项有影响力的研究（见表 2-2）。

表 2-2　　　　　　　　　青少年妊娠风险因素定量研究

作者：研究	关键因素	结果变量	数据来源	样本量	研究设计	分析方法
Allen 等（2005）：青少年妊娠风险因素	风险因素[a]发生率	妊娠人数	"同伴主导的学生性教育随机干预[b]"研究中 1997 年 13 岁的中学生两年跟踪调查随机试验数据	基线调查：8766 首次跟踪调查：7770 二次跟踪调查：6656	对比研究：对 RIPPLE 数据进行二次分析，与 1999 年英国社会排斥股研究报告对比	相关分析
Smith 等（2006）：地区/家庭贫困对青少年妊娠风险因素的影响	地区贫困、家庭贫困	6 个与妊娠最相关的因素[c]	13—15 岁女孩问卷调查（非随机）对照数据	贫困地区：128 人 富裕地区：73	对比研究：贫困地区、贫困家庭与富裕地区、富裕家庭的女孩的妊娠风险对比	2×2 方差分析：检验地区/家庭贫困对青少年妊娠最可能的直接风险因素的独立和交互影响

续表

作者：研究	关键因素	结果变量	数据来源	样本量	研究设计	分析方法
Buston 等（2006）：有性经历的 16 岁以下女孩妊娠风险因素	KAP[d] 与生活方式	妊娠人数	1996 年 14 岁的学生自填问卷，两年后跟踪调查聚类随机试验数据	有性经历的女学生：1175 妊娠分析样本：857	聚类随机对照试验：有性经历的女学生妊娠与未妊娠风险因素对比	皮尔森卡方检验方差分析多元逻辑斯蒂回归

注：a 包括社会经济状况、家庭结构/关系、未来预期及同龄人的观念、个人行为、性保健知识。

b 英文为：Randomised Intervention of Pupil Peer-Led sex Education（RIPPLE）．1997 年，作为英国政府降低青少年怀孕率的一项核心方案，在英格兰中部和南部随机抽取的 27 所中学中的实施由 16—17 岁学生向 13—14 岁的学生讲授三节性教育课，此后连续两年跟踪调查以检验同伴性教育的效果。参见 Stephenson JM，Strange V，Forrest S，et al. A Randomised Intervention trial of PuPil-Led sex Education in England（RIPPLE）．Lancet 2004；364：338 – 46.

c 与怀孕最可能相关的风险因素包括过早性行为、生活预期、避孕知识和看法、对堕胎的态度、对爱情的看法、对当地性保健服务的利用。

d KAP：性与生殖健康知识、态度和行为。

（一）《英国政府的青少年妊娠干预方案是否对症下药？》[①]

2005 年展开的这项研究旨在以新近的跟踪数据对英国青少年妊娠的风险因素进行相关分析，将其研究结果与 1999 年英国社会排斥股的研究报告相对照，以此判断后者的正确性并发现新的观点。对社会经济状况、家庭结构/关系、对未来的预期及同龄人的观念、个人行为、性保健知识五大方面的风险因素与青少年妊娠发生率进行相关分析发现，1999 年的报告所识别的风险因素基本正确（见本章第二节中第二小节），但相比之下，2005 年的研究认为性保健知识缺乏与青少年妊娠显著相关这一观点值得怀疑；该研究还发现青少年与家长之间在性的问题上沟通容易是女孩 16 岁之前避免怀孕的保护性因素，而没有在男孩中发现类似效果；此外该研究还识别了一项新的风险因素：青少年对其在青少年时期生育的预期以及 20 岁时不再受教育的打算也是青少年妊娠

① Allen E，Bonell C，Strange V，Copas A，Stephenson J，Johnson A，et al.，"Does the UK government's teenage pregnancy strategy deal with the correct risk factors? Findings from a secondary analysis of data from a randomised trial of sex education and their implications for policy"，*Journal of Epidemiology and Community Health*，Vol. 61，No. 1，2007.

的风险因素。

（二）《地区贫困与家庭贫困对导致 13—15 岁女孩怀孕的风险因素的影响》①

该研究分析了更深层次的青少年妊娠的风险因素（地区/家庭贫困）与最可能与青少年妊娠相关的风险因素的关系。通过计算该六个最可能与青少年妊娠相关的风险因素（过早性行为、生活预期、避孕知识和看法、对堕胎的态度、对爱情的看法、对当地性保健服务的利用）的风险因素值检验其相关关系发现，过早性行为与生活预期显著负相关、与性保健服务利用显著正相关；生活预期与避孕知识及态度以及对爱情的态度负相关；避孕知识及态度与服务利用负相关。通过对地区贫困及家庭贫困的影响进行 2×2 方差分析发现，生活在贫困地区的女孩过早性行为及性保健服务利用的风险因素值显著高于富裕地区的女孩；而生活预期及避孕知识、态度风险因素值显著低于富裕地区的女孩。贫困家庭的女孩的生活预期风险因素值显著低于富裕家庭的女孩。此外，过早性行为及生活预期都受到地区与家庭相互作用的显著影响。总之，就效果大小与有显著影响的风险因素的个数而言，地区贫困比家庭贫困所带来的影响更大。

（三）《16 岁以下有性经历者：谁怀孕了？》②

该研究首次将对比人群界定到有性经历青少年。通过统计分析发现苏格兰有性经历的女孩中，自身与性伴年幼、不使用避孕方法、双方都为初次性交是与怀孕关系最紧密的因素。总之，过早性交比初次性交年龄较迟的青少年妊娠的可能性更大。同样，初次性交采用避孕措施比不使用避孕方法怀孕的可能性要小。这反映了一个关于避孕的基本模式：每次性交都使用避孕方法比不是每次都采用避孕措施的青少年妊娠可能性小，但如果初次性交时性伴年龄小则意味着双方都难以获取必要的避孕资源，故初次性交不使用避孕方法的可能性大，从而增大了怀孕的可能性。

相比之前的定量研究，上述三篇研究文献注重对微观变量的对比分

---

① Smith D, Elander J, "Effects of area and family deprivation on risk factors for teenage pregnancy among 13 – 15-year-old girls", *Psychology*, *health & medicine*, Vol. 11, No. 4, 2006.

② Buston K, Williamson L, Hart G, "Young women under 16 years with experience of sexual intercourse: who becomes pregnant?" *British Medical Journal*, Vol. 61, No. 3, 2007.

析，使用了更为细致的研究方法，其中两项研究使用的是随机试验数据；三项研究的研究人群年龄分别为在 13 岁及 14 岁与 15 岁跟踪人群组，13—15 岁混合人群组，14 岁与 16 岁跟踪人群组；研究人群性别分别为：男与女，女，女；有两项研究检验了个人行为等风险因素与怀孕人数的相关关系，而另一项研究关注的是深层次风险因素（地区/家庭贫困）对青少年妊娠最可能相关的因素的影响，此外，该项研究还检验了与怀孕最可能相关的风险因素之间的交互关系；三项研究都没有涉及与其他地区和国家之间的对比分析。

四　青少年妊娠风险研究小结

总的看来，青少年妊娠风险因素研究比较成熟，但各国社会经济条件不一样，文化传统不一样，对青少年妊娠所采取的政策不一样，这使得各国之间与内部的研究结果很多情况下不一致。这导致一方面难以检验各国在青少年妊娠风险因素方面可能存在的差异，另一方面有利于发掘新的风险因素。虽然在英国各地开展的同种风险因素的随机数据的新近研究在方法上为推及更大地域范围内的情况提供了可能，但目前数据本身不可比，需要调整或重新收集。最近的研究关注了不同层次的风险因素，这使得关注不同层次风险因素的研究成为可能，并为相关理论的创立提供了条件。此外，可以进一步检验来自其他国家或地区/国际研究机构的定量研究成果（如约会时发生暴力行为及亚健康行为等以及有精神疾病或看黄色电视等与青少年妊娠的关联性[1]），以及质性研究成果（如文化对青少年怀孕率的影响等[2]），并将定量研究与质性研究结合起来，以丰富对青少年妊娠风险因素的研究，为政策制定提供更全面的依据。

---

① Kessler R, Berglund P, Foster C, Saunders W, Stang P, Walters E, "Social consequences of psychiatric disorders, II: Teenage parenthood", *American Journal of Psychiatry*, Vol. 154, No. 10, 1997. Silverman JG, Raj A, Mucci LA, Hathaway JE, "Dating violence against adolescent girls and associated substance use, unhealthy weight control, sexual risk behavior, pregnancy, and suicidality" *JAMA: the Journal of the American Medical Association*, Vol. 286, No. 5, 2001. Chandra A, Martino SC, Collins RL, Elliott MN, Berry SH, Kanouse DE, et al. , "Does watching sex on television predict teen pregnancy? Findings from a national longitudinal survey of youth", *Pediatrics*, Vol. 122, No. 5, 2008.

② McLeod A, "Changing patterns of teenage pregnancy: population based study of small areas" *Bmj*, Vol. 323, No. 7306, 2001. Geronimus AT, "Damned if you do: culture, identity, privilege, and teenage childbearing in the United States", *Social Science & Medicine*, Vol. 57, No. 5, 2003.

第三节　保护性因素研究方法

依据结果变量类型，保护性因素研究常使用分类数据分析方法，如一项对青少年安全性行为模式的保护性因素研究采用了逻辑斯蒂回归[1]。这项研究将因变量定为0—1变量，将其中积极结果赋值为1[2]。这与通常熟悉的风险因素研究的因变量赋值相反，很容易让人误认为保护性因素与风险因素研究结果互补。

实际上，保护性因素与风险因素研究并不是非此即彼。如前文中所强调的，从逻辑上来看，妊娠结局及其保护性因素是一个类似"天下雨（p），则地上湿（q）"这一逻辑关系的充分条件假言命题。为了能与本研究中的妊娠结局保护性因素类比思考，这里假定"地上湿"是人们所期望的积极结果。充分条件假言命题只有在前件真后件假的情况下才是假的，在前件真后件真、前件假后件真、前件假后件假的情况下都是真的，上述"天下雨（p），则地上湿（q）"符合这种情况，是一个充分条件假言命题。注意，充分条件假言命题言下之意有前件假后件真、前件假后件假的情况，也就是说，当前件假，不能断定后件的真假。同时，逻辑学表明，充分条件假言命题的推理的有效形式只有肯定前件式（p，所以，q）和否定后件式两种（非q，所以，非p）[3]。没有诸如"非p，所以，非q"的其他推理形式。

回到妊娠结局保护性因素研究上来。假若研究表明，"使用避孕套，则不发生妊娠"。使用避孕套是一种保护行为，研究兴趣在于这一"促成这一行为的因素"即保护性因素。为了表述更清晰，这里借用保护行为而不是保护性因素来分析其与发生妊娠的关系。

根据上述充分条件假言命题的属性，判定"使用避孕套，则不发生妊娠"是一个充分条件假言命题。那么，该充分条件假言命题的推理为：

---

① Agresti A, *Categorical data analysis*, Wiley-interscience, 2003.

② Chewning B, Douglas J, Kokotailo PK, LaCourt J, Clair DS, Wilson D, "Protective factors associated with American Indian adolescents' safer sexual patterns", *Maternal and Child Health Journal*, Vol. 5, No. 4, 2001.

③ 参见陈波《逻辑学是什么》，北京大学出版社 2003 年版，第 93 页。

（1）"使用避孕套，所以不发生妊娠"。

（2）"发生妊娠，所以没有使用避孕套"。

然而，上述充分条件假言命题不能推出，"不使用避孕套，所以发生妊娠"。

事实的确如此，一方面，充分条件假言命题本身表明，不使用避孕套时，是否发生妊娠是不确定的，这是这类命题的属性；另一方面，从实际看来，不使用避孕套，可以使用其他方式避孕，或不发生性行为，或没有生育能力，等等，也将不会发生妊娠。

这样，从发生妊娠的风险因素成立的条件来看，从使用避孕套这一妊娠保护性因素之研究发现并不能获知不使用避孕套为妊娠的风险因素。

总之，保护性因素研究在方法上通常与风险因素研究一样采取分类数据分析方法，但两者因变量赋值相反；且理论与事实都表明，两者的研究结果并不是非此即彼的关系。

第四节　本章小结

总之，青少年妊娠结局保护性因素文献研究表明，大部分研究的结果与人们的普遍认识一致，如与妊娠发生有关的行为因素包括是否保守与节制、性行为的频繁程度与是否避孕。但深入地来看：

第一，妊娠结局是大到国家、社区，小到家庭、学校、宗教团体、友缘关系、性伴及青少年自身各方面环境与条件的深刻反映。其中既有风险因素，又有保护性因素。

第二，大部分相关因素可以归结为四点：生物因素（如年龄、生理发育、性别）；青少年自身、性伴、家庭与社区的失范或失调及弱势地位；青少年自身、性伴、家庭、信仰团体、学校与社区所推崇的性观念与操行；青少年与不推崇风险性行为、鼓励负责任的行为的团体或组织的亲疏程度。

第三，某些因素相对影响力更大。通常，价值观、态度与性道德观对青少年性行为影响最大，从而影响妊娠结局。不过，重要因素并非都直接作用于青少年相关行为与结局，而通常是首先对青少年所在的环境产生影响。

第四，上述因素通常通过其他因素间接影响青少年妊娠结局。通过影响与妊娠结局有关的其他因素，通常可以促使导致不良妊娠结局的行为得以改变。

第五，由于影响青少年妊娠结局的因素繁多，作用形式复杂，因而很少有单个因素对青少年妊娠结局有很大影响。因此，相关干预措施需从多方面入手，形成多方面的保护性因素，降低多方面的风险因素，实现风险规避。同时干预措施的着力点很多，诸多机构大有可为。

第六，关于青少年妊娠的研究系统深入，但针对青少年妊娠结局的研究系统性不足，尤其是针对保护性因素的研究不足，针对中国未婚女性青少年不同阶段妊娠结局的关键保护性因素的研究缺乏。

第三章　研究设计

第一节　理论框架

本研究关注中国未婚青少年妊娠结局。当前中国特定的国际国内环境与未婚青少年内化环境，使得中国未婚女性青少年在物质上（如生殖健康信息与服务）、心理与行为上（如青少年生殖健康知识、态度和行为）与机制体制层面上（如未婚妊娠保护性机制）等方面面临着妊娠结局风险。

同时，前文中的文献回顾表明，外部环境通过保护性因素形成机制在个人、家庭、社会多方面形成一定的保护性因素：保护性因素通过一定的作用机制如倡导那些阻止一种或多种可能导致未婚妊娠的行为或促进那些能降低不良结局发生可能性、缓解不良结局的后果的行为，在未婚青少年中产生差异性妊娠结局。

那么，以往研究成果可以寻求怎样的理论解释，这些理论又如何指导下一步的研究？

接下来，将通过探寻合适的理论框架来回答。

总的来看，对未婚青少年妊娠结局的理论剖析，以生态系统理论为主的发展生态学首先在理论长河中脱颖而出，其从理论阐释与方法指导上契合了未婚青少年妊娠保护性因素研究的理论指导需要。其次，由于发展生态学对本研究主题的特殊性质的指导性不足，本研究将系统评述生活技能理论框架，以回应人类性与生殖健康的特殊性尤其是未婚妊娠的特殊性。最后，社会支持的行动干预取向可以综合前述发展生态学的嵌套行动系统的理论取向与生活技能框架的能力达成的应用取向，从而为未婚青少年客观行动系统下其主体生活技能的提高提供外界行动干预框架。

一 发展生态学模型 （以生态系统理论为主）

（一）理论发展及主要流派

20 世纪 70 年代前有关个体发展的理论要么过于强调个体自身的作用（比如成熟论），要么过于强调环境的作用（比如行为主义）。直到 20 世纪 80 年代的环境或生态（enviromnental/ecological）理论力求在个体自身及其生活于期间的环境之于个体发展的作用方面予以平衡。美国心理学家 Vasta 将其称之为 "生态学运动"（the ecological movement）："如果说 60 年代标志了严格的实验室方法应用到对儿童的研究，70 年代就看到对自然过程的日益关心，那 80 年代则可望使严格的方法走出实验室，关注现实世界。"① 其结果是为数众多的环境/生态理论最近大量刊出。代表性的理论有：

（1）Choen 的活动与空间认知（activity and spatial cognition）理论。

（2）Wicker 的意义赋予模型（sense-making model）。

（3）Elder 的生命历程理论（life-course proposal）。

（4）Hollnad 的个性类型与工作环境的联结模型（scheme of linking personality types to work settings）。

（5）Bronfenbrenner 的生态系统理论（ecological systems theory）。

其中，著名人类学家、生态心理学家布朗芬布伦纳（Urie Bronfenbrenner）于 1979 年提出了发展的个体嵌套于相互影响的一列环境系统之中，在这些系统中，系统与个体相互作用并影响着个体发展，即生态系统理论（ecological systems theory）②。这使得布朗芬布伦纳成为发展生态学的典型代表。

表面上看来，上述流派各自关注的焦点及阐释视角的差异较大，但实质上都贯彻了生态发展观的一般原理。即人的心理和行为是人与环境相互作用的函数。包括如下理论假设：（1）有机体处于一个复杂关联的系统网络之中，既不能孤立存在也不能孤立行动；（2）所有有机体

---

① Vasta R, *Six Theories of Child Development: Revised Formulations and Current Issues*, Jessica Kingsley Publishers, Reprint, 1992. 转引自席居哲《儿童心理健康发展的家庭生态系统研究》，博士学位论文，华东师范大学，2003 年，第 14 页。

② Bronfenbrenner U, *The ecology of human development: Experiments by nature and design*, Harvard University Press, 1979.

均受到来自内部和外部动因的影响；（3）个体主动塑造着环境，同时环境也在塑造着个体，个体力求达到并保持与环境的动态平衡以适应环境①。这些共同点使得发展生态学较好地契合了本研究中关于未婚青少年妊娠结局及其保护性因素研究的理论语境。

（二）生态系统理论主要观点

以生态系统理论为例，总体上看，生态系统理论认为发展的个体处在从直接环境（如家庭）到间接环境（如宽泛的文化）的几个环境系统［行为系统（behavior systems）］的中间或嵌套于其中。总的来说，以其对儿童发展的影响直接程度分界，行为系统分为四个层次，由小到大分别是：微系统、中系统、外系统和宏系统（见图3－1)②。

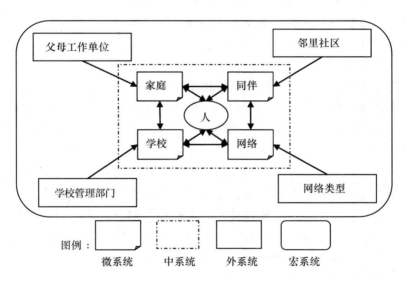

图3－1 生态系统模型框架及行为系统关系示例

针对生态系统模型在以家庭为生态的研究，国内学者席居哲进行了较为详尽的文献评述③。

① Swartz JL, Martin WE, Swartz-Kulstad JL, *Applied Ecological Psychology for Schools Within Communities：Assessment and Intervention*, Routledge, 1997.

② Thomas RM, *Recent Theories of Human Development*, Sage Publications, 2000, pp. 83 – 103.

③ 参见席居哲《儿童心理健康发展的家庭生态系统研究》，博士学位论文，华东师范大学，2003 年，第16—17 页。

1. 微系统

具体而言，Bronfenbrenner[①] 理论模型中的微系统指对儿童产生最直接影响的环境。根据 Bronfenbrenner[②] 的界定，微系统是处于既定近体（proximal）环境中的发展着的个体的活动方式、角色模式和人际关系模式，近体环境所具有特殊的物理、社会及符号特征使其能够促进、容许或抑制个体在该环境中的活动方式，以及个体与该环境之间持续进行、日益复杂的相互作用方式。图 3 – 1 描述的是一名儿童生活中的四个微系统：家庭、学校、同伴及网络。布朗芬布伦纳认为微系统对传递社会文化最为直接。

那么，可以想见，未婚青少年性与生殖健康尤其是未婚妊娠结局及有关行为正是置于其生活的近体环境（如家庭、学校、同伴及网络）中的；近体环境对未婚青少年带来直接影响，未婚青少年妊娠及其结局又对其近体环境带来直接影响。

2. 中系统

生态系统理论模型中的中系统指个体与其所处的微系统与微系统之间的联系或过程。图 3 – 1 中所示的双向箭头表明前述微系统之间的行为背景相互影响，这种微系统之间的互动关系又进而影响与个体行为发生互动连接。

同样，以未婚妊娠青少年试图获得流产服务为例，周围同龄人之间对未婚妊娠的态度在相互影响，这种相互影响着的态度又形成未婚妊娠青少年的外在压力源；同样这种相互影响着的同龄人之间的态度也与未婚妊娠青少年的父母、学校与网络等微系统之间进行互动，形成未婚妊娠青少年行为与发展的中系统。

3. 外系统

生态系统理论模型中的外系统指大于中系统的生态环境单元，包括两个或两个以上环境系统及其之间的相互作用，外系统对个体的发展具

---

① Bronfenbrenner U, *The ecology of human development: Experiments by nature and design*, Harvard University Press, 1979. Bronfenbrenner U, J. GS, *Heredity, environment and the question "How"? A new theoretical perspective for the 1990s*, American Psychological Association, 1993. 转引自席居哲《儿童心理健康发展的家庭生态系统研究》，博士学位论文，华东师范大学，2003 年，第 16 页。

② Bronfenbrenner U, J. GS, *Heredity, environment and the question "How"? A new theoretical perspective for the 1990s*, American Psychological Association, 1993. 转引自席居哲《儿童心理健康发展的家庭生态系统研究》，博士学位论文，华东师范大学，2003 年，第 16 页。

有间接影响作用。图 3－1 中示例了四个外系统：父母的工作单位、家庭所处的邻里社区、学校管理部门、个体可以访问的网络站点。

在未婚妊娠结局中，以性活跃在校女性青少年为例，假定所处的社区针对青少年进行了性与生殖健康教育，避孕药具在社区方便可及，则未婚性活跃青少年发生非意愿妊娠的概率可以降低。

4. 宏系统

生态系统理论模型中的宏系统指文化系统（cultural milieu），涵盖社会的宏观层面，比如价值取向、生产实践、风俗习惯、发展状况等。宏系统包含着微系统、中系统及外系统①。

比如在未婚妊娠结局中，假定社会对未婚生育持极大的宽容态度，则未婚妊娠结局中活产的比例将会提高；而目前我国生育文化中对未婚生育持否定态度，那么可以想见未婚妊娠结局中活产比例小而人工流产比例大。

以上结合生态系统理论模型中的行为系统对本研究之未婚青少年妊娠结局进行的初步的理论阐述与假设，可见以生态系统理论为主的发展生态学对本研究课题的解释力较强。

（三）发展生态学的研究模式

同时，发展生态学在研究模式上也进行了由简到繁的演变，演变维度包括：第一，影响家庭的外界系统的层次（中系统、外系统、时间系统）及其影响方式；第二，影响路径（社会地址、过程—环境、人—过程—环境、人—过程—环境—时间）②。这些研究模式上的演变是"革命式"③的方法论取向，强调了人既是自然的人，又是社会的人，即人具有自然属性与社会属性双重属性，且社会属性是人的本质属性④。因而生态发展观这种交叉学科理论的适用性使之具有强大的生命力与影响力，对于发展科学本身以及更广泛的社会科学研究有着深远影响。

---

① Bronfenbrenner U, J. GS, *Heredity, environment and the question "How"? A new theoretical perspective for the 1990s*, American Psychological Association, 1993. 转引自席居哲《儿童心理健康发展的家庭生态系统研究》，博士学位论文，华东师范大学，2003 年，第 16—17 页。

② 参见席居哲《儿童心理健康发展的家庭生态系统研究》，博士学位论文，华东师范大学，2003 年，第 17—20 页。

③ Vasta R, *Six Theories of Child Development: Revised Formulations and Current Issues*, Jessica Kingsley Publishers, Reprint, 1992.

④ 参见佟新《人口社会学》，北京大学出版社 2010 年第 4 版。

（四）发展生态学对本研究的指导意义

总而言之，以生态系统理论为主的发展生态学至少在以下几个方面对本研究（"未婚青少年妊娠结局保护性因素研究"）具有理论指导意义。

第一，在自然条件下将未婚青少年作为主体而非客体加以研究。

发展生态学关注人在成长过程中自然环境（生态环境）的作用，但并不否认个体的作用。这里的自然是指自然而然的意思，以区别于实验室条件下的严格控制环境。如前文所述，美国心理学家 Vasta 总结说："如果说 60 年代标志了严格的实验室方法应用到对儿童的研究，70 年代就看到对自然过程的日益关心，那 80 年代则可望使严格的方法走出实验室，关注现实世界。……是为'生态学运动（the ecological movement）'。"① 心理学研究转向对生态环境的关注，是心理发展研究视野拓展的一种表现。可以想见，未婚青少年所处是现实环境绝非实验室，是层层嵌套的社会现实世界。严格的实验条件或许对于研究简单的心理现象是精确的，但对于研究复杂的未婚青少年妊娠及结局处理必须尽可能将对这一事件有影响的环境纳入整个研究图景中来，实验室研究是不能胜任的。

在这样的研究需求下，发展生态学因主张在自然的条件下而非实验室控制条件下对个体的行为进行观察和研究，这种研究范式及其在理论阐释上对嵌套环境的关注使得发展生态学成为本研究的主要理论框架。通过这一理论框架，本研究强调生态环境对系统中的行为即未婚妊娠青少年安全性行为、安全流产等的影响，同时也关注未婚青少年个体的主观能动作用，将未婚青少年作为主体而非客体加以研究。

第二，以互动观、动态观和历史观对未婚青少年妊娠结局加以研究。

首先，关注未婚青少年—环境的互动作用。

发展生态学明确提出，个体发展与行为是人与环境相互作用的函数，不存在孤立的发展，发展源于相互作用。这从一定意义找到了对个

① Vasta R, *Six Theories of Child Development*：*Revised Formulations and Current Issues*，Jessica Kingsley Publishers，Reprint，1992. 转引自席居哲《儿童心理健康发展的家庭生态系统研究》，博士学位论文，华东师范大学，2003 年版，第 14 页。

体发展的动力学解释。这种相互作用中，环境塑造着人，人同时也在主动塑造环境。

对于未婚青少年而言，其在环境中实现人与环境之间的最佳拟合则最利于其个体发展，如果拟合不理想，人就会通过适应、塑造或更换环境来提高拟合度。而环境（比如家庭环境中家庭的社会经济地位、家庭规模等环境）对未婚青少年个体的发展也有重要影响作用，规定着未婚青少年个体发展如其在性与生殖健康发展上的方向和内容。环境变化与人的变化都会降低对人—环境的拟合程度，双方必须进行调整，使匹配程度达于最佳状况。如果环境发生剧变，对这种拟合度的调整造成较大困难，个体发展就容易出问题。在未婚青少年妊娠结局上则容易导致未婚青少年发生不安全性行为、遭遇不安全流产等个体发展问题。

关注人—环境的拟合度，为个体发展与健康研究提供了新思路。本研究将基于横截面调查数据采用假想队列（详见下文研究思路部分）研究方法对未婚青少年—环境的互动进行研究。

其次，强调未婚青少年—环境关系的动态调整与过程。

个体发展不仅是结果，更重要的是一个过程，发展的结果来自过程。人—环境拟合度从较低到较高，就是一个动态过程。不了解人与环境的作用过程，就难以充分掌握个体发展规律。如上所述，人—环境的匹配其实质是在谋求动态平衡。个体的任何行为的变化、环境任何水平或结构的变化均会引起整个发展体系的反应，有时力求保持原状取得成功。一旦不能维持原状，整个个体与环境之间就可能面临着较大调整。

未婚青少年在性与生殖健康方面任何行为的变化（如发生首次性行为、发生不安全性行为、导致妊娠、导致需要接受流产服务），都会引起未婚青少年的系统环境的变化，从而带来未婚青少年—环境之间的新的动态调整与平衡。每发生一类新行为，都需要未婚青少年面对已经变化了的环境作出行为调整，以获得新的平衡。

最后，关注未婚青少年个体发展史。

对发展史的关注，使得人们有可能找到个体发展的推动力，当个体出现问题时，不是就问题论问题，而是可以通过研究个体发展史，找到可能导致个体问题的原因，而后对症下药，有的放矢地进行矫治。

未婚青少年在性与生殖健康方面具有个体差异性，导致部分个体发生未婚妊娠。这源于个体差异及其发展背景环境与发展历程的差异。本研究通过假想队列研究思路（见下文研究思路），将差异性个体（及其相对应的环境与历程）与差异性结局对应起来，体现发展生态学理论中对个体发展史的关注。

第三，嵌套的行动系统为实证研究设计提供了应用型理论模型框架。

如图 3 – 1 所示，以生态系统理论为主的发展生态学模型为实证研究的行动系统框架提供了理论依据，是方法学上的革命。这一框架指导了本研究对未婚青少年所处的微系统、中系统、外系统和宏系统的关注，并依据数据可获得性寻求适宜的指标以对上述行动系统进行测量，从而关注这一嵌套的行动系统与未婚青少年妊娠结局的关联。

（五）发展生态学与本研究的关系总评

总之，以生态系统理论为主的发展生态学强调个体发展来自个体与环境的互动及其动态历程与发展史。从学术源流上看，发展生态学一步步将研究视野拓宽，从关注个体与行为本身，到关注人与环境之间的相互作用，从而将人的发展置于嵌套的行动系统即生态环境中。这一具有交叉学科属性的理论观点对本研究具有主要的理论框架和方法学的指导作用[①]。

但值得注意的是，虽然 Bronfenbrenner（1986）提出用"时间系统"来设计研究模型，用于考察随时间变迁，个体生活于其中的环境与个体发展变化之间的互动，但这一时间系统关切在未婚青少年妊娠结局考察中略显粗糙和宏大，因而需要更细致的理论模型来回应相对更短的时间长度内的未婚妊娠系列结局。

具体来看，发展生态学的时间系统的最简单形式是在研究中关注人的一生中的人生转折点（points of transition）。这种转折或转变分为两类：正常的（如入学、青春期、参加工作、结婚、退休）和非正常的（如家庭中有人去世或重病、离异、迁居、彩票中奖）。这些转变发生于毕生之中，常常成为发展的直接推动力，而且，这些转变也会通过影

---

① 以上关于生态发展观对本研究的指导意义的理论陈述部分参见席居哲《儿童心理健康发展的家庭生态系统研究》，博士学位论文，华东师范大学，2003 年，第 21—22 页。

响家庭进程对个体发展产生间接影响①。

　　更进一步来看，在时间视角下，传统的个体发展科学往往会把时间过程视为实际年龄的同义语，即把时间过程简化物——年龄作为研究个体成长变化的参照体系。直到 20 世纪 70 年代中期，越来越多的研究不但把时间维度上的变化放在个体内部（个体的年龄）来考察，而且还放到环境中来考察（年代、时代）；更为重要的是，这种研究设计能够对这两种过程之间的动态关系进行分析（比如进行同期群分析和生命历程分析）。为把这种研究与传统只关注个体的纵向研究相区别，Bornfenbernner② 提出用"时间系统"来设计研究模型。如前所述，按正常与非正常分类，考察时间变迁下个体生活于其中的环境与个体发展变化的互动关系，被称为时间系统模型。具体而言，时间系统通常出现在人—过程—环境—时间模型（person—process—context—time model，PPCT model）中，通过关注事件发生的时刻、周期性规律与同期社会时代背景，来考察"时间"作为一个系统对个体发展的短期、中期和长期影响③。

　　然而，这一宏大的针对外显时间的考察与未婚青少年妊娠的发生时间隐秘性与发生后时间紧迫相继性不符。需要更细致的理论模型来指导相对更短的时间长度内的未婚妊娠系列结局的研究。

二　关于生活技能的理论

　　"生活技能"（life skills），又称社会心理能力（social psychology competancy），指个人调适自我适应外界与社会时的自我观、世界观与行为观，包括自我效能（self-efficacy）与自信、他信和积极主动的应对等④。最新研究表明，青少年社会心理能力和其性与生殖健康的知识、

---

　　① Bronfenbrenner U，"Ecology of the family as a context of human development：Research perspectives"，*Developmental psychology*，Vol. 22，No. 6，1986. 转引自席居哲《儿童心理健康发展的家庭生态系统研究》，博士学位论文，华东师范大学，2003 年，第 18 页。

　　② Bronfenbrenner U，"Ecology of the family as a context of human development：Research perspectives"，*Developmental psychology*，Vol. 22，No. 6，1986.

　　③ 参见席居哲《儿童心理健康发展的家庭生态系统研究》，博士学位论文，华东师范大学，2003 年，第 18 页。

　　④ FB. T，"Individual psychosocial competence：A personality configuration"，*Educational and Psychological Measurement*，Vol. 38，No. 2，1978.

态度和行为（知信行，KAP）① 及妊娠②存在紧密关联，社会心理能力强的未婚青少年通常践行有利于生殖健康的态度及行为。

那么，生活技能即社会心理能力的有关理论对本课题的研究关切即未婚青少年妊娠结局有哪些指导意义？接下来将着重回顾有关生活技能（社会心理能力）的理论，以形成本研究的又一重要理论框架。

（一）生活技能的概念与内容

"生活技能"（life skills）概念自20世纪70年代提出后，在全球范围逐渐推广。除了前述注重个人调适自我适应外界与社会时所需的能力外③，还有研究者对这些能力进行了更具体的阐述：生活技能指有助于青少年提高自我效能，包括解决问题、诚实坦率地与人交流、取得和保持社会支持，以及控制情绪和个体感受等方面的能力④。

从理论总结与行动框架上来看，1993年世界卫生组织（World Health Organization，WHO）首先对其进行全面的概念梳理与应用指导（both conceptually and practically），指出生活技能是与其他人共存，并在这个复杂的社会中取得成功的能力，并进一步作出如下分类⑤：

自我认识能力：批判性思维能力、分析能力、创新能力、解决问题能力、对自己行为的后果的认识能力、作出决定能力、自我认识能力、确定目标的能力、确定价值的能力。

应对情绪的能力：责任感、控制情感的能力、缓解压力的能力、自我管理能力、自我监督、自我调整的能力。

社会技能：沟通能力、决断的技巧、谈判能力、拒绝的技巧、合作

① 参见高尔生、涂晓雯、楼超华《中国未婚青年的生殖健康状况》，《中国人口科学》1999年第6期。楼超华、王筱金、涂晓雯、高尔生《生活技能培训对职校生生殖健康认知的影响》，《生殖与避孕》2009年第1期。郑真真、周云、郑立新、杨元、赵东霞、楼超华等《城市外来未婚青年女工的性行为、避孕知识和实践——来自5个城市的调查》，《中国人口科学》2001年第2期。

② 参见程怡民、王潇滟、吕岩红、蔡雅梅、李颖、郭欣等《三城市未婚青少年重复人工流产影响因素研究》，《中华流行病学杂志》2006年第8期。余小鸣《未婚怀孕青少年生殖健康综合干预研究》，北京大学医学出版社2009年版，第153—156页。

③ FB. T, "Individual psychosocial competence: A personality configuration", *Educational and Psychological Measurement*, Vol. 38, No. 2, 1978.

④ Gilchrist LD, Schinke SP, Maxwell JS, "Life skills counseling for preventing problems in adolescence", *Journal of Social Service Research*, Vol. 10, No. 2, 1987.

⑤ WHO, *Life skills education in schools* (*WHO/MNH/PSF/93. 7A. Rev. 2*), Geneva: Division of Mental Health and Prevention of Substance Abuse, World Health Organization, 1997 (Reprint).

能力、理解他人和表示理解的能力、接受反馈的能力。

随后联合国儿童基金会（United Nations International Children's Emergency Fund，UNICEF）、联合国艾滋病规划署（Joint United Nations Programme on HIV/AIDS，UNAIDS）、联合国教科文组织（United Nations Educational，Scientific and Cultural Organization，UNESCO）等组织和机构在其工作框架中秉持了生活技能基本含义，开展了针对青少年性与生殖健康等干预项目，即生活技能是问题分析能力、处事能力、处事方法分析能力和问题处理能力；帮助人们把知识、态度、价值转化为积极的、建设性的实际行动①。

20世纪末我国学者也引入了生活技能框架，将其应用于青少年社会心理能力教育中。比如学者马迎华和季成叶将生活技能概括为五种能力，分别为交流的能力、做决定的能力、价值观阐明的能力、断言的能力和设定目标的能力②。并在后续研究中进一步指出，生活技能是一个人的心理素质的重要表现，是适应性强、积极向上的行为所具备的能力，这些能力将使个体能有效处理、对待生活中的各种要求和挑战。有了这些能力，人们就可以作出成熟的决定、有效地解决问题、有效地与人沟通、建立健康的人际关系、与他人友好相处，并能够以一种健康、有益的方式来对待自己的人生③。

（二）生活技能之能力总结

基于此前丰富的实证研究和干预与理论倡导，学者阮清雄对生活技能框架进行了总结，认为：生活技能可以概括为以下五种能力。

1．自我认识能力—同理能力（selfawareness-empathy）

自我认识能力是指能对自己的个性、特长和缺点作出客观评价，从而在正确认识自我的基础上，树立自信心，并与周围人保持和发展良好的人际关系。通过自我认识能力的训练，可使学生更有效地处理紧张或压力。自我认识也常常是有效交流、人际关系技能力以及发展对他人同理能力的先决条件。同理能力是能够站在他人的角度上考虑问题的能

①　*Life skills*，unicef（http：//www. unicef. org/lifeskills/index_ 4105. html）.
②　参见马迎华、季成叶《学校生活技能教育与艾滋病预防》，《中国学校卫生》2004 年第4期。
③　参见马迎华、王凤清、胡佩瑾、宋逸《生活技能教育心理健康促进》《课程教学模式研究与效果评估》，《中国学校卫生》2007 年第11 期。

力、与人交往过程中能设身处地为别人着想的能力，这将有助于人们理解、同情和帮助别人，共同协商和解决问题，又称移情作用。它可帮助人们去理解和接受他人，促进社会交流。通过同理能力的训练，可帮助学生对那些需要照顾和帮助的人（如经济困难的同学、艾滋病感染者等）给予关心、同情、帮助和照顾。

2. 有效交流能力—人际关系能力（effective communication-interpersonal relationship）

有效交流能力是指能恰当地运用口头或身体语言（手势、姿势、表情、动作等）准确表达自己的心情和观点，这种表达方式符合风俗文化和当时的情境。通过有效交流能力的训练，使学生能够表达自己的观点、愿望、需求及害怕、担心、忧虑等，并在需要的时候能够寻求咨询和帮助。人际关系能力是能以积极的方式与他人交流，建立保持友谊，与家人相互沟通，使自己经常保持良好的心态，并获得社会支持。通过人际关系能力的训练，使学生能够与他人建立和保持友谊，这对促进心理健康和良好的社会适应能力是十分重要的；通过人际关系能力的训练，使学生能够与人家保持良好的关系，这是其重要的社会支持力量；同时，通过人际关系能力的训练，还能使学生在必要时，采用恰当的、使自己和别人都不受到严重伤害的方式，巧妙地断绝和他人的关系。

3. 调节情绪的能力—缓解压力的能力（coping with emotions-coping with stress）

调节情绪的能力是指能认识自己和他人的情绪，运用适当的方法尽量把消极情绪逐渐调整为积极情绪，使之不对自己和他人的身心健康造成有害影响。通过处理情绪能力的训练，使学生能够意识到情绪是如何影响行为的，对情绪能够作出适当的调解。缓解压力的能力是指能正确认识自己面临的压力，通过改变环境或生活方式来减少压力；或者学会放松，使压力减轻到不对自身健康造成危害的程度。通过缓解压力能力的训练，使学生认识生活中压力的来源，以及压力如何影响人们，并采取适当的行动减少压力来源。

4. 创造性思维能力—批判性思维能力（creative thinking-critical thinking）

创造性思维能力是指思考问题时能抛开经验束缚，不因循守旧，能积极探索其他可能的途径和方式，找到更多、更好的缓解问题的方法。

通过创造性思考能力的训练，可使学生在面对各种需要作出决定和待缓解的问题时，能够积极地探索各种可能的选择所对应的可能结局，从而着手问题的缓解和作出正确的决定。批判性思维能力是指善于开拓思路，用批判的眼光分析信息和以往经验。批判性思考能力的训练，有助于学生认识和评价影响态度、行为的因素，如价值观、同伴压力和传播媒介等，从而有利于健康行为的建立。创造性和批判性思维能力相结合，可帮助学生多角度、全面、灵活地考虑各种问题，作出合理的决定。

5. 决策能力—解决问题的能力（decision making-problem solving）

决策能力是指能通过权衡不同选择并考虑其可能后果，以作出正确决定，即能够建设性地处理日常生活中关于作决定的能力。学生在面对健康方面的问题需要作出抉择时，通过评估不同的选择和不同的决定可能会产生什么样的结果和影响，积极地作出决定，使这种决定的结果有利于健康。解决问题的能力是指能正确认识自己面临的主要问题，寻找解决该问题的方法及其利弊得失，从中选择最适合的解决方式，并付诸实施①。

（三）生活技能对本研究的指导意义

通过总结生活技能有关的理论，在未婚青少年性与生殖健康尤其是妊娠结局及其保护性因素课题研究中，本研究认为，生活技能理论框架能较好地考察未婚妊娠这样私密性很强的行为与结局。

如前所述，前述发展生态学的时间系统侧重于对相对宏大的外显时间（如正常类：入学、青春期、参加工作、结婚、退休；非正常类：家庭中有人去世或重病、离异、迁居、彩票中奖）②的影响的关注，而未婚青少年妊娠及其后续事件（如发生妊娠、寻求流产服务、进行人工流产等）的发生具有隐秘性与紧迫相继性。

因而，本研究引入生活技能框架，将转瞬即逝而无形的时间转换为相对持久而有形的生活技能测评，来指导时间相对更短却隐蔽甚至未知的未婚妊娠系列结局的研究。即通过对未婚青少年性与生殖健康有关知

① 参见［越南］阮清雄《越南高中学生生活技能及其培养研究》，博士学位论文，湖南师范大学，2014年，第54—56页。

② Bronfenbrenner U，"Ecology of the family as a context of human development：Research perspectives"，*Developmental psychology*，Vol. 22，No. 6，1986. 转引自席居哲《儿童心理健康发展的家庭生态系统研究》，博士学位论文，华东师范大学，2003年，第18页。

识、态度和行为的掌握，来评测其生活技能，并预测其妊娠结局。具体而言，本研究基于生活技能框架选取性与生殖健康信息控制能力、风险控制能力与行为控制能力三个方面的因素来反映未婚女性青少年的性与生殖健康知识、态度与行为。

（四）生活技能与本研究的关系总评

生活技能理论框架较好地回应了本研究的特定主题，通过对性与生殖健康核心内容（生殖健康知识、态度、行为即 KAP）的能力测评，即性与生殖健康信息控制能力、风险控制能力与行为控制能力的测量，实现本研究特定研究内容的适宜理论指导，并在研究设计上对前述发展生态学这一主要理论框架进行补充。

但需要指出的是，生活技能理论框架虽然能将转瞬即逝而无形的时间转换为相对持久而有形的生活技能测评，但这一转换仍然只能对行为内容加以关注，并不能对行为发生的先后顺序加以考察，也不能剥离前后相继的各行为的影响。即生活技能能测评出在未婚妊娠及其结局这一短短时段内，未婚青少年各自具有什么样的与上述结局息息相关的能力；但是，这里至少存在两点不足：

（1）对未婚青少年妊娠的发生、发生后妊娠结局、流产服务利用、利用流产服务时不同类型的医疗机构的选择等一系列行为事件的时点仍无从得知。

（2）更无法获知各行为的后续影响。

这就需要更进一步的研究设计来探求上述不足的解决方案。

三 社会支持的行动干预框架

（一）社会支持的内涵

社会支持从社会交换论的角度，认为社会支持是社会支持的主体和客体之间的一种交换（丘海雄，1998）。每个人自从出生之后就处于各种社会关系中。社会学家费孝通先生以"差序格局"① 对乡土中国的社会关系作出形象的描述，每个人、每个家庭都以自己的地位作为中心，周围画出一个圈子，像石子一般投入水中，和别人的关系就像水波纹一样，一圈圈推出去，越推越远，也越推越薄。圈子的大小由中心的实力

———

① 参见费孝通《乡土中国》，上海人民出版社 2007 年版。

大小而决定。这种社会关系对个人健康产生重要影响。特别是家庭作为与个人关系最为密切的初级关系（首属关系），对个人健康行为和健康结局意义重大①。个体从社会网络（social network）获得的物质和情感帮助称为社会支持（social support）。一般可分为三类：工具性支持，指提供可见的帮助和行动；评价性支持，指提供反馈和行动意见，供决策者参考；信息性支持，指单纯提供信息②。

（二）社会支持与本研究的关系总评

社会支持的行动干预取向可以综合前述发展生态学的嵌套行动系统的理论取向与生活技能框架的能力达成的应用取向，为未婚青少年客观行动系统下其主体生活技能的提高与生殖健康提供外界行动干预框架。即在对未婚青少年妊娠结局及保护性因素加以探明这一基础研究之后，本研究将借助社会支持理论为未婚青少年妊娠相关的健康促进这一应用研究提供行动干预理论框架。

四　方法论取向与研究设计困境及解决方案

反思前述三个理论框架，一方面这些理论较好地指导了本研究对未婚青少年妊娠结局及保护性因素客观社会事实的考察（基础研究），以及行动干预健康促进（应用研究），能较好指导本研究的基础研究与应用研究；另一方面在基础研究部分，发展生态学理论与生活技能框架旨在指导对事实的有无和程度进行测量；可见在这后两个理论指导下的目前的基础研究的研究设计部分是明显的实证主义取向。

接下来着重对本研究的基础研究部分的方法论取向与研究设计困境进行讨论并探讨其解决方案。

这一在基础研究部分的实证主义取向有助于本研究将未婚青少年妊娠界定为社会事实，但忽视了社会现象尤其是未婚青少年妊娠系列事件的处理所体现的知识、态度、行为在一定程度上存有被建构的元素。

这一研究方法论取向与研究内容的匹配不全产生了研究设计中的矛盾，即单纯实证主义取向的研究设计至少导致上述两点不足（对未婚妊娠系列行为事件的时点无从得知；对前后相继的各行为事件的后续影响

---

① 参见李鲁、吴群红《社会医学》，人民卫生出版社 2012 年版，第 348 页。
② 同上。

无从得知）。这些不足的实质是无法掌握事件的过程。也就是说，研究中还需要对未婚青少年妊娠系列行为事件的过程进行考察，以尽可能从因果关系上探明未婚妊娠结局保护性因素，而这在实证主义自身框架内难以解决。

上述因未婚妊娠系列行为事件的发生时间及其影响难以获得所造成的研究设计困境的解决方案有两种：在实证主义自身逻辑框架中引入时间及影响的表达方法；跳出实证主义罗圈，还原行为事件发生的过程事实，采取解释主义方法论来关注过程与影响。

五　假想队列：在实证主义的逻辑中对理论框架的补充

如何在实证主义自身逻辑框架中针对未婚青少年妊娠系列行为事件引入时间表达方法？人口学中的假想队列这一经典思路能给予上述研究困境以最恰当的方法回应。

（一）假想队列思路对妊娠系列行为事件的研究指导

简而言之，假想队列是用时期数据、按队列视角来计算有关指标；即把某时期（通常指一年）不同年龄的人口的某种统计特征（如分年龄的生育率、死亡率等）看作实际上并不存在的某个队列的人口在各个时间（各个年龄段）的相应指标，对这一假定的队列可能发生的人口过程进行研究的方法就是假想队列方法[1]。

结合到本课题的研究主题，由于妊娠所带来的生命成长性，未婚青少年妊娠系列行为事件的发生的顺序是确定的。这就好比一个人必须先成长到 0 岁，才可能成长到 1 岁、2 岁……

这样，虽然未婚妊娠系列行为事件的时点与影响不可知，但妊娠系列各行为事件的结果（如是否发生妊娠、是否进行了人工流产、是否去公立机构寻求了流产服务等）是可以调查的，研究者可以通过行为事件的结果来推断行为事件的确发生。比如，虽然很难直接获知研究对象什么时候发生了首次性行为，但根据目前获得的已经发生了妊娠这样一个调查信息，必然可以得知：研究对象在发生妊娠之前一定已经发生了首次性行为。

---

[1]　参见查瑞传、沈益民、乔晓春《人口普查资料分析技术》，中国人口出版社 1991 年版。

（二）对未婚青少年妊娠系列行为事件的发生时点及影响的表达

假想队列研究思路恰好可以根据时期调查中不同研究个体的未婚妊娠行为事件的结果，来假想如果有一个队列的未婚青少年发生妊娠，那么这个队列的未婚妊娠者将如何处理未婚妊娠本身和后续系列行为事件，并考察各个行为事件的保护性因素，即假想队列可以实现对未婚青少年妊娠系列行为事件的发生时点及影响的表达。

具体来看，通过未婚青少年妊娠系列行为事件假想队列研究思路可以考察未婚妊娠系列行为事件的发生时点。这要求对调查时点已发生了的妊娠系列行为事件的研究个体的（确切）年龄加以关注，而后依据假想队列研究思路来分析不同行为事件所发生的年龄，从而还原为对不同行为事件的发生的时点的把握。

进一步来看，通过未婚青少年妊娠系列行为事件假想队列研究思路甚至还可以考察前一行为事件的后续影响，比如妊娠的发生是否及如何对未婚青少年的生活技能（社会心理能力）造成变化，进而影响未婚青少年对后续行为事件的知识、态度和行为。这要求对调查时点上处于不同行为事件阶段的未婚青少年的生活技能进行测评，而后依据假想队列研究思路来比较不同行为事件发生阶段的未婚青少年生活技能的高下，从而还原为对不同行为事件的影响的探知。

（三）假想队列研究思路与本研究的关系评述

总的来说，基于假想队列研究思路可恰当地探求未婚妊娠系列行为事件的时点与影响。但这一研究思路受限于对大量的细致的调查数据的要求，因而在本研究中假想队列研究思路仅用来支撑未婚妊娠系列行为事件的时点与影响的分析框架，并得出研究的初步发现。

六 跳出实证主义罗圈：关注过程与影响

更细致的研究探索促使研究者考虑跳出实证主义罗圈，从方法论的高度入手寻求切合的研究设计。解释主义方法论还原行为事件发生的过程事实，关注过程与影响，因而成为本研究主要方法论的有益补充；研究还进一步基于生命历程理论来探讨不同阶段妊娠系列行为事件中未婚青少年的生活技能状况，以弥补在大量细致的时期指标不够充分而造成假想队列研究思路受限的不足。

所谓生命历程，指的是一种社会界定的按年龄分级的事件和角色模

式，这种模式受文化和社会结构的历史性变迁的影响①。从 20 世纪 60
年代开始迅速发展起来的生命历程理论，目前可以总结为五个范式性原
则（principle）。一是发展的生命谱系（life-span）原则：人类发展和老
化是一个终生过程（长时段视角）；二是行动主体（agency）原则：个
体在历史和社会环境所赋予的机遇和制约中建构自身的生命历程；三是
时空原则（time and place）：个体生命历程镶嵌于一生所经历的历史时
段和地域，并被其所塑形；四是时机（timing）原则：生活转变及生命
事件对个体发展经历的影响取决于它们发生在个体生命中的时机；五是
生命相互关联原则（linked lives）：社会——历史影响通过我们相互依赖
的生命经历中建立的共享关系表现出来②。本研究将未婚青少年的与妊
娠系列行为事件有关的生命历程嵌入了其所经历的事件之中，同时认为
未婚青少年的性与生殖健康知识、态度和行为又被这些事件塑造着。

可见，在对未婚青少年妊娠结局及保护性因素加以探明这一基础研
究部分采用实证主义和解释主义是本研究特定主题的必然要求。总之，
本研究需要在方法论上强调本研究对事物本原的界定（详见后文"理
论视角"部分），并据此设计相对应的研究方法（详见后文"研究方
式"部分）。

七 理论框架总结

基于对未婚妊娠的以往研究成果的理论解释和对本研究的理论指导
的需要，上文对本研究的理论框架进行了详细陈述。所探讨的三大理论
（发展生态学、生活技能框架、社会支持理论）和一个研究思路（假想
队列）的意义及其之间的关系如下。

（1）以生态系统理论为主的发展生态学论述为未婚青少年妊娠提
供了微系统—中系统—外系统—宏系统等嵌套的行动系统框架，是本研
究的主要理论框架。

（2）发展生态学宏大的时间系统擅长对外显时间如年龄、生命事

---

① 对于生命历程概念的解释，转引自郭于华、常爱书《生命周期与社会保障》，《中国社
会科学》2005 年第 5 期，也可以参照李强等《社会变迁与个人发展：生命历程研究的范式与
方法》，《社会学研究》1999 年第 6 期。

② Elder GH, Johnson MK, Crosnoe R, *The Emergence and Development of Life Course Theory*,
New York：Springer, 2003, pp. 3 - 19.

件等进行考察，与未婚青少年妊娠的发生时间的隐秘性与发生后时间紧迫相继性不符。因而本研究引入生活技能框架，将转瞬即逝而无形的时间转换为相对持久而有形的生活技能测评，基于生活技能框架选取性与生殖健康信息控制能力、风险控制能力与行为控制能力三个方面的因素来反映未婚女性青少年的性与生殖健康知识、态度与行为。生活技能理论框架较好地回应了本研究的特定主题，在研究设计上对发展生态学这一主要理论框架进行了补充。

（3）生活技能理论框架仍然只能对未婚青少年妊娠系列行为事件的内容加以关注，而不能对行为事件的时点及其影响加以考察。假想队列研究思路恰好可以根据时期调查中不同研究个体的未婚妊娠行为事件的结果，来假想如果有一个队列的未婚青少年发生妊娠，那么这个队列的未婚妊娠者将如何处理未婚妊娠本身和后续系列行为事件，并考察各个行为事件的保护性因素，即探求未婚妊娠系列行为事件的时点与影响。

（4）假想队列思路要求获得大量的细致的调查数据，因而本研究仅基于假想队列研究思路来得出未婚妊娠系列行为事件的时点与影响的初步发现。更细致的关于未婚青少年妊娠系列行为事件的过程与影响需要借助解释主义来还原行为事件发生的过程事实。

（5）生命历程理论可用来指导本研究探讨不同阶段妊娠系列行为事件中未婚青少年的生活技能状况，以弥补在大量细致的时期指标不足而造成假想队列研究思路受限的不足。

（6）在对未婚青少年妊娠结局及保护性因素研究中采用实证主义和解释主义理论相结合以探明事实后，本研究在对策建议等应用研究部分主要采用社会支持理论来探讨未婚青少年妊娠结局健康促进，也不乏借用该理论对基础研究中的事实加以理论解读。

简而言之，本研究中发展生态学、生活技能概念框架、社会支持、假想队列、生命历程理论等各有主次和先后，相互补充，形成了本研究的理论框架体系。

体现在本课题的研究内容上，即为探讨未婚青少年妊娠结局与嵌套的行为系统环境之间的互动关系，以甄别关键的保护性因素。理论框架如图 3 - 2 所示。

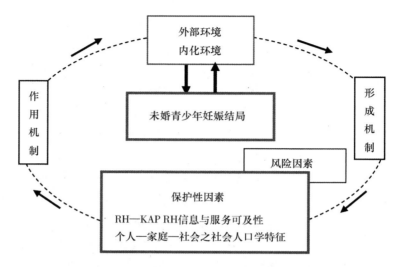

图3－2 中国未婚青少年妊娠结局保护性因素研究理论框架

注：理论框架中粗线框部分为研究重点，其中保护性因素中个人—家庭—社会之社会人口学特征为研究重点。RH：生殖健康；KAP：知识、态度和行为。

具体而言，由发展生态学可知，理论上而言妊娠结局的保护性因素主要来自三个方面：个人因素、家庭因素和社会因素，如个人生殖健康知识、态度和行为，生殖健康信息与服务可及性，以及个人、家庭、社会等方面的社会人口学特征。

同时结合生活技能（社会心理能力）概念框架、生命历程理论和社会支持理论及假想队列思路，本研究认为，不同阶段的妊娠结局中发挥关键作用的保护性因素不同，需要有针对性地对上述外部环境和内化环境进行干预，相应增强不同阶段保护性作用。本研究主要关注妊娠结局保护性因素之个人、家庭、社会的社会人口学特征方面。

结合数据来看，本研究中关注个人年龄、流动状态、收入、受教育水平、工作类型等个人因素，家庭规模、居住安排、家庭人均年收入、父母受教育水平、父母工作类型等家庭因素，人类发展指数、人口健康不公平指数、社会性别差异指数等社会因素，以及未婚青少年社会心理能力在未婚青少年妊娠结局（妊娠、结局、流产服务利用与机构选择）中的关键保护性作用。

第二节　研究内容

本研究在上述理论框架指导下参照假想队列研究思路基于风险人群对未婚女性青少年不同阶段妊娠结局保护性因素加以研究。包括其性活跃者妊娠、发生妊娠者自然流产、实现人工流产者机构外流产、机构内流产者选择公立医疗机构流产这四个阶段不良妊娠结局中的保护性因素研究，旨在探明各个阶段妊娠结局关键保护性因素以对不良妊娠结局进行风险规避。

一　研究对象

本研究目标人群即研究对象总体来说为中国 15—24 岁未婚女性青少年①。在分析单位（unit of analysis）类属中属于个人②。资料收集中直接描述未婚青少年的每一个个体即每一个青少年，旨在探明未婚青少年作为一个研究总体的社会关系和社会动力，即是什么因素促进了未婚青少年采取了对健康有利的决策行为从而得出不同妊娠结局。

由于研究目标为甄别不同阶段妊娠结局的关键保护性因素，故具体分析时需要依据风险人群原则对研究人群进行筛选。因而在不同主题的研究中具体的研究对象为中国 15—24 岁未婚女性青少年中具有某一特定特征的子人群。

当研究妊娠的保护性因素时（第四章、第九章），研究对象主要为过去 12 个月有性行为的未婚女性青少年。

当研究未婚自然流产的保护性因素时（第五章、第九章），研究对象为有 1 次及以上妊娠经历同时报告过去 12 个月有流产需要的未婚女性青少年。

---

① 在本研究中用"青少年"一词以统指 15—24 岁人群。这个人群在联合国系统中被界定为青年（youth）。而青年在中国语境中常指 18 岁以上的（某一年龄以下的）成年人（对应的英文是 young adult），青少年常指 13—19 岁人群（对应的英文是 adolescent）。当然我国不同的工作系统对与本研究有关的人群的界定各有侧重，如《儿童发展纲要》中 0 岁以上 18 周岁以下人口被界定为儿童，《中国共产主义青年团团章》中将 14 周岁以上 28 周岁以下人口界定为青年，等等。国家统计局在统计中也未参与这样的社会人群界定，而只是单纯按生物学年龄对人口进行统计。在本研究中，当进行分年龄分析时，如有表述上的必要，将酌情把 15—19 岁称为青少年（不同于此处所阐述的总的研究对象 15—24 岁青少年）、20—24 称为青年、18 岁以下（15 岁以上）称为少年；以不造成概念混乱为准。参见胡玉坤、郑晓瑛、陈功、王曼《厘清"青少年"和"青年"概念的分野——国际政策举措与中国实证依据》，《青年研究》2011 年第 4 期。

② 参见风笑天《研究设计》，中国人民大学出版社 2013 年版，第 67 页。

当研究未婚机构外流产的保护性因素时（第六章、第九章），研究对象为有且仅有 1 次未婚妊娠经历同时有且仅有 1 次人工流产（含引产）经历的、报告过去 12 个月有流产服务需要的未婚女性青少年。

当研究未婚女性青少年流产机构选择及公立医疗机构流产的影响因素时（第七章、第九章），研究对象为过去 12 个月发生了妊娠、最近一次为流产而去医疗机构的未婚女性青少年。

在中国特定的社会文化背景下，即在我国未婚青少年的特定行为系统中，青少年、未婚、性经历，再加上妊娠、流产，这是一个多重脆弱性的组合，本研究将通过对这一人群的关注，在探明该人群的妊娠结局及其保护性因素的同时，还将验证这一多重脆弱性并揭示背后的根源。

二 研究内容

具体来看，研究的主要内容如下：

（1）报告我国未婚青少年怀孕统计指标。

（2）辨析使未婚妊娠免于发生的因素即未婚妊娠的保护性因素。

旨在探讨未婚妊娠的关键保护性因素，防范未婚妊娠风险，针对有性行为的未婚女性青少年，从个人、家庭和社会三个层面的因素中辨析使其免于发生妊娠的因素即未婚妊娠的保护性因素。

（3）描述我国未婚青少年妊娠结局分布。

（4）报告我国未婚青少年人工流产统计指标。

（5）辨析未婚自然流产保护性因素。

旨在促进未婚妊娠者实现人工流产，规避未婚自然流产风险，针对发生了未婚妊娠的女性青少年，从个人、家庭和社会三个层面的因素中辨析使未婚女性青少年妊娠后实现人工流产、免于自然流产的因素。

（6）描述我国未婚青少年流产服务利用情况。

（7）辨析未婚机构外流产保护性因素与流产服务利用障碍。

旨在促进医疗机构内流产服务利用，规避未婚机构流产风险，针对发生了未婚妊娠的女性青少年，从个人、家庭、社会三个层面研究促使未婚妊娠青少年利用医疗机构流产服务的因素，分析流产服务需求未满足的原因。

（8）描述未婚流产机构选择情况。

（9）辨析未婚青少年选择公立医疗机构进行流产的影响因素。

　　为了解公立医疗机构未婚流产服务的可及性，针对去医疗机构接受流产服务的未婚女性青少年，从个人、家庭、社会三个层面研究影响未婚妊娠青少年利用公立医疗机构流产服务的因素。

　　总之，本研究旨在探明未婚青少年妊娠系列行为事件及各个阶段妊娠结局关键保护性因素，以对不良妊娠结局进行风险规避。

　　研究与内容流程如图3-3所示。

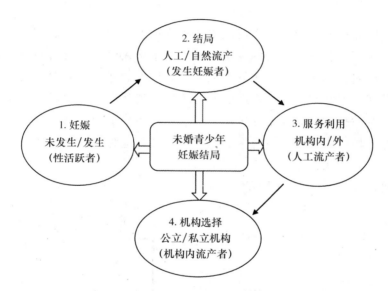

图3-3　中国未婚青少年妊娠结局与保护性因素的研究内容

注：数字1，2，3，4：表示未婚青少年妊娠系列行为事件的先后顺序；

箭头（→）：表示未婚青少年妊娠系列行为事件的前后相继性。

三　研究假设

　　基于前文文献回顾和本研究的理论框架，本研究根据所探讨的妊娠系列行为事件的不同阶段，提出以下研究假设：

　　（1）在学校性教育普遍不完善的现实背景下，性活跃未婚青少年妊娠的保护性因素更多取决于家庭和个人因素。

　　（2）由于自然流产与否（是否实现了人工流产）归结为个人生物性状况，与营养和心理状况有关，因而未婚妊娠青少年人工流产的保护性因素更多取决于社会经济发展与家庭经济条件。

　　（3）在未婚妊娠必须予以处理的刚性需求下，未婚流产青少年机构外流产保护性因素更多取决于社会性别平等状况与家庭经济条件。

（4）在学校性教育普遍不完善的现实背景下，加上私立医疗机构大肆宣传流产服务，选择了去医疗机构流产的未婚流产青少年选择公立医疗机构流产的影响因素更多取决于家庭与个人因素。

第三节　基本思路

本研究在方法论上采用实证主义和解释主义相结合的研究手法，在中国青少年性教育不完善的现实背景下，基于人口学经典研究思路假想队列方法对我国未婚青少年妊娠系列行为事件的保护性因素加以研究。

研究分为基础研究与应用研究两部分。基础研究主要以发展生态学理论、生活技能概念框架和生命历程理论为指导来探明未婚青少年妊娠结局保护性因素；应用研究主要以社会支持理论为指导来探讨未婚青少年妊娠结局健康促进。

研究框架如图3-4所示。

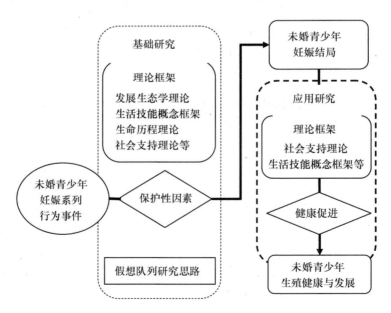

图3-4　中国未婚青少年妊娠结局与保护性因素的研究框架

注：粗线条箭头表示研究的基本思路。

第四节　研究方法

如理论框架部分所述，本研究采用实证主义和解释主义相结合的方法论视角。普遍地来看，全球化影响下的政治、经济、社会文化等外部环境及其内化环境使人们在物质、心理、行为与机制（体制）上呈现差异性的风险暴露。这需要多方面的作用机制来规避风险。这些作用机制通过作用于人们的外部环境与内化环境，产生差异性健康结局。

一　方法论视角

（一）实证主义

从研究范式上而言，实证主义（positivism）社会学属于实证主义范畴。实证主义强调知识源于对自然现象的感知体验并经由逻辑推论而得出，这应是获得有价值的、权威知识的唯一途径[①]。法国实证主义哲学家、社会学的创建者孔德（A. Comte）在 19 世纪 30 年代提出上述实证主义社会学学说。在其《实证哲学教程》（*Course de Philosophie Positive*）一书中，孔德主张用实证主义的方法，即用自然科学的观察、实验和比较等客观的方法来研究人类社会，主张社会应当建立稳定的生存条件，建立和谐的社会秩序。他从实证哲学的立场出发，创建社会物理学即最初的社会学。英国的斯宾塞（H. Spencer）进一步发展了孔德所创立的实证主义社会学，主张哲学不应以抽象推理而应以"实证的""确实的"事实为依据。这以后，法国的迪尔凯姆（E. Durkheim）以及帕克（R. E. Park）、帕森斯（T. Parsons）和霍曼斯（G. C. Homans）等人都受到实证主义社会学的影响，创立了实证学派中各自的理论或流派[②]。

从社会研究过程的逻辑和研究的哲学基础来看，实证主义方法论认为，社会研究应对社会世界中的现象及其相互联系进行类似于自然科学那样的探讨，要通过非常具体、客观的观察，通过经验概括得出结论，同时，其研究过程是可以重复的；在研究方式上定量研究是实证主义方

---

① Macionis JJ, Gerber LM, *Sociology*, Pearson Education Canada, 2008.

② 参见王康主编《实证主义社会学》，《社会学词典》，山东人民出版社 1988 年版，第 321—322 页。

法论的最典型特征①。

　　本研究旨在对中国未婚青少年妊娠结局进行测算，并探讨促使不良妊娠结局免于发生的保护性因素。从研究的哲学基础来看，本研究关注业已客观存在的未婚青少年妊娠系列行为事件事实，因而采用实证主义方法论来描述这一事实及现况与行为系统之间的关联。但对于隐蔽的未婚青少年妊娠系列行为事件的发生与影响需要更细致的过程描述与理论解释。

　　（二）解释主义

　　解释主义（interpretivism）主张人类对世界的体验并非是对外界物质世界的被动感知与接受，而是主动的认识与解释。在获取知识之前，研究者须意识到关于世界的概念、观念、陈述早就在形塑着认知者的思维。因而解释主义主张对于复杂世界的认知是通过研究生活在这个世界中的人群的经验以及观点而实现的，研究者应该深入现实生活去领会并且通过科学化的手段及语言去解释并重建这些概念与含义②。

　　从社会研究过程的逻辑和研究的哲学基础来看，解释主义方法论认为，研究社会现象和人们的社会行为时，需要重点考虑到人的特殊性，考虑到社会现象与自然现象之间的差别，要发挥研究者在研究过程中的主观性。用马克斯·韦伯的话说，就是要"投入理解"，或者赖特·米尔斯所说的"人对人的理解"。这一方法论更适合对复杂现象尤其不太为人所知的现象做探索性研究；在研究方式上质性研究是解释主义方法论的最典型特征③。

　　本研究在采用实证主义方法论对中国未婚青少年妊娠系列行为事实及现况与行为系统之间的关联进行分析之后，运用解释主义方法论对未婚青少年妊娠行为事件的过程与影响进行研究，旨在还原行为事件发生的过程事实，关注过程与影响，因而成为本研究主要方法论的有益补充，共同探讨促使不良妊娠结局免于发生的保护性因素。

二　研究方法

　　本研究以定量研究为主结合质性研究方法得出研究结果，并与以往

---

① 参见风笑天《社会研究方法》，中国人民大学出版社 2013 年版，第 7 页。
② Macionis JJ, Gerber LM, *Sociology*, Pearson Education Canada, 2008, p. 32.
③ 参见风笑天《社会研究方法》，中国人民大学出版社 2013 年版，第 7 页。

研究进行对比讨论得出本研究的结论。

　　具体而言，本研究将采用调查研究、实地研究与文献研究等研究方法对未婚青少年的妊娠结局及保护性因素加以研究。多维研究方法设计提高了本研究的效度和信度。

　　研究方法示意图如图 3－5 所示。

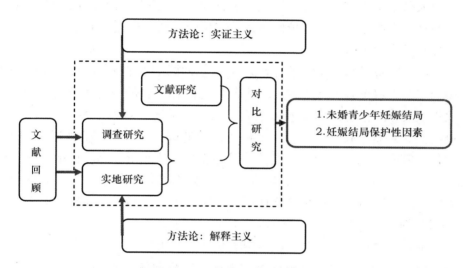

图 3－5　未婚青少年妊娠结局与保护性因素研究方法

　　（一）2009 年中国青少年生殖健康可及性抽样调查

　　调查研究的研究方式指采用自填式问卷或结构式访问的方法，系统地、直接地从来自总体的一个样本收集量化资料，并通过对这些资料的统计分析来认识社会现象及其规律的社会研究方式[①]。作为中国未婚青少年生殖健康可及性政策研究团队中的主要成员，笔者与研究团队一道，采用结构式访问与自填式问卷相结合的方式对我国未婚青少年生殖健康进行调查，即 "2009 年中国青少年（15—24 岁）生殖健康全国抽样调查[②]"，且专题研究未婚青少年中的性活跃群体的妊娠

————————

　　① 参见风笑天《社会研究方法》，中国人民大学出版社 2013 年版，第 63 页。
　　② 本研究以北京大学人口研究所《中国青少年生殖健康可及性政策研究》项目之 "2009 年中国青少年（15—24 岁）生殖健康全国抽样调查" 数据为主要定量数据。数据加权后对全国未婚青少年具有代表性。参见郑晓瑛、陈功《中国青少年生殖健康可及性调查基础数据报告》，《人口与发展》2010 年第 16 期。

结局。如无说明，本研究中图表的资料来源皆为本调查数据。

1. 调查简介

为了解中国青少年性与生殖健康的知识、态度和行为现状，评价青少年性与生殖健康服务可及性，分析青少年对服务的满意度和所期望的服务提供方式，北京大学人口研究所受国务院妇女儿童工作委员会及联合国人口基金委托，展开了本次中国青少年生殖健康可及性调查。这是中国首次全国性青少年生殖健康知信行调查。调查通过了北京大学医学伦理委员会伦理审查。

调查准备时间 1 年 2 个月。调查问卷以中国目前相关调查问卷的经验为借鉴，以 WHO 青少年生殖健康调查核心问卷的内容为参照，以 6 次中国资深专家讨论和深入访谈成果及联合国该领域专家意见为参考，以西安、兰州、武汉、昆明、上海等地（2009 年 5 月）的大学生、中学生、家庭户未婚青少年所进行的问卷前测为基准而形成，包括个人背景信息、生殖健康知识及信息、性传播疾病及艾滋病知识、生殖健康服务利用、两性交往、避孕措施使用及妊娠经历六个部分。抽样绝对误差 Δ < 3% 时，设计样本量应为 21960 份。

调查以 2009 年 10 月 20 日零时为调查标准时点，采用多阶段、分层、概率比例及整群相结合，对在中国大陆除西藏之外的 30 个省（自治区/直辖市）居住的 15—24 岁中国未婚青少年进行问卷调查，时间跨度为 2009 年 10 月 20 日至 11 月 30 日。特别地，由于青少年群体内部多样性，问卷按学校青少年、家庭户青少年和集体户青少年三个子总体分设三套，在部分内容上针对不同人群进行相应调整，并分别采用上述抽样技术对三个子总体进行调查。

调查获得了青少年所在学校或工作单位主要有关负责人或家长的知情许可，并与调查对象签写了知情同意书，以面对面、匿名方式进行（极隐私问题自填）。调查中的总体拒访率为 24.9%，采取样本替换原则，实际发放问卷 22535 份，回收问卷 22465 份，其中有效问卷 22288 份，共涉及 25 个省（自治区/直辖市）、40 个县（市、区）的学校、家庭户和集体户。

调查数据按 2005 年全国 1% 人口抽样调查数据进行事后分层和赋权，并将加权后数据的年龄、性别、受教育程度的分布情况与 2000 年全国人口普查数据以及 2008 年全国 1‰ 人口变动抽样调查的数据进行比较，发现调查数据与全国数据具有较好的一致性。加权数据对 2009 年年中中国大陆 164719905 名 15—24 岁未婚青少年具有良好的代表性，提供了全国未婚青少年社会人口学特征分布及生殖健康知识、态度和行为状况，主要包括性别、年龄、收入、受教育水平、居住地、独生子女、居住安排、流动状态等社会人口学特征，以及生殖健康知识、态度和行为变量，包括性教育、青春期知识、避孕知识、性传播感染/艾滋病知识、获取服务的知识、态度与行为以及怀孕与流产经历状况①。

2. 变量选择与说明

结果变量：研究的结果变量为不同阶段妊娠结局，分别为妊娠、结局、流产服务利用、流产机构的选择，分别对应四个研究模型（见表 3 – 1）。

表 3 – 1　　　　中国未婚青少年妊娠结局保护性因素研究模型概要

模　　　　型	结果变量	
妊娠保护性因素模型	妊娠：性活跃者是否妊娠	
	未妊娠	妊娠
自然流产保护性因素模型	结局：妊娠者是否实现人工流产	
	人工流产	自然流产
机构外流产保护性因素模型	流产服务利用：人工流产者是否实现机构内流产	
	医疗机构内流产	医疗机构外流产
公立医疗机构流产影响因素模型	流产机构选择：机构内流产者是否选择公立医疗机构	
	公立医疗机构流产	私立医疗机构流产

注：涉及的变量及问卷中相关内容见附件 1。

解释变量：以前文中理论假设与理论框架为指导，本研究基于文献使用三个层面的解释变量：个人因素、家庭因素与社会因素。个人因素包括个人基本情况与社会经济地位。考虑到青少年生殖健康知识、态度和行为在本次横截面数据调查中更多地以人群特征的形式呈现，而本研究中着重分析未婚青少年不良妊娠结局保护性因素，故未将关于青少年

_____

① 调查情况详见附件 1。

生殖健康知识、态度和行为的变量纳入研究。家庭因素包括家庭社会经济地位、家庭规模与居住安排。社会因素包括地区社会发展状况及城乡居住地。

  本研究中模型分析所采用的随机森林方法能处理多类型、多分类的变量，故分析中尽可能保留变量原始特征，以增强模型准确性（见表3-2；详见附件2）。

表3-2 中国未婚青少年妊娠结局保护性因素模型中解释变量概要

个人因素

个人社会经济地位

收入：5分类：过去12个月总收入分别由低至高5分类

受教育水平：从小学以下到11硕士及以上11分类

工作类型：涉及工农商等常见12种工作类型

基本情况

年龄：确切年龄，15—24岁

流动状况：在校、校外非流动与校外流动三分类

家庭因素

家庭社会经济地位

家庭人均年收入：2008年家庭人均年收入，单位：元

父亲受教育水平：从小学以下到硕士及以上8分类

母亲受教育水平：同父亲受教育水平分类

父亲工作类型：涉及工农商等常见11种工作类型

母亲工作类型：同父亲工作类型分类

家庭规模：家庭人口数，单位：人

居住安排：指是否与亲生父母居住在一起：二分类

社会因素

分省社会发展指标

人类发展指数：2008年分省指数，值越大，人类发展状况越好

人口健康不公平指数：2003年分省指数，值越小，人口健康产出的平等性越好

社会性别差异指数：2004年分省指数，值越大，性别平等与妇女发展状况越好

城乡居住地：二分类

　　变量的选入主要在于，大量文献表明上述解释变量与未婚青少年妊娠结局[①]（或其他具有普遍意义的健康状况）之间存在关联。其中：个人因素中个人社会经济地位 SES 与健康存在着梯度关联性[②]，社会经济因素与青少年妊娠密切相关[③]。近来 SES 发展为所谓 CAPSES，即资本—社会经济地位理论，包含三个维度。之所以被称为资本—社会经济地位理论，是因为该理论将社会经济地位视为"资本"的函数，即物质资本、人力资本和社会资本的函数[④]。运用该理论可将个体在社会结构中的状态独一无二地标示出来[⑤]。故本研究中选取个人过去一年总收入、受教育水平、职业类型三个变量作为个人社会经济地位类变量。个人层面的基本变量包括流动状态[⑥]和年龄。

　　家庭因素包括家庭社会经济地位、家庭规模与居住安排。如前所述，健康与社会经济地位之间存在着关联[⑦]。其中家庭社会经济地位对

　　① Kirby D, Lepore G, Ryan J, *Sexual risk and protective factors-Factors affecting Teen Sexual Behavior, Pregnancy, Childbearing, and Sexually Transmitted Disease: Which Are Important*, ETR Associates, 2005.

　　② Antonovsky A, "Social class, life expectancy and overall mortality", *The Milbank Memorial Fund Quarterly*, Vol. 45, No. 2, 1967. Feinstein J, "The relationship between socioeconomic status and health: a review of the literature", *The Milbank Quarterly*, Vol. 71, No. 2, 1993. Adler N, Boyce T, Chesney M, Cohen S, Folkman S, Kahn R, et al., "Socioeconomic status and health" *American Psychologist*, Vol. 49, No. 1, 1994. Adler N, Ostrove J, "Socioeconomic status and health: what we know and what we don't", *Annals of the New York Academy of Sciences*, Vol. 896, No. 1, 1999. Kawachi I, Kennedy B, Glass R, "Social capital and self-rated health: a contextual analysis", *American journal of public health*, Vol. 89, No. 8, 1999. Veenstra G, "Social capital, SES and health: an individual-level analysis", *Social Science and Medicine*, Vol. 50, No. 5, 2000.

　　③ Smith T, "Influence of socioeconomic factors on attaining targets for reducing teenage pregnancies", *British Medical Journal*, Vol. 306, No. 6887, 1993.

　　④ Oakes J, Rossi P, "The measurement of SES in health research: current practice and steps toward a new approach", *Social Science & Medicine*, Vol. 56, No. 4, 2003.

　　⑤ 同上。

　　⑥ Sorlie PD, Backlund E, Johnson NJ, Rogot E, "Mortality by Hispanic status in the United States", *Jama*, Vol. 270, No. 20, 1993.

　　⑦ Feinstein J, "The relationship between socioeconomic status and health: a review of the literature", *The Milbank Quarterly*, Vol. 71, No. 2, 1993. Adler N, Boyce T, Chesney M, Cohen S, Folkman S, Kahn R, et al., "Socioeconomic status and health", *American Psychologist*, Vol. 49, No. 1, 1994. Adler N, Ostrove J, "Socioeconomic status and health: what we don't", *Annals of the New York Academy of Sciences*, Vol. 896, No. 1, 1999. Kawachi I, Kennedy B, Glass R, "Social capital and self-rated health: a contextual analysis", *American journal of public health*, Vol. 89, No. 8, 1999. Veenstra G, "Social capital, SES and health: an individual-level analysis", *Social Science and Medicine*, Vol. 50, No. 5, 2000.

个人健康的影响受到广泛关注①。本研究仍以上述资本—社会经济地位理论（CAPSES）为依据，将父母的受教育水平、父母的职业类型、家庭人均年收入三个维度的变量来衡量家庭社会经济地位。家庭规模指家庭中的人口数；居住安排特指家庭人口中是否同时拥有亲生父母，表述为"（未）与亲生父母居住在一起"。

社会因素包括地区社会发展状况及城乡居住地。由于政策和制度上的不平等而造成的义务教育、基本医疗、就业和基本社会保障等基本权利和机会的不平等，比经济发展的不平衡后果更为严重②。由此，本研究纳入分省人类发展指数、分省人口健康不公平指数及分省社会性别差异指数来衡量地区社会发展状况。此外基于卫生资源等各种资源以及文化传统等方面的城乡差异，研究中还纳入了城乡居住地变量以考察这一差异可能带来的影响。

3. 描述性分析

本研究中包括连续变量和离散变量③。模型分析之前，首先结合变量类型与变量分布进行描述。其中连续变量正态性检验方面常通过计算统计量 W 进行检验，但样本量大于 50 时 W 检验精度降低④。故本研究根据样本量和精度要求，采用修正的 Kolmogorov-Smirnov 检验⑤。当连续变量不服从正态总体假定时，采用样本离散趋势或集中趋势无偏估计量⑥描述。

---

① Ross C, Mirowsky J, Goldsteen K, "The impact of the family on health: The decade in review", *Journal of Marriage and the Family*, Vol. 52, No. 4, 1990. Adler N, Boyce T, Chesney M, Cohen S, Folkman S, Kahn R, et al., "Socioeconomic status and health", *American Psychologist*, Vol. 49, No. 1, 1994.

② 参见联合国开发计划署《中国人类发展报告 2009/2010：迈向低碳经济和社会的可持续未来》，中国对外翻译出版公司 2010 年版，第 1、104 页。

③ Chiang C, *The life table and its applications*, Krieger Malabar, Florida, 1984, p. 29 Babbie E, *The practice of social research*, Wadsworth Pub Co, 2007, p. 415.

④ Shapiro S, Wilk M, "An analysis of variance test for normality (complete samples)", *Biometrika*, Vol. 52, No. 3 – 4, 1965. D'Agostino R, Belanger A, D'Agostino Jr R, "A suggestion for using powerful and informative tests of normality", *American Statistician*, Vol. 44, No. 4, 1990.

⑤ 参见刘庆武、胡志艳《如何用 SPSS、SAS 统计软件进行正态性检验》，《湖南学院学报（自然科学版）》2005 年第 3 期。具体地，SPSS 选项 Analyze-Descriptive Statistics-Explore，选入有关变量，点开 Plot 选择 Normality plots with tests。这样就得到进行了 Lilliefors 修正的 Kolmogorov-Smirnov 正态性检验。参见吴喜之《统计学：从数据到结论》，中国统计出版社 2009 年版，第 135 页。

⑥ Chiang C, *The life table and its applications*, Krieger Malabar, Florida, 1984, p. 34. 吴喜之：《统计学：从数据到结论》，中国统计出版社 2009 年版，第 84 页。Babbie E, *The practice of social research*, Wadsworth Pub Co, 2007, pp. 411 – 415.

离散变量采用总体比例区间估计①描述。总体比例区间估计算法取决于总体和样本量。本研究抽样调查的总体是全国未婚青少年或其中子总体，为大总体研究。将样本量与大样本近似数 1067 对比，研究中在大样本情况下使用大样本正态近似②、小样本情况下采用二项分布模型来计算（部分变量）总体比例的置信区间③。

子人群对比研究④采用带 V 形痕箱线图、条形图、交叉表等进行。其中，带 V 形痕箱线图中位数处 V 形凹槽的张口大小为中位数置信区间。两相邻箱线图 V 形张口不重合，确凿地说明中位数之间存在差异⑤。为使图形整齐，图形中未保留异常值（距离四分位数大于 1.5 倍盒子长度的数值点）。交叉表使用 Pearson 卡方进行相关性检验或 Fisher 精确检验。

相关分析是变量关系的确立和预测的前提⑥。文献表明，妊娠结局受年龄影响较大，而年龄对其他自变量尤其是个人因素有一定的影响。本研究由此进行控制年龄影响的斯皮尔曼（Spearman）秩相关系数⑦之偏相关分析⑧，以考察排除年龄影响后其他变量之间的

---

① 参见吴喜之《统计学：从数据到结论》，中国统计出版社 2009 年版，第 89—90 页。

② Walpole R，Myers R，Myers S，*Probability and statistics for engineers and scientists*，Pearson Prentice Hall，2006，p. 187. 吴喜之：《统计学：从数据到结论》，中国统计出版社 2009 年版，第 90、96 页。

③ Clopper C，Pearson ES，"The use of confidence or fiducial limits illustrated in the case of the binomial"，*Biometrika*，Vol. 26，No. 4，1934. 吴喜之：《统计学：从数据到结论》，中国统计出版社 2009 年版，第 96 页。

④ Babbie E，*The practice of social research*，Wadsworth Pub Co，2007，p. 419.

⑤ Chambers JM，Cleveland WS，Kleiner B，Tukey PA，*Graphical methods for data analysis*，New York：Chapman and Hall，1983，p. 62.

⑥ Cohen J，*Applied multiple regression/correlation analysis for the behavioral sciences*，Lawrence Erlbaum，2003，pp. 28 – 31. 吴喜之：《统计学：从数据到结论》，中国统计出版社 2009 年版，第 132—137 页。

⑦ Cohen J，*Applied multiple regression/correlation analysis for the behavioral sciences*，Lawrence Erlbaum，2003，p. 31.

⑧ Kline R，*Principles and practice of structural equation modeling*，The Guilford Press，2010 1606238779. p. 29. 具体地，在 SPSS 中运行 Spearman's correlations 命令：NONPAR CORR VARI-ABLES = V1 V2 ⋯ V_i age/MATRIX = OUT（＊），然后在得到的相关矩阵中将 "ROWTYPE_" 变量名由 "RHO" 手动改成 "CORR"，之后继续运行命令：PARTIAL CORR/VARIABLES = V1 V2 ⋯ V_i BY age/SIGNIFICANCE = TWOTAIL/MISSING = LISTWISE/matrix = in（＊）. V_i 为本研究中的自变量见表 3 – 3。

关系。对于解释变量之间的相关，模型分析所采用的随机森林能一定程度上容忍变量间的交互影响，但建议对所存在的交互影响加以说明。

变量描述及相关分析中缺失值的处理主要采取常用处理方法即剔除法；分析所使用的统计软件主要为 SPSS Version 16.0（SPSS, Inc, Chicago, IL）与 R Version 2.9.2（R Development Core Team 2009）。

4. 随机森林数据挖掘模型分析

根据前文的理论框架尤其是发展生态学对本研究的模型分析中的变量选择的指导，嵌套的行为系统数据理应采用分层模型（hierachical model）[1]，但分层模型在数据的嵌套的层数及其所对应的样本量有一定的要求。在本研究模型分析中的数据结果分布极不均衡且缺失值较多的情况下，必须诉诸精度更高而同时对数据要求不太高的统计分析方法。随机森林正是这一数据特征的模型分析的首选方法[2]。

（1）随机森林方法[3]。

本研究中模型分析的基本思路为，通过将未婚女性青少年妊娠结局的可能保护性因素纳入一个效果尽可能好的分类模型，以确定模型分类的依据，这一依据即为本研究所要识别的妊娠结局的保护性因素。综合变量特征与研究目标，本研究运用随机森林[4]方法对未婚女性青少年妊娠、结局、医疗机构流产服务利用及流产机构选择四个阶段的保护性因素进行数据挖掘。

---

[1] Bryk A, Raudenbush S, *Hierarchical linear models: applications and data analysis methods* (*Second Edition*), Thousand Oaks: Sage Publications, 2002.

[2] 感谢北京大学人口研究所社会科学研究方法暑期班。2010 年 7—8 月多元统计分析方法开班，由统计学家吴喜之教授讲授。笔者有幸参加了这期课程，并多次受到老师启发。在老师的指导下，笔者针对本研究中的特殊数据情况选定了随机森林数据挖掘方法。在后来的方法应用中，笔者通过邮件得到了吴喜之教授的进一步指导。

[3] 与本研究有关的随机森林应用详情见附件 4。

[4] Breiman L, "Random forests", *Machine learning*, Vol. 45, No. 1, 2001. Breiman L, *Classification and regression trees*, Chapman & Hall/CRC, 1984 0412048418. 随机森林方法及本文模型中编写的程序详见附录。

表 3 – 3　　　　　　　　随机森林主要特征与本研究的数据、目标

序号	随机森林特征	本研究数据、目标
1	比（它产生以前的）其他所有的分类方法更精确①	由于未婚青少年妊娠结局的不确定性，研究对模型精度要求很高
2	能处理多类型、多水平但可能样本量不足 100 的数据，能高效地处理超大数据库	变量类型既有连续型又有离散型 出于研究需要，离散型变量从二分类到 11 分类 除未婚性活跃女性青少年样本量超过 1000 以外，其他几个阶段的样本仅有 100 余例
3	能依据变量相似矩阵有效估计缺失值，当很大比例数据缺失时仍保持精确	变量缺失值较多
4	能给出分类中各个变量的相对重要性	研究目标为识别关键变量，需要使用变量相对重要性
5	能根据每个观测值的相似性进行自加权	研究对象与抽样调查总体不完全一致，故使用未加权数，有赖于模型根据观测值自加权
6	不依赖总体分布，模型无须检验，能提供内部无偏一般误差估计	数据没有总体分布信息，需使用非参数模型

随机森林之所以具备上述特征，是因为它是基于决策树的组合方法，它将所有样本随机分为训练集与测试集，通过对训练集进行多次自助法（bootstrap）放回抽样，对训练样本做多次（比如 k 次）放回抽样，每次抽取和测试集样本量同样的观测值；产生 k 个不同的样本。然后对每个样本生成一棵决策树。这样，每棵树都对一个新的观测值产生一个预测。在生成树的时候，在每个节点都仅仅在随机选出的少数变量中选择。因此，不但样本是随机的，每棵树、每个节点的产生都有很大的随机性，而且每棵树尽量增长而不进行修剪。这些树的分类结局的多数（或称为众数）产生研究所需的分类。

应用 bootstrap 法放回抽样，随机森林从原始训练数据中随机抽取样本量一定的 k 个新的训练集，每次未被抽到的样本组成了 k 个袋外数据（out – of – bag，OOB）。针对每个训练集，随机森林在树节点随机抽取 m 个变量（参数 mtry，决策树节点随机抽取的变量数），运用分类回归数 CART 方法②构建一棵无限生长即不剪枝的决策树。形象地来看，这 k 棵树（参数 ntree，树的数目）组成一个随机森林模型。

---

① Breiman L, "Random forests", *Machine learning*, Vol. 45, No. 1, 2001.

② Breiman L, *Classification and regression trees*, Chapman & Hall/CRC, 1984.

（2）模型结果：误判率、可信度、相似性。

误判率：由于随机森林不假定总体分布，是非参数统计模型，所以可以利用袋外数据进行分类误差的无偏估计[1]。决策树构建时，对袋外样本中每一个观测值进行测试，得到每个观测值的测试结果。随机森林构建完成后，对袋外数据测试结果进行汇总，依据少数服从多数的投票原则来确定每一个观测值的分类，并与观测值的真实类属进行比较，得到袋外样本中所有观测值被错误分类的比例。这个对袋外数据进行测试得到的分类错误率被称为随机森林OOB袋外误判率，是模型效果的直接参数。

最后，随机森林模型以矩阵形式将观测值真实类属与模型判断分类结果（称为随机森林混淆矩阵）进行类比，以提供模型的敏感性与特异性。

可信度：随机森林对每个观测值进行分类的正确率与最大误判率之差决定模型总体正确率。差值为正数说明该观测值被正确归类，为负数则说明该观测值被错误归类。同时，分类的可信度表现在，一个观测值在随机森林多棵决策树的判断中被正确归类的比例与被错误归类的最大比例之差越接近1，表明观测值被正确分类的把握越大；而越接近-1则越可能被误判；靠近0的值的分类则存在一定的偶然性。

相似性：相似性是随机森林中的核心概念，从缺失值的处理到确定观测值的重要程度、分类或回归都需要基于由随机森林产生的相似矩阵而进行[2]。所谓相似矩阵是线性代数的范畴，指存在相似关系的矩阵，是一个对称且对角线元素为1的正交矩阵，其第 n 行第 k 列的元素可定义为观测值 n 与观测值 k 的相似度[3]。采用多维定标来演示本研究中的随机森林相似矩阵，可以直观地考察模型效果与观测值聚类属性。

（3）妊娠结局关键保护性因素的筛选。

随机森林还可导出每个变量的相对重要因子值。值越大，变量相对越重要。随机森林提供了两种重要性测度方法。第一种根据随机变换袋外数据的变量，考察改变后OOB数据中正确类型的数目与改变前正确类型的数目之差的平均值。这一平均值除以标准误得到 Z 分值即变量重要性得分（Mean Decrease Accuracy，MDA平均精度下降）（标准误为0

① Breiman L, "Random forests", *Machine learning*, Vol. 45, No. 1, 2001.

② Liaw A, Wiener M, "Classification and Regression by randomForest", *R news*, Vol. 2, No. 3, 2002.

③ Upton G, Cook I, *A dictionary of statistics*, Oxford University Press, USA, 2008, p. 314.

时变量重要性得分为0）。另一种方法是计算分割变量时的纯度改变量。各节点关于同一个变量的纯度递减量之和即为该变量的重要性因子值，在分类中用 Gini 纯度（Mean Decrease Gini）表示。本研究中主要依据第二种方法确定关键变量。

变量的相对重要性因子值排序后，本研究以上四分位值为临界值确定关键变量[1]，变量重要性因子值大于上四分位的变量确定为关键变量。

（4）关键保护性因素对妊娠结局的影响模式。

关键变量确定后，利用随机森林分别拟合关键变量与结果变量之间的函数关系，并以偏相关图形演示，以探讨控制研究中的所有其他变量后，关键的解释变量对未婚青少年妊娠结局的影响。

偏相关图形为控制研究中的其他变量后，关键变量对保护性因素所期望的结果可能性所产生的边际效应。这些可能性分别为：关键变量之于未婚妊娠保护性因素中不发生妊娠的可能性、未婚自然流产保护性因素中进行人工流产的可能性、未婚医疗机构外流产保护性因素中去医疗机构流产的可能性、未婚私立医疗机构流产保护性因素中去公立医疗机构的可能性。偏相关函数为：

$$\tilde{f}(x) = \frac{1}{n}\sum_{i=1}^{n}f(x,x_{iC}) \qquad (3-1)$$

式中：x 为关键变量之一；x_{iC} 为研究中其他所有变量；函数为观测值 i 在随机森林诸决策树中被正确分类的比例 logits 的期望：

$$f(x) = \log p_k(x) - \frac{1}{K}\sum_{j=1}^{K}\log p_j(x) \qquad (3-2)$$

式中：K 为结果变量中可能结果数；k 为所研究的结果类别；p_j 为决策树判断为结果 j 的比例。

需要说明的是，类似于人口学研究中年龄结构对死亡率的影响，偏相关曲线受取值范围中观测值的多少的影响。此外变量之间的相关也值得关注。虽然如此，偏相关分析对深入把握变量之间的关系仍有极为重要的提示作用。

随机森林及基于随机森林的分析所使用的统计软件为 R version 2.9.2（R Development Core Team 2009）。

---

① Jeucken M, *Sustainability in finance: banking on the planet*, Eburon Publishers, Delft, 2004, p. 307.

（5）定量分析技术路线图。

在未婚妊娠系列行为事件的每一阶段（第四章至第七章），技术路线如图3－6所示。

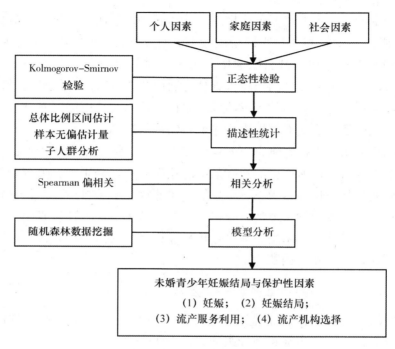

图3－6 未婚妊娠结局的保护性因素定量研究技术路线

（二）实地研究

对未婚青少年妊娠系列行为事件发生的过程与影响加以关注来研究未婚青少年妊娠的保护性因素，以实地研究为主，结合假想队列研究思路进行。实地研究是一种具有质性研究特征的研究方式，要求研究者深入到研究对象的社会生活环境中，以参与观察和无结构访谈的方式来收集资料，并通过对这些资料的质性分析来理解和解释现象①。所谓质性研究指以研究者本人作为研究工具，在自然情境下，采用多种资料收集方法，对研究现象进行深入的整体性探究，从原始资料中形成结论和理

---

① 参见风笑天《社会研究方法》，中国人民大学出版社2013年版，第228页。

论，通过与研究对象互动，对其行为和意义建构获得解释性理解的一种活动①。可见当研究所关注的是事物的发展变化的过程与特征时，实地研究方式能发挥独特的优势。

1. 个案研究

（1）方法设计。

正如解释主义所指明的那样，本研究通过实地研究这一整体性特征的研究方式，研究者以自己作为研究工具，在体认访谈对象建构其行为系统时，依据整体性研究资料建构研究对象的行为系统。

具体而言，本研究着眼于未婚青少年妊娠结局即系列行为事件保护性因素，研究这一特殊的、隐蔽的行为事件的发生及其影响，因而在这部分研究工作中主要采用了实地研究方法，主要采用的是平行式的多个个案的整体性分析单位，开展的是回顾性的解释性个案研究②。个案研究中的研究对象仍是未婚女性青少年，在分析单位中归属个人一类。抽样单位是未婚女性青少年，与研究对象的分析单位一致③。为了对这一群体的行为事件的过程与影响进行分析，以整体性视角为原则，本研究针对曾在15—24岁青少年期发生未婚妊娠的女性进行了访谈，不限定访谈对象现在是否未婚，但基本限定截至访谈时仍处于15—24岁年龄段。

这样几个身份条件，能在中观层次上确保受访者属于同龄人，以确保类似同期群研究中外在的行为系统的一致性；同时不限定目前是否未婚，就能尽可能找到奉子成婚的案例以弥补定量研究中的调查对象选择所带来的不足。定量调查研究中选择的调查对象都是未婚青少年，因而实地研究中关注了奉子成婚乃至而后离婚的可能，丰富了未婚妊娠结局

---

① 参见陈向明《质的研究方法与社会科学研究》，教育科学出版社2000年版，第12页。

② 参见［澳］戴维·德沃斯《社会研究中的研究设计》，郝大海等译，中国人民大学出版社2008年版，第195页。

③ 本研究对象与个案元素的一致，即分析单位是个人，调查对象也是个人，是整体性分析单位的多个个案的解释性的个案研究。参见［澳］戴维·德沃斯《社会研究中的研究设计》，郝大海等译，中国人民大学出版社2008年版，第195页。类似研究设计参见常春梅、李玲《生命历程理论下的男童性侵犯事件——关于H的个案研究》，《中国青年政治学院学报》2010年第5期。该文在某一理论指导下对某一个案元素进行研究。从研究对象与取样的元素是否是统一对象来区分，该文的研究对象是（受性侵的）男童，取样的个案元素是一名在孩童时遭受过性侵的男子，可见该文是整体性分析单位的单个个案的描述性个案研究。有相当部分冠名为"个案研究"的研究，其研究对象与取样的个案常常并不一致，其中有的属于嵌入性分析单位，而有的则实质上不属于个案研究。

的数据资料。

建构主义理论认为，人们的世界及其所认知到的世界是由特定社会历史条件与个人情景决定的①。本研究运用建构主义理论对未婚女性青少年妊娠结局所依赖的外在环境与内化环境即内在体现进行构建与解读，以深入分析中国未婚青少年妊娠结局保护性因素。

（2）个案的选取。

未婚妊娠青少年是个案的选取对象。本研究结合研究的理论框架与研究框架，围绕未婚青少年妊娠保护性因素对未婚妊娠青少年进行了访谈。未婚妊娠青少年是妊娠系列行为事件的直接制造者和承担者，在取得其信任的前提下，其所提供的信息能最真实地反映未婚妊娠系列行为事件的过程及其对未婚女性青少年的影响。

（3）个案的抽样。

首先，采取目的性抽样对未婚妊娠青少年及其亲密关系、生活场景、未婚妊娠系列行为事件与环境互动等进行信息抽取。

起先，本研究利用未婚妊娠青少年在医疗机构妇产科或计划生育室接受流产服务时，通过获得"守门人"即有关医务人员的许可并征得未婚妊娠青少年知情同意而开展了偶遇访谈。但开展这类访谈的难度极大，最终仅成功获得了一例深入访谈材料。

幸而笔者在所从事的教学工作中有机会接触到大量的青年学生，因而笔者通过面向青年学生知情人提供的未婚妊娠青少年案例开展专题访谈。未婚妊娠系列行为事件对于未婚青少年而言是重大的生命事件。未婚妊娠青少年的同伴如同学、朋友最有可能见证如此重大的生命事件，并为当事人提供不同程度的社会支持。在先期针对流产服务提供者的访谈中也发现，不少未婚流产青少年会在同伴的陪同下去流产，而父母、老师等传统与青少年息息相关的人几乎从不见出席。这一观察得到了以往研究的印证。以往研究表明，在青春期里，一些少女正经历着流产、陪同同伴去流产。"她们仿佛自成一体，在自己制造的一种理念中生活，老师不知道真相，家人不知道真相，甚至那些自认为很了解她们的人也

---

① Kuper A, Reeves S, Levinson W, "An introduction to reading and appraising qualitative research", *Bmj*, Vol. 337, No. 7666, 2008.

不知道真相……①"

那些对性教育予以回避的家长、老师一直担忧的是，各自眼里的好孩子、好学生可能会由于性教育反而被教唆坏②了，而面对来自青少年视角的现实，应醒悟：捂着的是对青少年的性教育，实际上是被青少年捂着了：看到的是一个虚无的平静印象，看不到暗流涌动的性行为与流产。而与未婚妊娠青少年同在人生路上跋涉的同龄人最可能成为未婚流产的见证者。最终笔者通过 61 名③未婚青少年同龄人获得了本研究所需要的未婚妊娠青少年个案。

（4）未婚妊娠青少年个案的资料收集。

未婚妊娠青少年的资料收集采取类似于口述史的专题访谈进行。口述史是一种传记式质性研究方法，研究中收集来自个人或几个人对有关事件以及事件的原因和结果所做的个人回忆④。所不同的是，本研究旨在探究相对极短的时间长度内隐秘行为事件的过程与影响，因而假定社会环境宏系统并没有变迁，仅关注未婚青少年个体生命历程中在妊娠系列行为事件不同阶段的生活技能（社会心理能力）的变化及其与行为系统⑤的互动。

因而在访谈中，采取开放式访谈形式在回应特定环境的同时围绕未婚妊娠及其结局进行。重点关注如何避免不安全性行为、如何避免不安全流产等，关注这个历程中的未婚青少年男女的知识（K）、态度（A）、行为（P），并基于事件发生顺序及是否有助于维护青少年的健康，来考察是否有（不安全）性行为、是否（尽早做出怀孕的判断并采取措施）流产、是否在医疗机构接受流产服务、是否在公立医疗机构进行流产及流产后服务。换言之，专题访谈以发展生态学为主要理论指

① 参见孙云晓《阳光法性教育》，江苏教育出版社 2007 年版，第 161 页。
② 参见方刚《性权与性别平等：学校性教育的新理念与新方法》，东方出版社 2012 年版，第 18 页。
③ 团队组成为笔者所教授的质性研究方法课程 22 名社会学专业研究生、所管理的 38 名社会学专业本科生、另有 1 名研究助理为社会保障专业本科生。
④ 参见［美］约翰·W. 克里斯韦尔《质的研究及其设计——方法与选择》，余东升译，中国海洋大学出版社 2009 年版，第 56 页。
⑤ 行为系统含义参见前文："3.1.1　发展生态学模型（以生态系统理论为主）（二）生态系统理论主要观点。"总的来说，以其对个体发展的影响直接程度分界，行为系统分为四个层次，由小到大分别是：微系统、中系统、外系统和宏系统。参见 Thomas RM, *Recent Theories of Human Development*, Sage Publications, 2000。

导，关注或体现未婚青少年个人、家庭和社会等背景信息对未婚青少年的影响，通过妊娠系列行为事件不同阶段当事人的知信行状况来反映其生活技能，以研究未婚青少年这段生命历程中的保护性因素。从而在后文应用性研究中根据这一事实结合定量研究发现来构建保护性方案，并从社会支持视角下使得个人、家庭、学校、社会、政策等都尽可能对目前的事实有所回应。

访谈中研究者身份是"作为观察者的参与者"[①]，访谈的目的公开明确，研究者与访谈对象有直接的互动。

通过同龄知情人获取未婚妊娠青少年个案的抽样设计[②]，2015 年 11 月至 2016 年 3 月约半年时间中本研究最终获得了 10 例未婚妊娠青少年个案，本研究个案研究部分基于该 10 个个案展开分析（详见表 3 - 4）。10 个个案分别具有典型意义，组成了一幅未婚妊娠生命故事组图。

专题访谈中，正式访谈时间为 1—2 小时不等，并先后多次与受访的未婚妊娠青少年沟通；此外，通过观察未婚妊娠青少年的行为系统并访谈其父母或其他相关人员，获得了详尽的个案资料，从而得到了尽可能全方面地了解未婚妊娠及其结局的保护性因素与这一生命历程中未婚妊娠青少年的生活技能的变化的数据基础。

表 3 - 4 　　　　　　　　　　未婚妊娠青少年专题访谈情况

序号	代称	身份	核心内容
案例对比分析			
1	CaJH，小花	打工妹	某城镇重组家庭长女，高中毕业后外出打工时结识男友，后非意愿妊娠，征得父母同意筹备结婚
2	CbLC，小芳	在校大学生	初入大学时与高中男同学相恋发生初次性行为后非意愿妊娠，后男友陪同去公立医院进行了人工流产
3	CcLC，小兰	打工妹	农村普通家庭第三个女儿，初中时与学生帮派头头初中生男友私奔时非意愿妊娠，在双方家长的要求下进行了人工流产。后断绝与男友关系，初中毕业后外出打工

① 参见风笑天《社会研究方法》，中国人民大学出版社 2013 年版，第 230 页。根据戈尔德提出的四种角色说，研究者在参与观察中观察者的角色分为四种，从与研究对象的关系的涉入到疏离分为完全参与者、作为观察者的参与者、作为参与者的观察者和完全观察者。

② 感谢中国青年政治学院社会学研究生班和社会学班协助完成未婚妊娠青少年访谈的学生的出色工作，感谢受访者对本研究的支持。

续表

序号	代称	身份	核心内容
个案研究			
（1）农村青少年			
4	C1LC，小妮	同居少女	现年 15 岁。农村普通家庭，四个孩子中排行老三，初二辍学外出打工时结识男友，后在男友老家与现年 17 岁男友同居，非意愿妊娠后进行了人工流产，继续同居生活，现同在亲戚家的工厂里打工
（2）在校大学生			
5	C2JH，航航	奉子待婚	现年 23 岁。单亲母亲家庭独生女，医学专业大五学生，大五上学期末未婚先孕，准备大五一毕业就和男友登记结婚
6	C3LC，娜娜	独自流产	现年 22 岁。公务员家庭独生女，为人生有所追求却又沾染了享乐主义的艺术生，高三暑假与大她 8 岁的社会人士 * 发生首次性行为，大二时感情不再却发生了非意愿妊娠，后由男方出资、女方独自进行了流产
7	C4JH，杨子	离异大学生	现年 23 岁。多子女家庭长女。父母在家务农，偶尔也外出打工。高三发生强迫性首次性行为，后强迫自己与该男子相处并于大二时非意愿妊娠，后休学生育。生产后复学尔后离婚。现已大学毕业，边工作边考研
8	C5DQ，小黎	单身妈妈	现年24 岁。农村多子女家庭大学生。大三时发生非意愿妊娠，木已成舟打算生育，但临产前带男友回家时父母不接受其男友，遭男友负气与之分手，随后生育一女。后毕业前返回大学，现边打工边考研
（3）现代白领			
9	C6LC，阿青	归国硕士	现年 24 岁。历时 5 年，三任男友，两次怀孕两次流产，逐渐唤起性别平等观点。现为公司白领
10	C7JH，婷婷	媒妁成婚	现年 24 岁。大学教授家庭独生女。大一时发生初次性行为，大四实习时出轨并了断了十年的初恋，与直接上司发生性行为并非意愿妊娠后流产。毕业经媒妁结婚。婚前非意愿妊娠后奉子成婚并遵医嘱流产

注：案例的代称编码中，首字母 C 表示案例；在案例对比分析中，案例次序分别为字母 a、b、c；在个案研究中，案例次序分别为数字 1—7；"LC"表示妊娠后流产，"JH"表示妊娠后结婚；"DQ"表示妊娠后成为单身母亲。

＊本研究中，对非在校学生同时不在政府机关担任公职的社会各领域各阶层有一定成就的自然人统称为社会人士。该称谓由于涉及的类别过于繁多而少见于学术研究，但常见社会活动报道及各类考试的身份资格类型。本案例中特指某从业人员。

（5）个案资料的分析：共性与独立个案。

与以往未婚妊娠青少年个案资料[①]分析中侧重对当下未婚青少年的知信行所不同的是，本研究中个案分析以传统个案研究分析方法为基

---

① 参见孙云晓、张引墨《藏在书包里的玫瑰——校园性问题访谈实录》，北京出版社 2004 年版，第 145—153 页。桑地《涩果：中国少年性问题纪实》，中国社会科学出版社 2003 年版，第 111—112 页。

础，注重未婚妊娠青少年系列行为事件中的保护性因素，关注这一生命历程中未婚妊娠青少年的生活技能的变化。

鉴于本研究是多个案的个案研究，因此在对各个个案进行分析之前，本研究首先对诸个案的共性进行了分析，分析方法为主题分析法①，写作时，灵活采用直接引用与转述的方式写出。具体而言，为了探索个案的共性，分析时首先对全部个案材料进行阅读以对材料进行初步整理和整体把握，在此基础上辨析主要信息点，生成自由编码。将自由编码进一步分类整合生成树形编码，结合新涌现的信息点，对所有材料进行统一编码。将编码后材料进行关联以对材料中主题信息进行提炼，并进行适当的理论提升。上述个案材料的分析借助定性分析软件 NVivo②10 完成。

随后采用个案研究分析方法，对每个个案进行分析。具体而言，为了探索每个个案的经典意义，分析时首先考察该个案在所有个案中的独特性，然后根据比较分析得出的个案的独特性寻找该个案的故事主线（见表 3－5），最终结合文献或本研究中的有关发现对该个案情况进行总结讨论。

表 3－5　　　　　　　未婚妊娠青少年个案研究主线

个案类属	研究主线	故事概要
农村青少年	少年同居	酒席乡约：见怪不怪的农村未婚少年同居
在校大学生	单亲家庭	奉子待婚：只因"从来没人对我这么好过"
	拜金与享乐主义	葬情铜臭：流产终结了异乡的爱情与欲望
	性价值观错位 生活技能	强迫之恋：脱重重桎梏孑然一身后获重生 单身妈妈：信息风险行为控制能力可谓无
现代白领	性开放与重复流产	重复流产：血泪教训后自我救赎的传道者
	现代故事	现代路线：出轨—流产—媒人—奉子成婚时遵医嘱流产

---

① J R，L S，*Qualitative data analysis for applied policy research*，London：Routledge，2002.

② Welsh，Elaine，"Dealing with Data：Using NVivo in the Qualitative Data Analysis Process"，*Forum：Qualitative Social Research*，Vol. 3，No. 2，Art. 26（http：//nbn-resolving. de/urn：nbn：de：0114-fqs0202260），2002.

2. 公立医疗机构访谈

（1）关键信息人。

未婚女性青少年妊娠系列行为事件中的关键信息人（key inform-ants）将提供不可或缺的信息。

理论上而言未婚青少年的关键信息人应包括其父母、老师、同学或同龄同伴（peer）、社区服务提供者及民众、流产服务提供者、政策制定者等；但从调查研究结果以及第一阶段对未婚妊娠青少年的访谈来看，未婚青少年妊娠系列行为事件过于隐蔽，一般而言，理论上的关键信息人中的大部分都很难看到这些涌动的暗流。

本研究中尝试采用中国未婚青少年生殖健康可及性政策研究中业已完成的父母、老师、学校管理者（如校长）、社区服务提供者（如校医）、政策制定者访谈材料[①]。但前期针对未婚青少年的访谈资料表明，上述理论上的关键信息人对未婚青少年妊娠系列行为事件的过程与影响的实情知之甚少，基本上处于以传统心态为主兼受报端新闻冲击的状况，如父母、老师等，在未婚青少年妊娠系列行为事件上他们是缺席的，难见未婚青少年妊娠事件之暗流涌动。

因而本研究必须着力寻找信息突破口，更近距离触及未婚青少年妊娠系列行为事件，以追踪事件过程及其对青少年尤其是对其社会心理能力的影响。

（2）公立医疗机构医务人员抽样。

笔者通过确定首要关键信息人的方式选取了公立医疗机构流产服务提供者来研究未婚妊娠青少年妊娠结局。这一抽样的实施主要在于：

第一，妊娠最终纸包不住火，需要接受流产服务。以往的研究报告表明，在有性行为的女性青少年中，意外怀孕后86.0%最终是以"人工流产"结束。而在有怀孕经历的女性青少年中，有过"人工流产"经历的占90.9%[②]。因而在众多的关键信息人中，本研究首先选取了流产服务提供者为访谈对象。流产服务提供者理论上又可以从法人性质上分为三类：公立医疗机构、私立医疗机构、非法流产服务机

---

① 针对未婚青少年父母、老师、学校管理者、社区服务提供者访谈由中国未婚青少年生殖健康可及性政策研究核心成员胡玉坤老师完成，政策制定者访谈材料由笔者完成。

② 参见北京大学人口研究所《中国青少年生殖健康可及性调查报告基础报告（首次发布）》，2010年。

构（如以往有调查提到的向未婚流产者提供服务的药店①以及地下诊所或黑诊所）。

第二，从数据可获得性上来看，公立医疗机构是其中最能客观反映未婚妊娠与流产状况的信息人。

因而本研究依据绝大部分未婚妊娠将诉诸人工流产这一事实，选取了公立医疗机构医务人员作为首要关键信息人进行访谈。

通过目的性抽样和方便抽样相结合，本研究在广东、江苏、陕西、甘肃、北京5省（市），对9所公立医疗机构（包括由政府和社会办的综合医院、中医医院、妇幼保健院）的妇产科医务人员进行深入访谈。

（3）公立医疗机构医务人员的资料收集②。

公立医疗机构医务人员访谈以开放式个体访谈为主。依据新访谈新增信息少而重复信息多这一信息饱和原则，在2009年10月到2010年4月这半年多时间内，访谈最后完成11例，包括10例个体访谈和1例集体访谈（访谈对象2名）共计12名妇产科医生和护士，每例访谈为时约2小时，在访谈对象工作场所进行。访谈内容包括青少年生殖健康知识来源、妊娠与流产及流产服务可及性等方面，内容不限在未婚妊娠及其结局（见表3-6）。

与前述未婚妊娠青少年专题访谈不同，公立医疗机构医务人员访谈中研究者身份是"作为参与者的观察者"③，访谈的目的公开明确，研究者主要是一个访问者，虽有一些观察，但不与访谈对象有直接的互动。

---

① 参见高尔生、楼超华《中国青少年性和生殖健康发展轨迹》，社会科学文献出版社2008年版。该文献中综述到有调查表明，30%的未婚女性妊娠后选择自己购买流产药物或在私人诊所终止妊娠。

② 笔者协助设计了针对公立医疗机构的访谈。访谈由中国未婚青少年生殖健康可及性政策研究团队中三名成员分别完成。感谢主持访谈研究设计并完成北京以外地区公立医疗机构访谈的胡玉坤老师、协助访谈研究设计并完成北京地区公立医疗机构访谈的谈玲芳博士和陈华博士。

③ 参见风笑天《社会研究方法》，中国人民大学出版社2013年版，第230页。根据戈尔德提出的四种角色说，研究者在参与观察中观察者的角色分为四种，从与研究对象的关系的涉入到疏离分为完全参与者、作为观察者的参与者、作为参与者的观察者和完全观察者。

表 3 – 6 公立医疗机构医务人员访谈情况

序号	代称	身份信息	核心内容时长
1	北京 A 医院医生	北京某三甲医院妇产科主治医师，博士	1 小时
2	北京 B 医院医生	北京某二甲医院妇产科副主任医师	1 小时 10 分钟
3	北京某医院护士 1	北京某三甲医院计划生育门诊护士，硕士	1 小时 30 分钟
4	北京某医院护士 2	北京某三甲医院妇产科护士，本科	1 小时
5	江苏某医院医生	某县人民医院妇产科主任	1 小时 16 分钟
6	广东某医院医生	某乡镇卫生院妇产科医生	1 小时 13 分钟
7	陕西某医院医生	某县中医院妇产科医生	1 小时 18 分钟
8	甘肃 A 医院医生	省人民医院妇产科计划生育室妇科医生	1 小时 1 分钟
9	甘肃 B 医院医生	某县第一人民医院妇产科医生	49 分钟
10	甘肃 C 医院医生 1	某县第三人民医院妇产科医生，集体访谈	1 小时 9 分钟
11	甘肃 C 医院医生 2		1 小时 9 分钟
12	甘肃 D 医院医生	某县卫生院院长	1 小时 56 分钟

3. 研究场景立体化刻画

上述两类首要关键信息人所提供的信息各有侧重，与未婚青少年主体信息互为补充。一方面，根据研究的任务不同两类访谈中研究者的身份有所不同。针对未婚妊娠青少年的访谈需要尽可能全面掌握其行为系统与当事人的互动及在队列视角下其生命历程；而针对公立医疗机构医务人员访谈旨在不同时期视角下对广泛信息的掌握。另一方面，从内容上看，公立医疗机构医务人员在未婚青少年妊娠系列行为事件的重大节点上出现，当他们接诊一个又一个未婚流产者，这些信息构成了重要的时期视角，从横截面数据角度来反映未婚流产的状况，尤其可通过人群比较，在未婚流产人群中揭示最弱势的群体。未婚妊娠青少年陈述未婚妊娠系列行为事件的发生到结束，这些信息构成了难得的队列视角，从跟踪数据角度来反映未婚妊娠系列行为事件的过程与影响，反映未婚妊娠系列行为事件的不同阶段中未婚青少年的社会心理能力状况，捕获了未婚青少年妊娠相关的生命历程。

两类信息纵横交错，时空穿梭。结合针对未婚青少年自身的访谈，促成了实地研究场景立体化刻画。

需要补充说明的是，两类访谈跨时约 6 年。这一时间跨度主要在于笔者前期资料收集工作一度陷入困境,而年后终于成功实现了对未婚妊娠青少年进行访谈这一资料收集工作的突破。在考察未婚妊娠结局这个课题中,文献表明①,近些年,不论是未婚青少年生殖健康政策应用领域还是未婚青少年个体行为模式,都不能说有显著变化。可以说,未婚妊娠系列行为事件的行为系统②尤其是由于历史时间所可能关联的宏系统和外系统没有变化。对可能随着社会经济的发展而有所变化的中系统和微系统方面,本研究将通过刻画未婚妊娠青少年所处的中系统和微系统如家庭环境来呈现个体环境的差异与行为结果的不同之间的关系。

4. 资料分析方法

公立医疗机构医务人员的分析运用主题分析法③进行,写作时,全部采用直接引用的方式写出。具体而言,首先,对全部访谈材料进行阅读以对材料进行初步整理和整体把握,在此基础上辨析主要信息点,生成自由编码。将自由编码进一步分类整合生成树形编码,结合新涌现的信息点,对所有材料进行统一编码。将编码后的材料进行关联以对材料中的主题信息进行提炼,并进行适当的理论提升。上述访谈材料的分析借助定性分析软件 NVivo④10 完成。

(三)文献研究

1. 社会发展二手数据

如前所述,国内外研究及其成果为本研究寻找突破口、构建研究思路、选择研究方法、运用理论假设与促进政策实践等方面具有很好的借鉴意义,本研究通过文献回顾获得这一来源于文献的基础支撑。同时提供研究中所需的与社会因素有关的二手数据,包括 2008 年分省人类发展指数、人口健康不公平指数及社会性别差异指数。

---

① 参见胡玉坤《庞大群体的生殖健康危机——中国人工流产低龄化问题透视》,《社会科学论坛》2015 年第 11 期。程化琴、丁胜云、庄明科、阮航清、刘永博、何瑾等《大学生性教育:怎样才是有效和适宜的?——基于性教育的"市场"理论》,《教育学术月刊》2015 年第 11 期。

② 参见前文"3.1.1 发展生态学模型(以生态系统理论为主)(二)生态系统理论主要观点"。

③ J R, L S, *Qualitative data analysis for applied policy research*, London:Routledge, 2002.

④ Welsh, Elaine, "Dealing with Data:Using NVivo in the Qualitative Data Analysis Process", *Forum:Qualitative Social Research*, Vol. 3, No. 2, Art. 26(http://nbn-resolving. de/urn:nbn:de:0114-fqs0202260), 2002.

2. 社会发展指标定义

人类发展指数：人类发展指数为三个衡量人类生活的基本方面的分指数的算术平均值。这三个分指数为出生预期寿命（反映人口的死亡水平）、教育［由成人识字率（占 2/3 权重）和小学、中学和大学综合入学率（占 1/3 权重）组成，反映人口的平均知识水平］和实际人均国内生产总值［（美元，购买力平价），反映体面生活所需资源的满足程度］[①]。本研究利用联合国开发计划署编著的 2008 年中国分省人类发展指数[②]。

人口健康不公平指数：人口健康不公平指数为衡量人口健康产出的平等性的指标。有研究以 2003 年国家卫生服务调查数据为主要数据来源，应用生态学研究、因子分析等方法对中国 31 个省、自治区和直辖市的人口健康不公平指数进行测算，开发了一套可综合评价人口健康公平性的二维指数，是一个由围产儿死亡率、新生儿破伤风死亡率、5 岁以下儿童死亡率、出生低体重儿比重、5 岁以下儿童中重度营养不良比重、孕产妇死亡率、老龄人口标准化死亡率、居民 2 周患病率、新生儿访视率、3 岁以下儿童系统管理率、7 岁以下儿童保健管理率、出生预期寿命的合成指数[③]。

社会性别差异指数：社会性别差异指数为衡量性别平等与妇女发展方面的指标。中国性别平等与妇女发展指标研究与应用课题组利用国家统计局和政府有关部委的年度统计报告、人口普查和人口抽样调查数据及其他全国性大型抽样调查数据，计算了 2004 年中国分省社会性别差异指数，从健康、教育、经济、政治与决策、家庭和性别平等与妇女发展的社会环境六个方面对全国及各省性别平等与妇女发展状况进行评估[④]。

本研究中同时以社会性别差异指数反映社会发展，是基于以下几方面的考虑。理论上，美国著名人类学家玛格丽特·米德（Margaret

---

① 参见联合国开发计划署《中国人类发展报告 2009/10：迈向低碳经济和社会的可持续未来》，中国对外翻译出版公司 2010 年版，第 1、104 页。

② 同上。

③ 参见张敏、高博、张力文、陈锐、李宁秀《基于"健康中国 2020"目标的二维人口健康不公平指数研究》，《西北人口》2010 年第 3 期。

④ 参见中国性别平等与妇女发展指标研究与应用课题组《中国性别平等与妇女发展评估报告（1995—2005）》，《妇女研究论丛》2006 年第 2 期。

Mead，1901—1978）在其奠定性别的文化决定论的一书——《三个原始部落的性别与气质》中明确论证男女的生理结构、素质不能成为两性人格特征产生的原因，性别角色的出现与人们所处的文化环境有着直接的联系，两性特征是人为选择并塑造的[1]。进一步来说，性别差异是既定社会准则、规范和权力关系等造成的复杂社会现象，反过来又给社会带来复杂而深远的影响，进而影响到人口发展。

从中国的经验来看，性别差异与减贫弹性即扶贫效果关系密切。从人口与健康、教育、就业及政府管理等方面入手，以性别差异对第一产业产值的减贫弹性的影响为例，研究表明，女婴死亡率越高，第一产业产值变化所带来的扶贫效果（减贫弹性）就越小。结合地区差异来看，城市间收入差距越大，减贫对第一产业产值变化所带来的扶贫效果就越小；农村平均收入增加，减贫弹性就提高；婴儿死亡率性别差异越大，地区间文盲率差别越大，减贫弹性就越小[2]。

国际发展趋势方面，性别差异引起了全球的广泛关注。世界经济论坛自 2006 年以来每年报告全球性别差异指数，该指数计算经济参与和机会、政治权利、健康与生存、教育四个核心领域的性别差异程度[3]。观察 2006—2009 年中国性别差异指数国际排名，表现为小幅波动的特征：2006—2009 年世界排名分别为 63、73、57、60。但考察其指数分值，却是微幅渐进改善：2006—2009 年中国性别差异指数分别为 0.6561、0.6643、0.6878、0.6907[4]。同时，研究表明中国分省性别差异指数在 1995—2004 年得到了循序改善[5]。

因此，假定 2004—2009 年中国各省的性别差异情况呈现类似的微幅渐进的改善，根据数据的可获得性，本研究以 2004 年中国分省性别

---

① Mead M, *Sex and temperament in three primitive societies*, London：George Routledge & Sons, 1935.

② 参见世界银行、亚洲开发银行、英国国际发展部《中国社会性别差异与扶贫研究报告》，2006 年。

③ Hausmann R，Tyson L，Zahidi S，*The Global Gender Gap Report* 2010，Geneva：World Economic Forum，2010.

④ Hausmann R，Tyson L，Zahidi S，*The Global Gender Gap Report* 2009，Geneva：World Economic Forum，2009.

⑤ 参见中国性别平等与妇女发展指标研究与应用课题组《中国性别平等与妇女发展评估报告（1995—2005）》，《妇女研究论丛》2006 年第 2 期。

差异指数①近似地代表中国 2009 年性别平等与妇女发展状况。所谓性别平等与妇女发展，是互为条件、互相促进的辩证统一。"性别平等"强调两性在权利、机会、责任与评价方面的平等；"妇女发展"主要指妇女各方面状况的改善，同时包含为促进性别平等与妇女发展而采取的积极措施。简言之，性别平等应是基于发展的平等，妇女发展应是基于平等的发展。

3. 指标数值分布

社会发展指标中人类发展指数全国水平（2008）、人口健康不公平指数全国中位数（2003）及社会性别差异指数全国水平（2004）分别为：0.79，0.27838π 与 68.23。人类发展指数与社会性别差异指数具有一致性趋势，两者分别与人口健康不公平指数具有相反的趋势。

如前所述人类发展指数是三个衡量人类生活的基本方面的分指数的算术平均值，取值为 0—1。改革开放 30 多年来，中国的人类发展指数不断提升。但《中国人类发展报告 2009/10》课题组计算的中国各省（包括省、自治区与直辖市）HDI 数据（2008）显示中国各省的人类发展情况具有一定的不平衡性。中国大陆 31 个省份中有 14 个省份属于高人类发展水平，上海、北京、天津排在前三位；17 个省份属于中等人类发展水平，甘肃、贵州、西藏排在最后三位。

全国人口健康不公平指数（2003）的中位数为 0.27838π，范围从 0π（上海）到 0.39002π（西藏）。可见，中国人口健康方面的相对不公平是广泛存在的。同时，大多数中西部欠发达地区，其人口的健康不公平指数较高且超过 IHI 中位数的 95% 可信区间上限，而大多数东部发达地区，其人口的健康不公平指数较低，表明各省人口健康不公平的程度也存在着地区间的差异②。

性别平等与妇女发展指数（2004）全国水平为 68.23，分省指数范围从 77.95（北京）到 58.75（西藏），北京、上海、天津排在前三位，江西、甘肃、西藏排在最后三位。可见一方面各省都存在一定的社会性别差异，另一方面各省性别差异状况相对不平衡（见表 3-7）。

---

① 参见中国性别平等与妇女发展指标研究与应用课题组《中国性别平等与妇女发展评估报告（1995—2005）》，《妇女研究论丛》2006 年第 2 期。
② 参见张敏、高博、张力文、陈锐、李宁秀《基于"健康中国 2020"目标的二维人口健康不公平指数研究》，《西北人口》2010 年第 3 期。

表 3 - 7 　 分省人类发展指数、人口健康不公平指数与社会性别差异指数

省份	人类发展指数 HDI, 2008	人口健康不公平指数 IHI, 2003	社会性别差异指数 IGG, 2004
上海	0.91	0	75.26
北京	0.89	0.02	77.95
天津	0.88	0.11	73.27
黑龙江	0.81	0.21	69.68
吉林	0.82	0.23	70.02
江苏	0.84	0.23	69.08
辽宁	0.84	0.24	69.84
山东	0.83	0.25	68.12
浙江	0.84	0.25	69.24
重庆	0.78	0.26	65.41
湖北	0.78	0.27	65.62
河北	0.81	0.27	70.18
河南	0.79	0.27	67.37
内蒙古	0.8	0.28	70.04
广东	0.84	0.28	69.73
安徽	0.75	0.28	64.31
福建	0.81	0.28	66.23
湖南	0.78	0.29	66.71
山西	0.8	0.29	68.91
陕西	0.77	0.29	65.55
四川	0.76	0.29	65.85
江西	0.76	0.3	63.25
海南	0.78	0.3	63.91
广西	0.78	0.31	66.99
宁夏	0.77	0.34	66.36
新疆	0.77	0.34	69.83
云南	0.71	0.35	64.06
青海	0.72	0.36	64.67
贵州	0.69	0.36	63.3
甘肃	0.71	0.34	63.11
西藏	0.63	0.39	58.87

注：表中 HDI 为 2008 年数值、IHI 为 2003 年数值、IGG 为 2004 年数值。

数据来源：联合国开发计划署：《中国人类发展报告 2009/10：迈向低碳经济和社会的可持续未来》，中国对外翻译出版公司 2010 年版，第 104 页。

张敏、高博、张力文、陈锐、李宁秀：《基于"健康中国 2020"目标的二维人口健康不公平指数研究》，《西北人口》2010 年第 3 期。

中国性别平等与妇女发展指标研究与应用课题组：《中国性别平等与妇女发展评估报告（1995—2005）》，《妇女研究论丛》2006 年第 2 期。

第五节　研究操作化

一　概念界定

（一）未婚

定量研究中所指"未婚"为调查标准时点（2009年10月20日0时）前从未结过婚的婚姻状态。质性研究中所指"未婚"为实地访谈（2015年11月—2016年3月）中青少年发生妊娠前从未结过婚的婚姻状态。

（二）青少年

联合国、世界卫生组织等国际组织通常将10—19岁人群称为青少年，更广泛的范畴为15—24岁人群[①]。本研究中的"青少年"采用后者。文献研究中"青少年"根据具体研究所指略有不同。

（三）妊娠系列行为事件

指性活跃未婚青少年所出现的与妊娠有关的行为事件，这些事件在发生时点上前后相继，称为妊娠系列行为事件。这些行为事件导致研究对象在相应阶段的不同妊娠结局。具体包括：

阶段一行为事件：未婚青少年妊娠的发生。

阶段二行为事件：妊娠发生后进行人工流产。

阶段三行为事件：使用流产服务时对流产服务的利用。

阶段四行为事件：利用流产服务时不同类型的医疗机构的选择。

针对这些妊娠系列行为事件的前后相继性，本研究在横截面时期数据的条件下采用假想队列研究思路来考察未婚青少年不同阶段行为事件的保护性因素。

（四）妊娠结局

综合前人的研究成果[②]，本研究在妊娠系列行为事件的研究中认为，

---

① Dehne K, Riedner G, "Adolescence: A dynamic concept", *Reproductive Health Matters*, Vol. 9, No. 17, 2001.

② Kaplan S, Garrick B, "On the quantitative definition of risk", *Risk analysis*, Vol. 1, No. 1, 1981. Kasperson R, Renn O, Slovic P, Brown H, Emel J, Goble R, et al., "The social amplification of risk: A conceptual framework", *Risk analysis*, Vol. 8, No. 2, 1988. Covello V, Merkhofer M, *Risk assessment methods: approaches for assessing health and environmental risks*, Springer Us, 1993. Bedford T, Cooke R, *Probabilistic risk analysis: foundations and methods*, Cambridge University Press, 2001.

系列行为事件存在着风险。所谓风险，指某状态或某行动具有两种或两种以上的可能性结局，其中至少有一种结局是不期望发生的，而所有可能结局的发生与否、发生的时间、非期望结局发生后的后果与严重程度等，具有不确定性，二者兼具则该状态或行动存在风险。因此针对未婚青少年妊娠系列行为事件的研究可以关注导致不期望发生的结果的风险因素，也可以研究促使期望发生的结果的保护性因素。

上述妊娠系列行为事件带来的妊娠结局包括：

阶段一妊娠结局：发生妊娠或没有发生妊娠两种结局。

阶段二妊娠结局：进行了人工流产或其他妊娠结局两种结局。

阶段三妊娠结局：使用专业医疗机构内流产服务或没有使用专业医疗机构内流产服务即使用的是机构外流产服务两种结局。

阶段四妊娠结局：去公立医疗机构接受流产服务或去私立医疗机构接受流产服务两种结局。

结合中国社会文化环境，各阶段未婚女性青少年不良妊娠结局即风险结局包括性活跃者妊娠、妊娠者自然流产、人工流产者机构外流产和私立医疗机构流产风险。本研究关注促使这些不良妊娠结局免于发生的保护性因素。

（五）保护性因素与风险因素

保护性因素指降低不良结局发生可能性、缓解不良结局的后果的行为背后的因素[1]。那么未婚女性青少年妊娠结局保护性因素指降低上述不良妊娠结局发生可能性、缓解不良妊娠结局的后果的行为的因素，或阻止一种或多种可能导致未婚女性青少年不良妊娠结局的行为的因素。

保护性因素与通常所关注的风险因素相对，后者指增加不良健康结局可能性的行为背后的因素[2]，或理解为助长一种或多种可能导致不良健康结局的行为的因素。

（六）未婚青少年怀孕率

青少年怀孕率指每年每 1000 名 15—19 岁女孩的妊娠数[3]。这也是

---

① WHO, *Adolescent pregnancy-Unmet needs and undone deeds：A review of the literature and programmes*, World Health Organization, 2007.

② Ibid. .

③ Leridon H, *Human fertility：the basic components*, Chicago：University of Chicago Press, 1977.

美国古特马赫研究所①及文献中通常使用的定义。受调查数据所限，本研究无法计算标准的"率"，而是对这一概念及本研究中所有有关"率"的概念进行一定的泛化调整。本研究中2009年中国未婚青少年怀孕率调整为未婚青少年粗怀孕率Ⅰ和Ⅱ。

（1）未婚青少年粗怀孕率Ⅰ。

2009年每1000名15—24岁未婚女性青少年发生的妊娠数。文中简称为未婚青少年粗怀孕率。

（2）未婚青少年粗怀孕率Ⅱ。

2009年每1000名过去12个月有性行为的15—24岁未婚女性青少年发生的妊娠数。

"过去12个月"指调查标准时点即2009年10月20日零时前12个月，简称为"2009年"（下同）；年龄皆指确切年龄。以下如无说明，皆指调查标准时点确切年龄为15—24岁的青少年。相应人数为2009年年中人口数。

（七）未婚青少年人工流产率

人工流产率（abortion rate）指某年每1000名15—49岁妇女中人工流产的数目，15—49岁妇女人数一般为年中人口数。这也是美国人口咨询局《人口手册》②所载的概念。未婚青少年人工流产率理论上应当为某年每1000名15—24岁未婚女性中人工流产的数目；这样的界定也通常是其他国家研究未婚青少年人工流产率时所依从的概念。

本研究中的未婚青少年粗人工流产率分三种情况：

（1）未婚青少年粗人工流产率Ⅰ。

2009年每1000名15—24岁未婚女性中人工流产数。文中简称未婚青少年粗人工流产率。

（2）未婚青少年粗人工流产率Ⅱ。

2009年每1000名15—24岁过去12个月有性行为未婚女性中人工流产数。

（3）未婚青少年粗人工流产率Ⅲ。

2009年每1000名15—24岁未婚妊娠女性中的人工流产数。

---

① 参见古特马赫研究所网站（http：//www. guttmacher. org/sections/pregnancy. php）。

② 参见中国人口信息网（http：//www. cpirc. org. cn/rkcd/rkcd_ detail. asp？id＝138）。

"过去12个月"指调查标准时点即2009年10月20日零时前12个月，简称为"2009年"；年龄皆指确切年龄。以下如无说明，皆指调查标准时点确切年龄为15—24岁的青少年。相应人数为2009年年中人口数。

（八）未婚青少年人工流产比

人工流产比（abortion ratio）指某年每1000名活产婴儿对应的人工流产数①。同样这也是美国人口咨询局《人口手册》所载的概念。未婚青少年人工流产比理论上应当指某年每1000名活产婴儿对应的人工流产数。

受调查数据所限，本研究仅计算时间泛化调整后的未婚青少年人工流产比，即去掉时期的界定后计算未婚青少年人工流产粗比：每1000名活产婴儿对应的人工流产数。

（九）青少年生育率

青少年生育率指每年每1000名15—19岁女孩所生产的活产婴儿数②。这也是世界卫生组织的定义③。

（十）不安全流产

按世界卫生组织预防和管理不安全流产技术工作小组的报告，本研究中不安全流产界定为由缺乏必要技能的人员或在一个缺乏最低医疗标准的环境中或通过这两方面终止意外妊娠的一种操作方法④。

以上概念界定为本研究在数据分析中使用的范畴，而文中其他部分尤其是文献引用等所使用的概念使用其在原文献中的界定。无特殊需要，文中不一一注明。

二 模型分析中样本筛选

本研究研究对象总体来说为中国15—24岁未婚女性青少年。具体分析时需要依据风险人群原则对研究人群筛选不同阶段妊娠结局中具有

---

① Leridon H, *Human fertility: the basic components*, Chicago: University of Chicago Press, 1977.

② Ibid. .

③ 参见世界卫生组织《世界卫生统计2010》，2010年（http://www.who.int/whosis/whostat/ZH_ WHS10_ Full. pdf）。

④ WHO, *The prevention and management of unsafe abortion: report of a techinical working group* (*WHO/MSM/*92. 5), Geneva: World Health Organization, 1992.

某一特定特征的子人群。

当研究妊娠的保护性因素时（第四章），在调查研究中过去 12 个月性活跃者调查样本删除缺失值后，性活跃者有效样本为 1777。

当研究未婚自然流产的保护性因素时（第五章），在调查研究中过去 12 个月未婚妊娠者调查样本删除缺失值后，有效样本为 149。

当研究未婚机构外流产的保护性因素时（第六章），在调查研究中过去 12 个月未婚流产者调查样本删除缺失值后，有效样本为 100。

当研究未婚女性青少年流产机构选择及公立医疗机构流产的影响因素时（第七章），在调查研究中过去 12 个月最近一次医疗机构流产者调查样本删除缺失值后，有效样本为 106。

值得注意的是，上述从随机抽样总体中筛选具有某特征的人群进行研究，研究人群为近似随机抽样，故各章中针对调查研究中的研究对象进行研究时，分别使用未加权样本数。

第六节　本章小结

本研究参照假想队列研究思路，按未婚女性青少年不同阶段不良妊娠结局的时间逻辑，主要采用现况描述、模型分析以及质性研究对未婚青少年妊娠结局与保护性因素进行探讨，即未婚女性青少年中：

（1）性活跃者发生妊娠与妊娠保护性因素。

（2）发生妊娠者妊娠结局与自然流产保护性因素。

（3）妊娠后经历人工流产者流产服务利用与医疗机构外流产保护性因素。

（4）最近一次去医疗机构流产者流产机构选择与公立医疗机构流产的影响因素。

总之，以中国未婚青少年生殖健康可及性全国抽样调查为主要数据来源，本研究参照假想队列研究思路基于风险人群采用随机森林数据挖掘方法与主题分析质性研究等，对中国未婚女性青少年不同阶段妊娠结局的关键保护性因素加以研究，旨在描述中国未婚青少年妊娠结局、探讨这一妊娠结局保护性因素。研究将为个人、家庭及社会提供未婚青少年妊娠结局风险规避策略参考，为应对未婚青少年生殖健康脆弱性、构建未婚青少年生殖健康安全网提供实证研究支持。

第四章　未婚妊娠及其保护性因素

对未婚妊娠这一话题，我们关注如何降低非意愿妊娠风险。本章从个人、家庭和社会三个层面的因素中辨析使未婚性活跃女性青少年免于妊娠发生的因素即未婚妊娠的保护性因素，目的在于防范未婚妊娠风险。所谓未婚妊娠风险，指对未婚女性青少年人群而言，妊娠发生是不被希望的或者说非意愿的；但具有发生的可能性；同时，发生与否、发生的时间、发生后的结局等方面具有不确定性。从诸多因素中甄别出未婚妊娠的保护性因素，旨在促进未婚性活跃者进行有保护性行为，规避未婚妊娠风险，为保护网构筑、未婚妊娠干预提供实证研究。

本章的研究人群为过去 12 个月有性行为未婚女性青少年。性行为指插入性性行为，即一方把阴茎、手指或假阳具插入另一方的阴道或肛门内。简单起见，文中或表述为过去 12 个月性活跃者。

从人群研究来看，22288 名未婚青少年样本中，女性 10970 人，占 49.2%。其中有性行为女性 2105 名（未加权），占未婚女性青少年的 19.2%；可以理解为每 5 名未婚女性青少年中有 1 人有性行为。分年龄来看，15—19 岁未婚女性中有性行为者 506 人，占 8.0%，显著低于 20—24 岁中的比例（1599 人，占 34.4%）[1]。

有性行为的未婚女性青少年中，21.3% 有 1 次以上妊娠经历，4.9% 多次妊娠（2 次及以上）；即每 20 人中约有 4 人有 1 次以上妊娠经历，1 人多次妊娠[2]（表 4-1）。

---

① 参见郑晓瑛、杨蓉蓉、陈华、谈玲芳、陈功《中国未婚女青年妊娠及流产需要与实现》，《妇女研究论丛》2011 年第 6 期。
② 同上。

表 4 - 1　　　　　　　　　未婚女性青少年妊娠比例①　　　　（单位：人，%）

次数	妊娠*	
	人数	比例
0	1658	78.7
1	343	16.4
2	85	4.0
3	11	0.5
4	10	0.5
1 次及以上	448	21.3
2 次及以上	105	4.9

注：＊指在有性行为的（$n = 2105$）未婚女性青少年中妊娠的比例。

同时从数据处理来看，2009 年未婚青少年生殖健康可及性全国抽样调查的 22288 名未婚青少年中，女性 10970 人，其中过去 12 个月有性行为的未婚女性青少年为 2073 人（加权数）。

考察这 2073 名过去 12 个月有性行为未婚女性青少年妊娠发生情况时，273 人未给予应答（加权数）。本章排除该缺失值后考察过去 12 个月未婚女性妊娠发生情况。由于过去 12 个月性活跃未婚女性青少年为近似随机抽样，研究中当以过去 12 个月性活跃未婚女性青少年为总体时，使用样本数。过去 12 个月性活跃者调查样本删除缺失值后，性活跃者有效样本为 1777（未加权数），为本章研究样本。本章为大总体、大样本研究。

分析路线主要为妊娠现况描述与妊娠保护性因素模型分析。首先对未婚女性青少年过去 12 个月粗怀孕率进行描述，随后对未婚性活跃者特征进行简单描述性分析，在此基础上通过随机森林数据挖掘对未婚性活跃青少年的妊娠情况（未妊娠与妊娠）进行预测，建立未婚妊娠保护性因素模型。模型分析旨在探讨未婚妊娠的关键保护性因素，防范未婚妊娠风险（参见第三章研究方法中研究技术路线）。本章最后还将从质性材料中对流产服务不良宣传对未婚女性青少年的消极影响进行解读。

———————

① 参见郑晓瑛、杨蓉蓉、陈华、谈玲芳、陈功《中国未婚女青年妊娠及流产需要与实现》，《妇女研究论丛》2011 年第 6 期。

第一节　未婚青少年粗怀孕率

　　1777 名过去 12 个月性活跃未婚女性青少年中，199 人过去 12 个月中发生妊娠，占 11.2%［95% 置信区间：（9.7%，12.7%）］。未婚女性青少年妊娠发生情况如表 4-2 所示。

表 4-2　　　　2009 年中国性活跃未婚女性青少年妊娠发生情况

妊娠次数	人数	百分比	总体比例 95% 置信区间
0	1578	88.8	87.9, 90.7
1	160	9.0	7.7, 10.3
2 次及以上	39	2.2	1.5, 2.9
总计	1777	100	妊娠人数：199；妊娠人次：250

　　注：表中数值为未加权数。由于调查是对未婚青少年总体进行随机抽样，在以过去 12 个月有性行为女性（简称为"性活跃者"）为研究对象时，我们只能假设该研究对象的样本数据为近似随机抽样数据。然而我们无法获得近似随机抽样数据的权数，故研究中以性活跃者为研究对象时使用未加权的样本数据。

　　计算 2009 年中国未婚青少年粗怀孕率，结果如表 4-3 所示。

表 4-3　　　　　2009 年中国未婚青少年粗怀孕率　　　　（单位：人，‰）

	加权数	未加权数	粗怀孕率 Ⅰ：c/a	粗怀孕率 Ⅱ：d/b
a 总人数（女性）	10970		20.33	—
b 性活跃女性（m 删除）	1800（$m=273$）	1777（$m=297$）	—	140.69
妊娠次数	$c*$：223	d：250	—	—

　　注：其他国家多研究青少年怀孕率，指某年每 1000 名 15—19 岁女性青少年中发生的妊娠数。表 4-3 中国未婚青少年粗怀孕率 Ⅰ 与此类似。具体指标定义见第三章概念界定部分。
* 加权后妊娠人数：173。

　　2009 年中国每 1000 名 15—24 岁未婚女性青少年发生的妊娠数约为 20 次，即未婚青少年粗怀孕率 Ⅰ 为 20.33‰；每 1000 名过去 12 个月有

性行为的 15—24 岁未婚女性青少年发生的妊娠数约为 141 次，即未婚
青少年粗怀孕率 II 为 140.69‰。

第二节 未婚妊娠保护性因素

一 未婚性活跃者特征分布

1777 名未婚性活跃女性青少年个人、家庭、社会三个层面的特征
分布如表 4 - 4 所示。

表 4 - 4 未婚妊娠的保护性因素研究中解释变量描述（样本量 1777）

变量	人数	百分比	总体比例	
			95% 置信区间	
流动状态，$n = 1182$				
（校外）流动	386	32.7	30.0，	35.3
（校外）非流动	796	67.3	64.7，	70.0
居住安排				
未与亲生父母居住在一起	158	8.9	7.6，	10.2
与亲生父母居住在一起	1619	91.1	89.8，	92.4
城乡居住地				
城镇	1019	57.3	55.0，	59.6
农村	758	42.7	40.4，	45.0
	样本中位数	样本均值	样本标准差	
年龄（岁）	20.47	20.13	2.33	
家庭人均年收入（元）	12000	20067	34516	
家庭规模（人）	4	4.36	1.25	

注：社会发展指标分布情况参见第三章二手数据部分。

同时，受教育水平方面未婚性活跃女性青少年大多为高中/中专毕
业受教育水平。此外，个人及父母受教育水平金字塔形状差异明显。相
对更多未婚女性青少年受教育水平高于父辈；父辈中，虽然父亲和母亲
中同有 50% 为初中未毕业或初中毕业受教育水平，但至少 25% 的父亲
受教育水平为初中毕业，而至少 25% 的母亲受教育水平为初中未毕业，

同时，和父亲人群相比，母亲人群受教育水平相对较低。工作类型方面未婚性活跃女性青少年工作类型以一般办事人员、商业/服务业员工居多，另有较多未婚女性目前没有工作。与未婚青少年的母亲的工作类型相比，其父亲的工作类型分布较均匀，其中以个体工商户和农业劳动者居多；同时，父亲相对更多地从事专业技术工作或机关/企事业单位管理者。而除个体工商户外，未婚青少年的母亲相对更多为农业劳动者或一般办事人员。

　　未婚性活跃女性青少年妊娠与未妊娠子人群比较表明不同特征子人群存在明显差异。一般地，相比妊娠青少年而言，未妊娠青少年更可能处于资源相对丰富的状况，如居住在城镇的未婚女性青少年发生妊娠的比例相对较低，与亲生父母居住在一起的未婚女性青少年发生妊娠的比例相对较低，家庭人均年收入高的未婚女性青少年发生妊娠的比例明显较低。另外，校外流动者比非流动者发生妊娠的比例更低。这可能在于流动者有更大的经济支配权等积极因素特征。

　　控制年龄影响后大部分解释变量与未妊娠关系显著。不过相关系数都相当小，表明未婚妊娠保护性因素与未妊娠轻微相关[1]。从所选入的变量来看，家庭因素整体上对未婚性活跃者未妊娠的影响较大（见表4-5）。

表4-5　　　未婚妊娠保护性因素模型中解释变量对未婚性活跃青少年未妊娠的积极影响

个人因素
个人社会经济地位
收入较高
受教育水平较高 ***
工作类型为农业从业人员和在校学生（相对于无工作者和商业从业人员而言）
流动状态为校外流动者 *（相对于校外非流动而言）

家庭因素
家庭社会经济地位
家庭人均年收入较高 **

---

　　[1]　Portney L, Watkins M, Library R, *Foundations of clinical research: applications to practice*, Prentice Hall Upper Saddle River, NJ, 2000.

父亲受教育水平较高 ***

母亲受教育水平较高 *

父亲工作类型为管理者或专业技术人员（相对于父亲工作类型为农业从业人员而言）*

母亲工作类型为管理者或专业技术人员（相对于母亲工作类型为农业从业人员而言）***

家庭规模较大即家庭人口数较多 *

居住安排中与亲生父母居住在一起（相对于未与亲生父母居住在一起而言）***

社会因素

分省社会发展指标

人类发展指数较高即人类发展状况较好的省份

人口健康不公平指数较高即人口健康产出较差的省份 **

社会性别差异指数较高即性别平等与妇女发展状况较好的省份

居住地在城镇 **

注：控制变量：年龄。带"﹡"的变量表示该变量对未妊娠有显著的影响。

﹡ $p < 0.05$；﹡﹡ $p < 0.01$；﹡﹡﹡ $p < 0.001$。

此外控制年龄后未婚性活跃女性青少年妊娠保护性研究中大部分解释变量之间存在一定的相关性。本研究认为控制年龄影响后大部分解释变量之间主要存在着优势聚集效应，导致其具有较强的相关性。

上述描述性分析表明，相对于未婚妊娠女性青少年而言，未妊娠女性青少年个人、家庭、社会各层面的特征相对积极，处于资源相对丰富的状态。同时研究中可能的保护性因素与未妊娠之间具有一定的相关关系。

二　未婚性活跃者妊娠保护性因素模型结果

依据随机森林进行数据预处理、模型参数设定后（见附件），下面对未婚妊娠的关键保护性因素进行研究，包括模型总体效果、关键保护性因素及其对未妊娠的影响模式。

（一）模型总体效果

首先，对未婚性活跃女性青少年免于妊娠之误判率、可信度与相似性进行报告。对 1777 名未婚性活跃女性青少年是否妊娠进行预测，模型总体误判率为 11.14%，同时模型敏感性很高而特异性较低。混淆矩阵如表 4 - 6 所示。

表 4 - 6　　　　　　未婚妊娠保护性因素模型总体误判率与混淆矩阵

		模型判断妊娠		分类误判率
		未妊娠	妊娠	
观测值妊娠	未妊娠	1559	19	0.0120
	妊娠	179	20	0.8994
模型总体袋外误判率				11.14%

注：研究目标为甄别未婚妊娠的保护性因素。参数设置 mtry 为 4、ntree 为 500。

可见在 16 个可能的未婚妊娠保护性因素的规定下模型具有较好的分类正确率，在某些积极因素的影响下，未婚性活跃女性青少年未妊娠的可能性很大。不过对不具有保护性因素特征的性活跃者而言，模型预测她们同样具有未妊娠的可能性（89.9%），这与实际情况不符。换言之，研究中的未婚妊娠的保护性因素特异性较低。

从混淆矩阵来看，很容易让人认为模型似乎将所有观测值都判断为未妊娠，而即使全部判断为未发生妊娠（混淆矩阵中数值为 19 和 20 位置都为 0），也能得到较低的误判率。然而，模型在对每一个观测值进行预测时，判断结果有两种可能即判定观测值妊娠或未妊娠。一个极不好的模型可能将观测值都判断为发生妊娠。从这个角度讲，可以说本章妊娠保护性因素模型准确地对观测值进行了分类。总之在数据可获得性的前提下，本章对未婚女性过去 12 个月未妊娠的保护性因素进行了准确识别。

下面进一步考察模型可信度即本研究中妊娠保护性因素对未婚性活跃女性青少年的影响方式。在研究中所关注的妊娠保护性因素影响下，未婚性活跃女性青少年不发生妊娠的确定性很大，发生妊娠的确定性很小。即当未婚性活跃者具有研究中的某些保护性因素特征时，几乎能断定她们性行为较为安全而确保不发生妊娠。但本研究中所规定的保护性因素不足以将未妊娠子群体从妊娠子群体中区分开，也就是说，某些不具备本研究中保护性因素特征的未婚性活跃者，模型认为她们同样不会发生妊娠（只是当模型作出这种预测时把握性很小），但实际上她们在本研究未纳入的某些其他因素的影响下发生了妊娠［见图 4 - 1（a）］。

这种特性在观测值相似性考察中也有所体现。以 16 个属性来规定 1777 名未婚性活跃者的相似性表明，未妊娠人群与妊娠人群各自具有较好的聚集性。但在 16 个属性规定下未妊娠人群极难与妊娠人群相区分，妊娠人群几乎完全"潜伏"在未妊娠人群中。这说明研究中的未婚妊娠保护性因素的特异性低，若仅从 16 个属性来考察某些不具备那些保护性特征的未婚性活跃者，那么她们遭遇妊娠具有很大的偶然性［见图 4 - 1 (b)］。

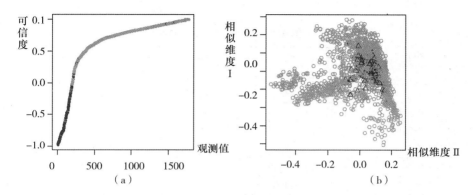

图 4 - 1　未婚妊娠保护性因素模型可信度与相似性

注：（a）图：纵轴为观测值在随机森林节点上分类正确率与最大误判率之差。横轴为观测值。图形中可信度在 0.0—1.0 之间的绝大部分的点为未发生妊娠的观测值，可信度在 -1.0—0.0 之间的绝大部分的点为发生妊娠的观测值。点所对应的纵坐标越接近 1.0 则模型预测时确定性越大。

（b）图：图中圆圈表示未发生妊娠的观测值，三角形表示发生妊娠的观测值。图形越聚集表明在解释变量规定下观测值越相似。

总之在本研究所关注的 16 个可能的保护性因素规定下，对那些具有这些特征的未婚性活跃女性青少年而言，她们能确定地免于妊娠；同时对某些不具备这些特征的未婚性活跃者而言，理论上她们可能也不会发生妊娠，但实际上受其他因素的作用她们很偶然地发生了妊娠。

（二）关键保护性因素及其对未妊娠的影响模式

未婚性活跃者妊娠的关键保护性因素具体是哪些？其作用模式是怎样的？接下来将依据各解释变量的相对重要性因子值来考察研究中的保护性因素作用的大小，并研究其中关键的保护性因素对未婚性活跃者未妊娠的影响模式。

解释变量相对重要性因子值排序表明（见表 4 - 7），年龄与家庭社会经济地位在本章所分析的三大类共 16 个解释变量中对未婚性活跃女性青少年未妊娠的影响最大，社会发展与个人社会经济地位次之，最后是流动状态、城乡居住地与家庭居住安排。以变量重要性因子值的上四分位（28.56）为临界值确定未婚性活跃女性青少年未妊娠的关键保护性因素发现，未婚性活跃女性青少年的年龄、家庭人均年收入、父母工作类型对其未妊娠影响显著。

表4-7　　随机森林妊娠的保护性因素模型变量重要性因子值

变量	未妊娠	妊娠	MDA 平均精度下降	Gini 纯度
年龄	0.17	0.58	0.23	45.74
家庭人均年收入	0.36	0.19	0.34	37.12
母亲工作类型	0.62	0.38	0.59	31.86
父亲工作类型	0.58	0.23	0.56	30.72
健康不公平指数	0.58	1.37	0.6	22.1
母亲受教育水平	0.51	0.19	0.48	20.74
工作类型	0.45	-0.01	0.42	20.73
人类发展指数	0.6	1.31	0.62	20.67
受教育水平	0.23	0.77	0.3	20.41
性别差异指数	0.55	1.48	0.58	20.18
家庭规模	0.3	-0.1	0.26	19.74
收入	0.28	0.3	0.29	17.39
父亲受教育水平	0.45	0.41	0.45	17.02
流动状态	0.35	0.78	0.38	11.74
城乡居住地	0.28	0.38	0.29	6.67
居住安排	0.35	-0.28	0.3	4.44

　　下面控制其他变量的影响后分别考察上述关键保护性因素对未婚性活跃女性青少年未妊娠的影响模式。

　　未婚性活跃女性青少年的年龄与其未妊娠的关系呈近似倒 U 字形。年龄为 18—20 岁时，未婚性活跃者不发生妊娠的可能性最大，不发生妊娠的可能性约为 15 岁人群的 2 倍，24 岁人群的 2.5 倍 ［图 4-2（a）］。

　　未婚性活跃女性青少年家庭人均年收入对其未妊娠也呈近似倒 U 字形影响。家庭人均年收入极低时，未婚性活跃女性青少年不发生妊娠的可能性极小。但随着家庭人均年收入的小幅增加，不发生妊娠的可能性迅速增加。当家庭人均年收入约为 5 万元时，家庭中的未婚性活跃女性青少年不发生妊娠的可能性最大。此后，随着收入水平的提高，不发生妊娠的可能性逐渐降低。家庭人均年收入超过20万元时（研究对象中的极少数人群），家庭人均年收入对未婚女性青少年妊娠发生与否的影响稳定，保持在不发生妊娠可能性较小的水平。从相对风险数值上来看，家庭人均年收入约为5万元的未婚女性青少年不发生妊娠的可能性约为家庭人均年收入极低的人群的2.5倍，极高的人群的1.5倍［图4-2（b）］。

父母工作类型方面，父母亲为机关、企事业单位管理者或专业技术人员，未婚女性青少年不发生妊娠的可能性相对较大，而父母工作类型为商业、服务业、个体工商户、非农产业及农业领域时，未婚女性青少年不发生妊娠的可能性较小，前者约为后者的1.5倍。相对于父亲为一般办事人员而言，母亲为一般办事人员的未婚女性青少年不发生妊娠的可能性要小得多［图4-2（c）、（d）］。

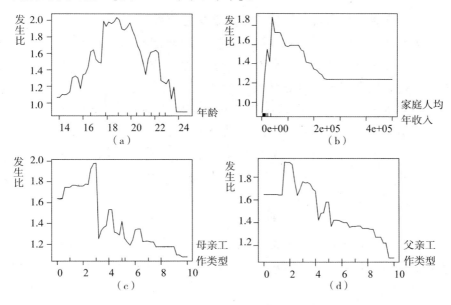

图4-2　关键变量与妊娠保护性因素之偏相关曲线

注：偏相关曲线纵轴为某变量之于未婚妊娠可能性的边际效应。纵轴取值越大，表明变量在相应取值时观测值为未发生妊娠的可能性越大。反之则观测值为发生妊娠的可能性越大。根据偏相关函数定义（见第三章定量研究方法部分），图中横轴任意两点所对应的值为发生比之比即比值比 odds ratio，可据此进一步估计人群相对风险。

*个人及父母亲工作类型为11类：①无工作、②管理者、③专业技术人员、④一般办事人员、⑤商业/服务业员工、⑥个体工商户、⑦非农产业工人、⑧从事非农劳动的农民、⑨农业劳动者、⑩军人/警察、⑪其他。

总的来说，控制其他变量时未婚妊娠关键保护性因素对未婚性活跃女性青少年未妊娠的影响模式为：

（1）年龄对未婚性活跃女性青少年未妊娠的积极影响表现为中间高、两头低的模式。

（2）家庭人均年收入低于 5 万元时，未婚性活跃女性青少年对家庭人均年收入的积极作用非常敏感，家庭人均年收入少量增加，未婚性活跃女性青少年未妊娠的可能性大幅提高。当家庭人均年收入超过 5 万元时其积极作用降低，同时未婚性活跃女性青少年对其影响的敏感性也降低。

（3）父母工作类型为管理者或专业技术人员相比其他工作类型而言对未婚女性青少年不发生妊娠有显著的积极影响。

三　未婚性经历者妊娠保护性因素模型结果

接下来，不限定"过去 12 个月"这一时间范畴，不限定为女性，而对有性经历（过去发生了性行为）的未婚青少年（包括男性和女性）进行分析，以期对未婚妊娠情况作更为广泛的研究。其中 15—24 岁男性青少年（导致）的妊娠情况指其在调查时点前其所导致任何女性怀孕的经历。在这个部分的分析中，如无说明，妊娠既包括 15—24 岁女性青少年的妊娠，也包括 15—24 岁男性青少年造成性伴怀孕的情况；为简单起见，不单独考察调查中男性与女性互为性伴而可能导致所研究的妊娠为同一例妊娠的情况。分析中对年龄的规定，为研究对象在调查时的年龄，非调查对象妊娠发生的年龄。

在上述人群界定下，2009 年未婚青少年生殖健康可及性全国抽样调查中，22288 名被调查者中有 22.4% 的人有性经历，其中 20.3% 的人过去 12 个月内与两个以上的人发生过性关系。同时这些有婚前性行为的青少年在首次性行为时半数以上未采取任何避孕措施，最近一次性行为时仍有 21.4% 的人未采取任何避孕措施[1]。从人群推总来看，这个生殖健康风险直接涉及我国 1.64 亿[2]未婚青少年男女。

调查中，报告有性经历的 4985 名被访者中有 4955 名对是否妊娠及结

---

① 参见郑晓瑛、陈功《中国青少年生殖健康可及性调查基础数据报告》，《人口与发展》2010 年第 16 期。

② 同上。

局做出应答，本文对缺失值（30 个）进行删除后分析妊娠情况。4955 名有性经历的未婚青少年中有怀孕经历的有 1000 名。即调查时年龄为 15—24 的未婚青少年中有 1000 名在调查时点之前经历过妊娠。需再一次明确的是，其中 15—24 岁男性的妊娠经历指其在调查时点前其所导致任何女性怀孕的情况。如无说明，妊娠既包括女性青少年的妊娠，也包括男性青少年造成性伴怀孕的情况；为简单起见，不单独考察调查中男性与女性互为性伴的情况。分析中对年龄的描述，为研究对象在调查时的年龄，非调查对象发生妊娠的年龄；如无说明，青少年皆为未婚青少年。

这部分分析通过总体比例的估计、频数、交叉表等，本研究对未婚青少年妊娠结局进行分析描述性研究；解释变量包括性别、年龄、独生子女、城乡居住地、东中西地区、流动状态、上网行为、多性伴侣、受教育程度、收入水平。所使用的统计软件为 SPSS 16.0。其中未婚妊娠青少年社会人口学特征采用总体区间估计，发生妊娠人群对比分析相关性采用皮尔森卡方检验或 Fisher 精确检验，显著性水平为 $p < 0.05$。

具体来看，2009 年全国 1.64 亿[①] 15—24 岁未婚青少年中，有怀孕经历青少年占 4.5%（4.2%，4.8%），平均年龄为 21.48（21.35，21.61）岁。其中，20—24 岁的人占 80% 以上。此外，未婚妊娠青少年中，每 3 名中至少有 1 人过去 12 个月中有 1 个以上性伴侣。未婚妊娠青少年约 40% 分布在东部地区；独生子女家庭与多子女家庭各占一半。将未婚妊娠青少年分为在校、校外非流动、校外流动三类，超过一半的为校外非流动者；未婚妊娠青少年中，平均收入最高的为校外流动者，其收入约为在校者的 2.8 倍、校外非流动者的 1.4 倍。从受教育程度看，以校外高中/中专学历的人群居多（见表 4 - 8）。

表 4 - 8　　　　　　未婚妊娠青少年社会人口学特征　　　（n = 1000 人，百分比）

社会人口学特征	总体比例（95% CI）	社会人口学特征	总体比例（95% CI）
性别		独生子女	
男	54.9（51.8，58.0）	是	49.1（45.9，52.1）
女	45.1（42.0，48.2）	否	50.9（47.8，54.0）

① 参见郑晓瑛、陈功《中国青少年生殖健康可及性调查基础数据报告》，《人口与发展》2010 年第 16 期。

社会人口学特征	总体比例 (95% CI)	社会人口学特征	总体比例 (95% CI)
年龄		流动状态	
合	21.48 (21.35, 21.61)	在校	15.3 (13.1, 17.5)
15—19 岁	18.6 (16.2, 21.0)	校外非流动	54.5 (51.4, 57.6)
20—24 岁	81.4 (79.0, 83.8)	校外流动	26.9 (24.2, 29.6)
多性伴侣		收入（元）*	
是	37.8 (34.8, 40.8)	在校	6657 (5230, 8084)
否	61.4 (58.4, 64.4)	校外非流动	13800 (13012, 14587)
居住地		校外流动	18700 (16792, 20607)
城镇	48.7 (45.6, 51.9)	受教育程度（校内）	
农村	51.3 (48.2, 53.4)	高中/中专	6.7 (5.2, 8.2)
地区		大专及以上	8.6 (6.9, 10.3)
东部	41.8 (38.7, 44.9)	受教育程度（校外）	
中部	29.4 (26.6, 32.2)	初中及以下	25.1 (22.4, 27.8)
西部	28.8 (26.0, 31.6)	高中/中专	36.9 (33.9, 39.9)
		大专及以上	22.6 (20.0, 25.2)

注：* 均值（95% CI）。其中15—24岁男性的妊娠经历指在调查时点前其所导致任何女性怀孕的情况。如无说明，妊娠既包括女性青少年的妊娠，也包括男性青少年造成性伴怀孕的情况；为简单起见，不单独考察调查中男性与女性互为性伴的情况。分析中对年龄的描述，为研究对象在调查时的年龄，非调查对象发生妊娠的年龄。

第三节　流产服务不良宣传对未婚青少年的消极影响

访谈中了解到，人们身边充斥着"三分钟无痛人流"广告。这些铺天盖地的广告不适宜地宣传流产服务，将一个原本严肃而复杂的人流手术轻描淡写，使得部分青少年对流产产生不以为然的想法，多次妊娠；"她们（未婚女性青少年）自己怀孕都不当回事。计划生育门诊那里人流次数最多的一个小女孩……自己背着书包来背着书包走……做人流和家常便饭一样，这种才叫人担心呢，对自己不负责任……"（北京某医院护士）

公立医院受访医务工作者对于这类广告深恶痛绝，痛斥："为盈利能这样引导小孩吗？根本不是三分钟搞定的东西。……他（推这类广告者）不管后期的东西。这个是广告部门，这个是大的事，这个根本不能批的。……这个东西的危害性，哪怕是一分钟给你拿掉，一点都不痛苦，但这个对你的身体上，伤害是肯定的。……我觉得太错了，太不负责任了。广告的东西有的时候行家看了它知道，不是行家你肯定是不知道的。……所以这个东西，就是应该严格管理！"（江苏某医院医生）

调查表明，相关主管部门在不断打击非法医疗广告，但收效甚微。"去年年底就是卫生局组织了我们去查过他们（非公立医疗机构），他们说他们能做无痛人流。然后我说你把你们的，你把给她（实施无痛人流的患者）的处方给我们看。……你最起码麻醉师要有这个资质来做这个麻醉……像这个我知道在他们那都没有麻醉师，他们无痛人流开展不起来。"（江苏某医院医生）可见利益的驱使、惩罚力度的不足以及人力物力等方面的限制，目前不良宣传仍然有愈演愈烈的趋势，迫切需要出台相关规范、加大管理力度。

第四节　本章小结

本章研究未婚性活跃女性青少年妊娠发生情况与未婚妊娠的关键保护性因素。

2009 年，中国未婚女性青少年中性活跃者有效样本为 1777 个，其中 199 人过去 12 个月中发生妊娠，占 11.2%。从妊娠数来看，平均每 1000 名 15—24 岁未婚女性青少年发生的妊娠数约为 20 次（未婚青少年粗怀孕率 I 为 20.33‰），每 1000 名过去 12 个月有性行为的 15—24 岁未婚女性青少年发生的妊娠数约为 141 次（未婚青少年粗怀孕率 II 为 140.69‰）。

结合未婚性活跃女性青少年的年龄来看，年龄与其未婚妊娠的关系呈近似倒 U 字形。年龄为 18—20 岁时，未婚性活跃者不发生妊娠的可能性最大，不发生妊娠的可能性约为 15 岁人群的 2 倍，24 岁人群的 2.5 倍；即最可能发生妊娠的人群排序为 21—24 岁、15—17 岁、18—20 岁。全球范围来看，20 岁以下青少年怀孕率[①]（类似于本研究中界定的

[①]　Leridon H, *Human fertility*: *the basic components*, Chicago: University of Chicago Press, 1977. 青少年怀孕率指每年每 1000 名 15—19 岁女孩的妊娠数。

未婚青少年粗怀孕率Ⅰ）从撒哈拉以南地区的143‰到韩国的2.9‰[1]，其中美国为74.3‰[2]，英国为60.3‰[3]。本研究数据表明中国未婚青少年粗怀孕率位于世界中低水平。

中国未婚性活跃女性青少年中，相对于妊娠子人群而言，未妊娠子人群在个人、家庭、社会特征上相对更积极，处于资源相对更丰富的状态。控制年龄影响后，对未婚性活跃女性青少年未妊娠有积极影响的因素包括受教育水平较高、校外流动者（相对于校外非流动而言）、家庭社会经济地位较高、家庭规模较大、与亲生父母居住在一起（相对于未与亲生父母居住在一起而言）、居住地在城镇。进一步表明资源相对丰富对未婚性活跃女性青少年未妊娠有积极影响。这与第二章文献研究发现相互印证，如有研究表明家庭和地区贫困与青少年妊娠强烈相关[4]。

此外，令人困惑的是，控制年龄影响后人口健康产出较差的省份中未婚性活跃女性青少年没有发生妊娠的比例较高。这可能与这些省份未婚流产医疗服务可及性较差或盛行特殊的文化习俗有关，使得这些地区的未婚女性青少年一旦妊娠便可能走向结婚生育。以往一项对中国7省市1946—1991年结婚妇女婚前妊娠及其结果（生育或流产）的研究表明，随着时间的推移妇女有婚前妊娠的比例呈现明显的稳定上升的趋势；特别是1987—1991年结婚的女性与此前结婚的女性相比，妇女有婚前妊娠的比例出现了大幅度的上升。同时，在控制了文化程度、结婚年代的影响后，地区对婚前妊娠影响显著。如相对于参照地区宁夏而言，四川省妇女婚前妊娠的可能性最大；而上海、陕西妇女婚前妊娠的可能性则较低，仅为参照组的0.64[5]。虽然当时没有考察各地区人口健康产出指标状况，但从婚前妊娠地区分布来看，上述这一研究发现一定

---

① Treffers P，"Teenage pregnancy，a worldwide problem"，*Nederlands tijdschrift voor geneeskunde*，Vol. 147，No. 47，2003.

② Kost K，Henshaw S，Carlin L，*US teenage pregnancies，births and abortions：National and state trends and trends by race and ethnicity*，Guttmacher Institute，2010.

③ Arai L，*Teenage pregnancy：the making and unmaking of a problem*，Bristol：The Policy Press，2009.

④ Smith D，Elander J，"Effects of area and family deprivation on risk factorsfor teenage pregnancy among 13 – 15-year-old girls"，*Psychology，health & medicine*，Vol. 11，No. 4，2006.

⑤ 参见徐莉《中国7省市女性婚前怀孕变动趋势、后果即影响因素》，《人口研究》1998年第1期。

程度上证实了本研究中关于控制年龄影响后，人口健康产出较差的省份中未婚性活跃女性青少年中没有妊娠的比例较高的原因的猜想，即可能这些省份未婚流产医疗服务可及性较差或盛行特殊的文化习俗，使得这些地区的未婚女性青少年一旦妊娠便可能走向结婚生育，而不是将未婚妊娠诉诸流产。

根据未婚妊娠的可能保护性因素对妊娠是否发生进行预测，模型具有较好的分类正确率（误判率 11.14%），同时在本研究所关注的 16 个保护性因素规定下，模型灵敏度很高而特异性很低。对那些具有这些特征的未婚性活跃女性青少年而言，她们能确定地免于妊娠；对某些不具有这些特征的未婚性活跃者而言，理论上她们可能也不会发生妊娠，但实际上在其他因素的作用下她们发生了妊娠。关键保护性因素中，个人因素中年龄对未婚性活跃女性青少年不发生妊娠的影响最大；整体上，家庭社会经济地位的影响相对较大，其次为社会发展与个人社会经济地位。

英国的研究表明相对于家庭贫困而言，地区贫困对青少年妊娠的影响更显著[1]。这是从风险因素研究的角度出发得出的结论。本研究从保护性因素的角度得出，家庭因素所能带来的积极影响更显著，其次为社会因素。这与前述来自英国的研究相得益彰，也进一步说明保护性因素研究与风险因素研究不但在研究方法上同中有异，在研究结论上也存在一定的异同。

控制其他变量时未婚妊娠关键保护性因素对未婚性活跃者未妊娠的影响模式为：

年龄对未婚性活跃女性青少年未妊娠的积极影响表现为中间高、两头低的模式。年龄为 18—20 岁时，不发生未婚妊娠的可能性约为 15 岁人群的 2 倍，24 岁人群的 2.5 倍。

未婚青少年未妊娠的年龄模式可能在于，中国未婚青少年性与生殖健康知识普遍缺乏，但 18—20 岁年龄段准备升大学，或刚开始就业这样一个时段。因此相比其他年龄段上那些可能约会更频繁或性行为更频繁的性活跃青少年而言，18—20 岁年龄段性活跃青少年可能受到较多

---

[1]　Smith D, Elander J, "Effects of area and family deprivation on risk factorsfor teenage pregnancy among 13–15-year-old girls", *Psychology, health & medicine*, Vol. 11, No. 4, 2006.

监督管制。约会频繁或性行为频繁被证明是青少年妊娠的风险因素，监管严格被证明为是其保护性因素①。同时，本研究中关于未成年人不发生妊娠可能性较小的研究发现可能还在于，年龄较小则获取避孕套等的能力受限。如英国关于 16 岁以下青少年妊娠就表明这些青少年获取避孕资源能力受限导致妊娠②。这一发现也与经典研究中性行为频率对妊娠有重要影响③这一结论一致。

此外，20 岁以上青少年不发生妊娠的可能性相对最低，这可能与中国女性法定结婚年龄及婚前妊娠逐渐增多有关。中国法定结婚年龄为 20 岁，在婚前妊娠逐渐增多④的假设下，很可能未婚妊娠者中正在怀孕的人在 20 岁以上的比例较大。这一猜想得到了本研究数据的支持。也就是说，正在怀孕的青少年大部分是 20 岁以上，她们可能因怀孕而结婚。这也说明，18 岁之前的未成年青少年与 20 岁以上适婚年龄青少年发生妊娠的模式存在差异，需要针对不同原因进行干预。

家庭人均年收入低于 5 万元时，未婚性活跃女性青少年对家庭人均年收入的积极作用非常敏感。表现在家庭人均年收入少量增加，未婚性活跃女性青少年未妊娠的可能性大幅提高。当家庭人均年收入超过 5 万元时其积极作用降低，同时未婚性活跃女性青少年对其影响的敏感性也降低。家庭人均年收入约为 5 万元的未婚性活跃女性青少年不发生妊娠的可能性约为家庭人均年收入极低的人群的 2.5 倍，极高的人群的 1.5 倍。贫困与青少年妊娠有着复杂而确定的联系⑤。家庭人均年收入远低于 5 万元甚至陷入贫困时，未婚性活跃青少年发生不妊娠的可能性

---

① Kirby D，Lepore G，Ryan J，*Sexual risk and protective factors-Factors affecting Teen Sexual Behavior*，*Pregnancy*，*Childbearing*，*and Sexually Transmitted Disease*：*Which Are Important*，ETR Associates，2005.

② Buston K，Williamson L，Hart G，"Young women under 16 years with experience of sexual intercourse：who becomes pregnant?" *British Medical Journal*，Vol. 61，No. 3，2007.

③ Davis K，Blake J，"Social structure and fertility：An analytic framework"，*Economic development and cultural change*，1956.

④ 参见徐莉《中国 7 省市女性婚前怀孕变动趋势、后果即影响因素》，《人口研究》1998 年第 1 期。

⑤ Henshaw SK，"Unintended pregnancy in the United States"，*Family Planning Perspectives*，Vol. 30，No. 1，1998. Finer LB，Henshaw SK，"Disparities in rates of unintended pregnancy in the United States，1994 and 2001"，*Perspectives on Sexual and Reproductive Health*，Vol. 38，No. 2，2006.

极小。

父母工作类型方面，父母亲为机关、企事业单位管理者或专业技术人员，未婚女性青少年不发生妊娠的可能性相对较大，而父母工作类型为商业、服务业、个体工商户、非农产业及农业领域时，未婚女性青少年不发生妊娠的可能性较小。前者约为后者的 1.5 倍。父母职业是家庭社会地位的重要体现，家庭社会地位与青少年妊娠有着强烈负相关关系[1]。在中国社会环境下，相比而言，父母为机关、企业是单位管理者或专业技术人员，家庭社会地位高，未婚女性青少年不发生妊娠的可能性大。此外家庭收入与父母工作类型是家庭社会经济地位的重要方面。具有可观的家庭人均年收入、父母社会地位较高，未婚青少年发生妊娠的可能性较小[2]。本研究从另一个角度——不发生妊娠的可能性角度，发现家庭社会经济地位较高未婚女性青少年不发生妊娠的可能性较大。这一发现完善了以往关于社会经济地位与妊娠的关系的研究。

此外，私立医疗机构过度宣传流产服务对未婚女性青少年带来消极影响，部分青少年对流产不以为然，多次妊娠。

本章主要存在以下不足。（1）研究对妊娠发生时间规定不严格。一方面，如前文所述研究中涉及过去 12 个月的测量时，行文中视为对2009 年的相关情况的测量；另一方面，妊娠发生仅指未婚女性青少年报告过去 12 个月有流产服务需要同时报告有妊娠经历的情况，或报告正在怀孕的情况。（2）研究对象仅限于目前未婚的青少年。某些未婚时发生妊娠的女性青少年可能通过结婚而改变其未婚身份。从这一点来看，本章并不是严格意义上的关于未婚妊娠的研究，而应理解为目前为未婚身份的女性青少年妊娠保护性因素研究。

---

① Hogan DP, Kitagawa EM, "The impact of social status, family structure, and neighborhood on the fertility of black adolescents", *The American journal of sociology*, Vol. 90, No. 4, 1985.

② Ellis BJ, Bates JE, Dodge KA, Fergusson DM, John Horwood L, Pettit GS, et al. , "Does father absence place daughters at special risk for early sexual activity and teenage pregnancy?" *Child development*, Vol. 74, No. 3, 2003.

第五章 未婚妊娠结局与自然
流产保护性因素

　　未婚妊娠结局指未婚女性青少年妊娠的最后结局，包括自然流产、人工流产、引产、活产与死产五种。一般地，人工流产指用人工的方法使妊娠中断，常为避孕失败后的补救措施，有药物和器械两种方法；其中妊娠中期的人工流产称为引产。死产指妊娠 20 周后胎儿在子宫内死亡称为死胎，胎儿在分娩过程中死亡，称为死产，也是死胎的一种。但需要说明的是，妊娠的结局等属于调查问题中的附加问卷部分，涉及隐私，根据调查协议由受访者自填。因此，虽然医学上对妊娠结局有明确界定，但本研究中妊娠结局仅指自然流产、人工流产、引产、活产与死产这五种，非医学意义上的严格范畴。

　　从个人、家庭和社会三个层面的因素中辨析使未婚女性青少年妊娠后实现人工流产免于自然流产的因素，本章旨在防范未婚自然流产风险。所谓未婚自然流产风险，指对未婚妊娠青少年人群而言，自然流产发生是不被希望的或者说非意愿的，但具有发生的可能性；同时，发生与否、发生的时间、发生后的结局等方面具有不确定性。从诸多因素中甄别出未婚自然流产风险的保护性因素，旨在促进未婚妊娠者实现人工流产，规避未婚自然流产风险，为保护网构筑、未婚自然流产干预提供实证研究。

　　如第四章所述，有性行为的未婚女青少年中（2105 名，未加权），21.3% 有 1 次以上妊娠经历。在有妊娠经历的未婚女性青少年中，90.9% 有 1 次以上流产经历，19.0% 多次流产；即每 10 人中约有 9 人有 1 次以上流产经历，2 人多次流产[①]（见表 5-1）。

---

　　① 参见郑晓瑛、杨蓉蓉、陈华、谈玲芳、陈功《中国未婚女青年妊娠及流产需要与实现》，《妇女研究论丛》2011 年第 6 期。

表5-1　　　　　　　　　未婚女性青少年流产比例①　　　　　（单位：人，%）

次数	流产[1]	
	人数	比例
0	41	9.1
1	322	72.0
2	73	16.3
3	7	1.5
4	5	1.2
1次及以上	407	90.9
2次及以上	85	19.0

注：1 指在有妊娠经历的（$n=448$）未婚女性青少年中流产的比例。

本章的研究人群为有1次及以上妊娠经历同时报告过去12个月有流产需要的未婚女性青少年。简单起见，文中或表述为过去12个月未婚妊娠者。

2009年未婚青少年生殖健康可及性全国抽样调查的22288名（其中女性10970名）未婚青少年中，过去12个月有性行为的未婚女性青少年2073人，其中173人过去12个月发生妊娠（加权数）。考察这173名过去12个月发生妊娠的未婚女性青少年妊娠结局时，32人未给予应答（加权数）。本章排除该缺失值来考察过去12个月未婚妊娠的结局。由于过去12个月未婚妊娠女性青少年为近似随机抽样，研究中当以过去12个月未婚妊娠女性青少年为总体时，使用样本数。过去12个月未婚妊娠者调查样本删除缺失值后，有效样本为149（未加权数），为本章的研究人群。本章为大总体、小样本研究。

分析路线为妊娠结局现况描述与未婚自然流产保护性因素模型分析。首先对未婚女性青少年过去12个月不同妊娠结局进行描述、对粗人工流产率进行计算，随后对未婚妊娠者特征进行简单描述性分析，在此基础上通过随机森林数据挖掘对未婚妊娠青少年的妊娠结局（人工流产与自然流产）进行预测，建立未婚自然流产保护性因素模型。这一模

---

① 参见郑晓瑛、杨蓉蓉、陈华、谈玲芳、陈功《中国未婚女青年妊娠及流产需要与实现》，《妇女研究论丛》2011年第6期。

型分析旨在探讨未婚自然流产的关键保护性因素、防范未婚自然流产风险（参见第三章研究方法中研究技术路线）。

第一节 未婚妊娠结局与粗人工流产率

一 未婚妊娠结局分布

149 名过去 12 个月未婚妊娠者中，从人数上看，144 人经历人工流产（含引产），占 96.6%［95% 置信区间：（92.3%，98.9%）］。不含引产的统计为 133 人，占 89.3%（83.1%，93.7%）。从人次上看，过去 12 个月内未婚女性青少年中 202 人次发生妊娠，189 人次诉诸人工流产，占 93.6%。2009 年中国未婚女性青少年妊娠结局分布如表5 - 2所示。

表 5 - 2　　　　　　　2009 年中国未婚妊娠青少年妊娠结局

妊娠结局	人工流产	引产	自然流产	活产/死产
发生人数 149	133	4	13	0
发生人次 202	185	4	13	0

注：表中数值为未加权数。由于调查是对未婚青少年总体进行随机抽样，在以过去 12 个月发生妊娠未婚女性青少年为研究对象时，我们只能假设该研究对象的样本数据为近似随机抽样数据。然而我们无法获得近似随机抽样数据的权数，故研究中以未婚妊娠者为研究对象时使用未加权的样本数据。

其中，人工流产情况如表 5 - 3 和表 5 - 4 所示。

表 5 - 3　　　2009 年中国未婚妊娠青少年人工流产情况（不含引产）

流产次数	人数	百分比	总体比例 95% 置信区间
0	16	10.7	6.3，16.9
1	103	69.1	61.0，76.4
2 次及以上	30	20.1	14.0，27.5
总计	149	100	流产人数：133；流产人次：178

注：同表 5 - 2。表中各类百分比之和不为 100%，为四舍五入导致的误差。

表5-4　　　2009年中国未婚妊娠青少年人工流产情况（含引产）

流产次数	人数	百分比	总体比例 95%置信区间
0	5	3.4	1.1，7.7
1	113	75.8	68.2，82.3
2次及以上	31	20.8	14.6，22.2
总计	149	100	流产人数：144；流产人次：189

注：同表5-2。

　　未婚青少年人工流产比（abortion ratio）理论上应当指未婚女性青少年某年每1000名活产婴儿对应的人工流产数。本研究仅计算时间泛化调整后的未婚女性青少年人工流产比（含引产），即去掉时期的界定后计算未婚女性青少年人工流产粗比：每1000名活产婴儿对应的人工流产数。但数据表明，中国未婚女性青少年妊娠结局中活产数极少，不适宜计算人工流产比（事实上，未婚女性青少年中，以往共发生530人次流产，而仅有2例活产）。

　　青少年生育率指某年每1000名15—19岁女孩的生产活产婴儿数①。本研究试图计算青少年或未婚青少年生育率，但一方面如同计算流产比时所面临的问题那样，活产数极少；另一方面生育率受年龄结构的影响较大。故研究中不提供未婚青少年生育率。需要说明的是，不考虑婚姻变量时上述未经调整的数据结果与本研究的开篇关于中国青少年生育率的数据并不矛盾。

二　未婚青少年粗人工流产率

　　计算2009年中国未婚青少年粗人工流产率（含引产），结局如表5-5所示。

---

　　① 参见世界卫生组织《世界卫生统计2010》，2010年（http：//www.who.int/whosis/whostat/ZH_ WHS10_ Full. pdf）。

表 5 – 5　　　　　　　　2009 年中国未婚青少年粗人工流产率　　　　（单位：‰）

	加权数	未加权数	粗流产率		
			Ⅰ：d/a	Ⅱ：e/b	Ⅲ：e/c
a 总人数（女性）	10970		16.59	—	—
b 性活跃者（m 删除）	1800（$m=273$）	b1777（$m=297$）	—	106.36	—
妊娠人数（m 删除）	141（$m=32$）	c149（$m=50$）	—	—	1268.46
流产次数	$d*$：176	e：189	—	—	—

　　注：其他国家多研究妇女年流产率，指某年每 1000 名 15—45 岁妇女中发生的流产数。表 5 – 5 中中国未婚青少年粗流产率Ⅰ与此类似。具体指标定义见第三章概念界定部分。*加权后流产人数：137。

　　由表可知，2009 年中国每 1000 名 15—24 岁未婚女性中人工流产数约为 17 次，即未婚青少年粗人工流产率Ⅰ为 16.59‰；每 1000 名 15—24 岁过去 12 个月有性行为未婚女性中人工流产数约为 106 次，即未婚青少年粗人工流产率Ⅱ为 106.36‰；每 1000 名 15—24 岁未婚妊娠女性中的人工流产数约为 1268 次，即未婚青少年粗人工流产率Ⅲ为 1268.46‰，平均每名未婚妊娠青少年曾经流产过 1.27 次。

第二节　未婚自然流产保护性因素

一　未婚妊娠者特征分布

　　149 名未婚妊娠女性青少年个人、家庭、社会三个层面的特征分布如表 5 – 6 所示。

表 5 – 6　未婚自然流产保护性因素研究中解释变量描述（样本量 149）

变量	人数	百分比	总体比例
			95% 置信区间
流动状态，$n=135$			
（校外）流动	28	20.7	14.2，　28.6
（校外）非流动	107	79.3	71.4，　85.8
居住安排			
未与亲生父母居住在一起	18	12.1	7.3，　18.4

续表

变量	人数	百分比	总体比例
			95% 置信区间
与亲生父母居住在一起	131	87.9	81.6, 92.7
城乡居住地			
城镇	58	38.9	31.1, 47.2
农村	91	61.1	52.8, 68.9
	样本中位数	样本均值	样本标准差
年龄（岁）	21.05	20.75	2.031
家庭人均年收入（元）	10000	12880	13740
家庭规模（人）	4	4.26	1.26

注：社会发展指标分布情况参见第三章二手数据部分。

同时，受教育水平方面未婚妊娠青少年大多为高中/中专毕业或初中毕业受教育水平，而父辈多为初中受教育水平。此外，未婚妊娠者个人及父母受教育水平分布差异较未婚女性青少年性活跃者与父辈的差异缩小。同样，和父亲人群相比，母亲人群受教育水平相对较低。工作类型方面，未婚妊娠青少年以商业/服务业员工、一般办事人员居多，另有较多未婚妊娠者目前没有工作。父辈中，与母亲人群的工作类型相比，其父亲人群的工作类型分布较均匀，其中以从事非农劳动者和个体工商户居多，而母亲人群多为农业劳动者。

二 未婚自然流产保护性因素模型结果

依据随机森林进行数据预处理、模型参数设定后（见附件），下面对未婚自然流产的关键保护性因素进行研究，包括模型总体效果、关键保护性因素及其对未婚妊娠后进行人工流产的影响。

（一）模型总体效果

首先，对未婚妊娠女性青少年人工流产之误判率、可信度与相似性进行报告。对 149 个观测值 202 人次两类未婚妊娠结局（人工流产、自然流产）进行预测，模型总体误判率为 6.44%，同时模型灵敏度很高而特异性较低。混淆矩阵如表 5-7 所示。

表 5 - 7　　　　未婚自然流产保护性因素模型总体误判率与混淆矩阵

		模型判断妊娠结局		分类误判率
		人工流产	自然流产	
观测值妊娠结局	人工流产	185	4	0.0211
	自然流产	9	4	0.6923
模型总体袋外误判率				6.44%

注：人工流产含引产。研究目标为甄别未婚自然流产的保护性因素。参数设置 mtry 为 3、ntree 为 500。

可见在 16 个可能的未婚自然流产保护性因素的规定下模型具有较好的分类正确率，在某些积极因素的影响下，未婚妊娠女性青少年免于自然流产而将未婚妊娠结局诉诸人工流产的可能性很大。不过对不具有保护性因素特征的未婚妊娠者而言，模型预测她们同样具有主动实施人工流产的可能性（69.23%），这与实际情况不符。换言之，研究中的未婚自然流产的保护性因素特异性较低。

从混淆矩阵来看，很容易让人认为模型似乎将所有观测值都判断为进行了人工流产，即使全部判断为进行了人工流产（混淆矩阵中数值为 4 和 4 位置都为 0），也能得到较低的误判率。然而，模型在对每一个观测值分类时，分类结局有两种可能，一个不好的模型可能将观测值都判断为发生自然流产。从这个角度讲，可以说本章的随机森林模型准确地对观测值进行了分类。总之在数据可获得性前提下，本章对使未婚妊娠免于自然流产的因素进行了准确识别。

下面进一步考察模型可信度即本研究中未婚自然流产保护性因素对未婚性活跃女性青少年的影响方式。在研究中所关注的未婚自然流产保护性因素影响下，未婚妊娠女性青少年主动实施人工流产的确定性较大，而发生自然流产的确定性很小。即当未婚妊娠者具有研究中的某些保护性因素特征时，几乎能断定她们将进行人工流产而确保不发生自然流产。但本研究中所规定的保护性因素不足以将人工流产子群体从自然流产子群体中区分开，也就是说，某些不具备本研究中保护性因素特征的未婚妊娠者，模型认为她们同样不会发生自然流产（只是当模型作出这种预测时把握性极小），但实际上她们在本研究未纳入的某些其他因素的影响下发生了自然流产［见图 5 - 1 （a）］。

这种特性在观测值相似性考察中也有所体现。以 16 个属性来规定 149 名未婚妊娠者 202 人次妊娠结局的相似性表明，人工流产人群与自然流产人群各自具有较好的聚集性。但在 16 个属性规定下人工流产人群较难与自然流产人群相区分，自然流产人群较多"掺杂"在人工流产人群中。这说明研究中的保护性因素的特异性低，若仅从 16 个属性来考察某些不具备那些保护性特征的未婚妊娠者，那么她们遭遇自然流产具有较大的偶然性［见图 5 - 1（b）］。

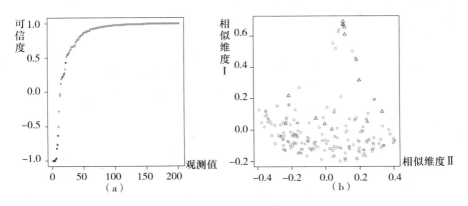

图 5 - 1　未婚自然流产保护性因素模型可信度与相似性

注：（a）图：纵轴为观测值在随机森林节点上分类正确率与最大误判率之差。横轴为观测值。图形中可信度在 0.0—1.0 之间的绝大部分的点为未婚妊娠实现人工流产的观测值，可信度在 - 1.0—0.0 之间的绝大部分的点为未婚妊娠发生自然流产的观测值。点所对应的纵坐标越接近 1.0 则模型预测时确定性越大。

（b）图：图中圆圈表示妊娠结局为人工流产的观测值，三角形表示妊娠结局为自然流产的观测值。图形越聚集表明在解释变量规定下观测值越相似。

　　总之在本研究所关注的 16 个保护性因素规定下，对那些具有这些特征的未婚妊娠女性青少年而言，她们能确定地免于自然流产而将妊娠结局诉诸人工流产；同时对某些不具备这些特征的未婚妊娠者而言，理论上她们可能也会进行人工流产，但实际上在其他因素的作用她们较偶然地发生了自然流产。

　　（二）关键保护性因素及其对人工流产的影响模式

　　未婚妊娠者自然流产的关键保护性因素具体是哪些？其作用模式是怎样的？接下来将依据各解释变量的相对重要性因子值来考察研究中的

保护性因素作用的大小，并研究其中关键的保护性因素对未婚妊娠者人工流产的影响模式。

解释变量相对重要性因子值排序表明（见表5-8），社会发展与家庭社会经济地位在本章所分析的三大类共16个解释变量中对未婚女性青少年妊娠后进行人工流产的影响最大；个人社会经济地位次之；最后是家庭居住安排、流动状态和城乡居住地。以变量重要性因子值的上四分位（1.67）为临界值确定未婚性活跃女性青少年未妊娠的关键保护性因素发现，未婚妊娠女性青少年的家庭人均年收入、社会发展指标对其未婚妊娠后实现人工流产免于自然流产影响显著。

表5-8　随机森林未婚自然流产保护性因素模型变量重要性因子值

变量	人工流产	自然流产	MDA 平均精度下降	Gini 纯度
家庭人均年收入	−0.11	2.79	0.2	2.76
人类发展指数	0.66	2.61	0.83	2.26
健康不公平指数	0.6	3.42	0.84	2.12
社会性别差异指数	0.49	3.03	0.72	1.87
年龄	0.33	−0.45	0.28	1.59
母亲受教育水平	0.61	2.07	0.74	1.55
家庭规模	0.38	0.78	0.42	1.52
父亲工作类型	0.11	2.75	0.35	1.41
父亲受教育水平	0.62	2.14	0.69	1.4
母亲工作类型	0.03	2.01	0.18	1.24
受教育水平	0.2	−0.25	0.17	0.8
收入	−0.12	0.71	−0.03	0.69
工作类型	−0.09	−0.46	−0.1	0.65
居住安排	−0.01	1.93	0.34	0.44
流动状态	0.13	0.48	0.16	0.35
城乡居住地	−0.18	0.66	−0.13	0.19

下面控制其他变量的影响后分别考察上述关键保护性因素对未婚者人工流产的影响模式。

家庭人均年收入极低时，未婚妊娠后进行人工流产的可能性较低，但随着家庭人均年收入的小幅增加，未婚妊娠后免于自然流产而进行人工流产的可能性迅速增加。当家庭人均年收入约为 2.5 万元时，家庭中的未婚女性青少年妊娠后实现人工流产、免于自然流产的可能性最大，此后，随着收入水平的提高，未婚妊娠后进行人工流产的可能性逐步降低。家庭人均年收入超过 5 万元时，家庭人均年收入对未婚女性青少年妊娠发生后是否人工流产的影响稳定，保持在进行人工流产的可能性很小而发生自然流产的可能性很大的水平。从相对风险值来看，家庭人均年收入约为 1.5 万元的未婚妊娠青少年实现人工流产的可能性约为家庭人均年收入极低的人群的 2 倍，家庭人均年收入极高的人群的 5 倍［图 5 - 2 (a)］。

社会发展方面，各省份的人类发展指数 HDI 与社会性别差异指数 GGI 对未婚妊娠结局的影响相似，与人口健康不公平指数 IHI 对未婚妊娠结局的影响趋势相反。

人类发展指数最低的省份，其未婚女性青少年妊娠后实现人工流产的可能性较小。随后人类发展指数越高未婚妊娠后人工流产的可能性越大。在人类发展指数约为 0.80 的省份，未婚女性青少年妊娠后实现人工流产可能性最大。此后人类发展指数越高未婚妊娠后人工流产的可能性降低而发生自然流产的可能性增加。从相对风险值来看，生活在 HDI 约为 0.80 的省份（大部分为东北、沿海及华中地区省份）的未婚女性青少年妊娠后实现人工流产而免于自然流产的可能性超过生活在 HDI 约为 0.90 的省份（上海、北京、天津）的未婚女性青少年的 5 倍以上。可见上海、北京、天津的未婚女性青少年妊娠后实现人工流产免于自然流产的可能性最小［图 5 - 2 (b)］。

人口健康不公平方面，简言之，生活在人口健康公平状况较差（IHI 约为 0.30π）省份（大部分为华中、沿海及华中地区省份）的未婚女性青少年妊娠后实现人工流产而免于自然流产的可能性，超过生活中人口健康公平状况较好（IHI 为 0—0.15）（上海、北京、天津）的省份的未婚女性青少年的 5 倍以上［图 5 - 2 (c)］。

社会性别差异方面，简言之，生活在社会性别差异较大（GGI 约为 65）省份（大部分为华中及西南地区省份）的未婚女性青少年妊娠后实现人工流产而免于自然流产的可能性，超过生活中社会性别差异较小（GGI 约为 75 及以上）（上海、北京、天津）的省份的未婚女性青少年的 5.5 倍以上［图 5 - 2（d）］。

总的来说，控制其他变量时未婚自然流产的关键保护性因素对未婚妊娠女性青少年妊娠后实现人工流产免于自然流产的影响模式为：

（1）家庭人均年收入低于 5 万元时，家庭人均年收入以 1.5 万元为峰值拐点对未婚妊娠女性青少年实现人工流产的可能性带来显著影响。

（2）北京、上海、天津三地未婚女性青少年妊娠后实现人工流产免于自然流产的可能性最小，而社会发展处于中上游如华中地区的省份未婚女性青少年妊娠后实现人工流产免于自然流产的可能性最大。

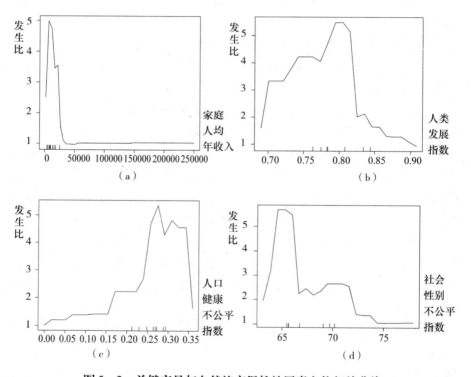

图 5 - 2　关键变量与自然流产保护性因素之偏相关曲线

注：偏相关曲线纵轴为某变量之于未婚妊娠后实施人工流产可能性的边际效应。纵轴取值越大，表明变量在相应取值时观测值未婚妊娠后实施人工流产的可能性越大。反之则观测值为未婚妊娠后发生自然流产的可能性越大。根据偏相关函数定义（见第三章定量研究方法部分），图中横轴任意两点所对应的值为发生比之比即比值比 odds ratio，可据此进一步估计人群相对风险。

三 未婚妊娠经历者妊娠结局统计指标值

接下来，不限定"过去12个月"这一时间范畴，不限定为女性，而对有妊娠经历（过去发生了妊娠）的未婚青少年（包括男性和女性）进行分析，以期对未婚妊娠结局作更为广泛的研究。其中15—24岁男性青少年（导致）的妊娠情况指其在调查时点前其所导致任何女性怀孕的经历。在这个部分的分析中，如无说明，妊娠既包括15—24岁女性青少年的妊娠，也包括15—24岁男性青少年造成性伴怀孕的情况；为简单起见，不单独考察调查中男性与女性互为性伴而可能导致所研究的妊娠为同一例妊娠的情况。分析中对年龄的规定，为研究对象在调查时的年龄，非调查对象妊娠发生的年龄。

在上述人群界定下，2009年未婚青少年生殖健康可及性全国抽样调查中，22288名被调查者中有4985名（22.4%）被访者报告有性经历。报告有性经历者中有4955名对是否妊娠及结局作出应答，其中有怀孕经历的有1000名。

（一）流产比

从人次上来看未婚青少年妊娠结局分布，整体上1000名有怀孕经历青少年中，共计怀孕次数为1318人次。其中，1142人次（含引产30人次）怀孕诉诸人工流产，占怀孕次数的86.6%，其中416人次（含多次引产8人次）属多次人工流产，占怀孕次数的31.6%，占人工流产人次（含引产）的36.4%。

将人群中人工流产的总人次（1142人次，含引产人次）与活产人次（7人次）相比，计算流产比。结果显示，未婚青年的人工流产比达163.1。

（二）分性别—年龄妊娠结局分布

分性别、年龄妊娠结局情况见表5-9。考虑到分类后某些妊娠结局人次较少，故本表只呈现人次，不计算比例。1318人次未婚妊娠中，自然流产人次达62，为所有怀孕人次的4.7%。活产集中分布在15—19岁未婚青年，死产也相对较多地发生在15—19岁年龄段。

表 5 - 9 分年龄—性别—未婚青年妊娠结局 （$n = 1318$ 人次）

年龄（岁）	性别	人工流产	引产	活产	死产	自然流产	仍在怀孕	不清楚	合计
15—19	男	86	7	5	2	13	12	13	138
	女	95	5	2	1	9	8	2	122
	小计	181	12	7	3	22	20	15	260
20—24	男	517	11	0	0	24	25	13	590
	女	413	7	0	1	16	24	2	463
	小计	930	18	0	1	40	49	15	1053
合计		1111	30	7	4	62	69	30	1313

第三节　本章小结

本章研究未婚女性青少年妊娠结局与未婚妊娠者自然流产的关键保护性因素。

2009 年中国未婚女性青少年中未婚妊娠者有效样本为 149，其中 144 人经历人工流产（含引产），占 96.6%（95% 置信区间：92.3%，98.9%）。2009 年中国未婚女性青少年中 202 人次发生妊娠，189 人次诉诸人工流产，占 93.6%。远远高于大部分国家的相应数据，大部分国家 20 岁以下青少年 30%—60% 的妊娠诉诸人工流产①。

2009 年，每 1000 名 15—24 岁未婚女性中人工流产数约为 17 次（未婚青少年粗人工流产率 I 为 16.59‰），每 1000 名 15—24 岁过去 12 个月有性行为未婚女性中人工流产数约为 106 次（未婚青少年粗人工流产率 II 为 106.36‰），每 1000 名 15—24 岁未婚妊娠女性中的人工流产数约为 1268 次（未婚青少年粗人工流产率 III 为 1268.46‰）。

以往研究中，广州市未婚流动人口流产状况调查表明，在有过性行为的未婚女性流动人口中，至少有过 1 次人工流产者占 29.9%②；成都

---

① WHO, *Helping parents in developing countries improve adolescents' health*, Geneva: World Health Organization, 2007.

② 参见张建端、炼武、时俊新、贾桂珍、石淑华、段建华等《广州市未婚流动人口人工流产状况及影响因素分析》，《中国计划生育学杂志》2006 年第 11 期。

市的这一比例为 16.72%①。从定义上看这与本研究中未婚青少年粗人工流产率Ⅱ类似，但数值上大大高于本研究中国过去 12 个月性活跃未婚青少年过去 12 个月的人工流产数（106.36‰）。这主要在于调查对象（未婚流动人口/青少年）、时间范畴（以往/过去 12 个月）与统计对象（流产经历人数/流产数）等规定上的差异。国际上通常按某一年中 1000 名女性青少年中所发生的流产数来衡量青少年人工流产的情况，本研究中未婚青少年粗人工流产Ⅱ参照这一定义，考虑到了指标界定的可对比性。

根据未婚自然流产的可能保护性因素对未婚妊娠后妊娠结局进行预测，模型具有较好的分类正确率（误判率为 6.44%），同时在本研究所关注的 16 个保护性因素规定下，模型灵敏度很高而特异性较低。对那些具有保护性因素特征的未婚妊娠女性青少年而言，她们能确定地免于自然流产；对那些不具有这些特征的未婚性活跃者而言，理论上她们可能也不会发生自然流产，但实际上在其他因素的作用下她们发生了自然流产。关键保护性因素中，社会发展与家庭社会经济地位对未婚妊娠女性青少年实现人工流产的影响最大；整体上，社会因素的影响相对较大，其次为家庭因素。

其中家庭人均年收入低于 5 万元时，家庭人均年收入以 1.5 万元为峰值拐点对未婚妊娠女性青少年实现人工流产的可能性带来显著影响。家庭人均年收入约为 1.5 万元的未婚妊娠青少年实施人工流产的可能性约为家庭人均年收入极低的人群的 2 倍，家庭人均年收入极高的人群的 5 倍。

生活在人类发展指数水平较高（HDI 约为 0.80，主要为东北、沿海及华中地区）的省份的未婚女性青少年妊娠后实现人工流产而免于自然流产的可能性超过生活在人类发展指数水平最高（HDI 约为 0.90，即上海、北京、天津）的省份的未婚女性青少年的 5 倍以上。

生活在人口健康公平状况较差（IHI 约为 0.30π，主要为华中、沿海及华中地区省份）的省份的未婚女性青少年妊娠后实施人工流产而免于自然流产的可能性，超过生活在人口健康公平状况较好（IHI 为 0—

---

① 参见崔念、李民享、田爱平、谢黎、罗世媛、陈晓勤《成都市未婚流动人群性和生殖健康状况与需求调查》，《中国计划生育学杂志》2004 年第 3 期。

0.15，即上海、北京、天津）的省份的未婚女性青少年的 5 倍以上。

　　生活在社会性别差异较大（GGI 约为 65，主要为华中及华西南地区）的省份的未婚女性青少年妊娠后实现人工流产而免于自然流产的可能性超过生活中社会性别差异较小（GGI 超过 73，即上海、北京、天津）的省份的未婚女性青少年的 5.5 倍以上。

　　社会发展方面总的来说，中国社会发展状况最好的地区北京、上海、天津三地未婚女性青少年妊娠后实现人工流产免于自然流产的可能性最小，而社会发展处于中上游如华中地区的省份未婚女性青少年妊娠后实现人工流产免于自然流产的可能性最大。这令人困惑，并需要结合自然流产风险因素如抽烟、既往自然流产史等[1]来进一步分析。如研究表明自然流产与不安全流产经历有关[2]，今后的研究中对两类未婚妊娠青少年的流产史有待进一步考察。

　　在不规定行为事件发生的时间范畴（不规定"过去 12 个月"）及不规定性别来研究有妊娠经历的未婚青少年的妊娠结局时，研究表明：

　　（一）流产比极高：大量的非意愿妊娠亟须采取进一步措施加以预防

　　联合国人口基金在华第五周期项目（2003—2005）中 2005 年实现的已婚妇女流产比为 0.30（62/208），比 2003 年基线调查下降 13.2%[3]。前文数据分析表明，2009 年未婚青少年流产比 163.1（1140/7），远远高于已婚妇女情况。毋庸置疑，未婚青少年妊娠绝大多数为非意愿妊娠，亟须采取进一步措施预防未婚青少年非意愿妊娠的发生。

　　（二）活产、死产在 15—19 岁年龄段的集中：应对 15—19 岁青少年未婚妊娠加以重点干预

　　关于自然流产发生风险，未婚青少年（1318 人次中 62 人次自然流产）远远高于联合国人口基金在华第五周期项目（2003—2005）记录

　　① RISCH HA, WEISS NS, AILEEN CLARKE E, MILLER AB, "Risk factors for spontaneous abortion and its recurrence", *American Journal of Epidemiology*, Vol. 128, No. 2, 1988.

　　② Singh S, "Global consequences of unsafe abortion", *Women's Health*, Vol. 6, No. 6, 2010.

　　③ Bohua L, Jiuling W, Fengmin Z, *UNFPA/CHINA Quality of Care in Reproductive Health/Family Planning Project*, *Fifth Country Programme*, *Quantitative Evaluation Report*, 2003 – 05: *Key Findings*, China Population & Development Research Centre, National Centre for Women and Children Health, Chinese Centre for Disease Control and Prevention, and Southampton Statistical Sciences Research Insitute, UK, 2006.

的已婚妇女（985 人次中 26 人次为自然流产）[①]，未婚青少年自然流产相对风险为已婚妇女的 1.81 倍。可以想见，由于身体不够成熟、越年幼未婚妊娠压力越大等多方面原因，未婚青少年自然流产风险相对更大，应尤为关注。

与自然流产原因类似，15—19 岁年龄段发生的死产问题尤为严重；同时活产也相对集中在 15—19 岁未婚青少年，与未为感知的流产需要、愈加薄弱的安全意识等有关系，也呼应了前文中关于青少年生育率的历史数据。死产与活产相对集中发生在 15—19 岁年龄段，与交叉表分析中 15—19 岁青少年妊娠后，未进行人工流产的比例显著高于 20—24 岁青少年这一现象吻合，应对 15—19 岁青少年未婚妊娠加以重点干预。

（三）西部地区 20—24 岁青少年多次人工流产发生比例高：西部地区未婚青少年生殖健康可及性存在的突出问题

过去 12 个月有多个性伴侣、居住在城镇、东部地区、在校青少年未婚妊娠后没有进行人工流产的比例显著高于对应人群，这可能受性别年龄及社会人口学因素的影响。分性别—年龄后，除 20—24 岁青少年的人工流产经历与地区之间的关系显著外，未婚青少年流产经历与所研究的社会经济变量关系都不显著。其中，西部地区 20—24 岁青少年多次人工流产发生比例高与多次未婚妊娠的发生有关，反映了西部地区未婚青少年生殖健康可及性方面存在的问题尤为突出[②]，令人担忧。

东部地区 20—24 岁青少年未婚妊娠未诉诸人工流产的比例高，反映出其他妊娠结局的可能性更大，可能关系到未婚青少年生育率与生育模式。未婚青少年妊娠结局的社会人口学分布及影响因素有待进一步研究。

本章主要存在以下不足：

（1）研究对妊娠结局的发生时间规定不严格。一方面，如前文所述研究中涉及过去 12 个月的测量时，行文中视为对 2009 年的相关情况的测量；另一方面，妊娠结局仅指报告过去 12 个月有流产服务需要同

[①]　Bohua L, Jiuling W, Fengmin Z, *UNFPA/CHINA Quality of Care in Reproductive Health/Family Planning Project*, *Fifth Country Programme*, *Quantitative Evaluation Report*, 2003 – 05: *Key Findings*, China Population & Development Research Centre, National Centre for Women and Children Health, Chinese Centre for Disease Control and Prevention, and Southampton Statistical Sciences Research Insitute, UK, 2006.

[②]　参见张立英、沈永华、周连福、由家惠、孔璐、赵进顺等《未婚青少年性行为及避孕服务的可获得性》，《中国计划生育学杂志》2002 年第 10 期。

时报告有妊娠经历的未婚女性青少年的妊娠结局，不能完全确定妊娠结局是发生在过去 12 个月。

（2）在不规定行为事件发生的时间范畴（不规定"过去 12 个月"）及不规定性别［其中 15—24 岁男性青少年（导致）的妊娠情况指其在调查时点前其所导致任何女性怀孕的经历］来研究有妊娠经历的未婚青少年的妊娠结局时，由于抽样调查的对象为调查时未婚的青年。这样，在研究未婚青少年的妊娠结局包括流产经历时，将可能因未婚妊娠而结束未婚身份（如奉子成婚）的情况排除了。故本文所研究未婚青年妊娠结局仅为调查时仍为未婚的青年的妊娠结局，非未婚青年发生妊娠时的所有妊娠结局。

（3）本研究中使用的未婚青少年的年龄为调查时的年龄，非妊娠及流产时的年龄。这是在与其他类似研究进行比较时需要注意的。

第六章　未婚流产服务利用与机构外流产保护性因素

　　流产服务指与妊娠终止有关的医疗机构服务。医疗机构指专业医务治疗场所，包括公立医院、社区卫生服务机构（中心、站）/门诊部、乡镇卫生院、私立医院、私人诊所、计划生育服务站。研究中将未婚女性青少年过去 12 个月发生 1 次妊娠且妊娠诉诸人工流产（含引产）但未去医疗机构或向医生、护士寻求流产服务的情况称为机构外流产，定性为未满足的流产服务需要；反之为机构内流产。

　　这个主题的讨论也常常与流产服务可及性有关。

　　以往研究表明服务可及性对人群健康结局至关重要，是与公平性、效率和质量并列的影响健康结局的重要维度。服务可及性首先在卫生服务领域获得了关注，随后在其他公共服务等领域引起重视。1968 年，安德森[①]（Andersen RM）提出了解释个体卫生服务可及性的模型，即社会行为模型或安德森模型，随后该模型一直是服务可及性研究的基础。Andersen 模型认为应该从四个方面测量可及性：环境因素、人群特征、卫生行为和健康结果。2005 年，安德森[②]进一步从三个方面阐述卫生服务可及性的决定因素：卫生服务提供系统的特征与医疗技术的发展、疾病定义与治疗标准的改变和个人对卫生服务利用的因素。虽然目前尚未对流产服务可及性问题进行专门而系统的文献评述，但从安德森模型的适应性来看，其服务可及性理论与操作框架对本章关于未婚青少年流产服务可及性研究具有指导意义。因而本章中将把未婚流产者和未

---

　　① Andersen R，"A behavioral model of families' use of health services"，*Research Series*，Vol. 25，1968.

　　② Andersen R，Newman JF，"Societal and Individual Determinants of Medical Care Utilization in the United States"，*The Milbank Quarterly*，Vol. 83，No. 4，2005.

婚流产服务需求者的流产服务利用情况归为流产服务可及性探讨语境中。

具体来看，结合本研究发展生态学理论，本章从个人、家庭、社会三个层面研究促使未婚妊娠青少年利用医疗机构流产服务的因素；并进一步采用社会心理能力框架，分析流产服务需要未满足的原因，目的在于提高未婚妊娠青少年对医疗机构流产服务的利用，防范医疗机构外流产风险。

与未婚妊娠风险、未婚自然流产风险类似，未婚机构外流产风险也是研究中需要规避的风险。有所不同的是，未婚机构外流产风险指从人群健康角度而言，机构外流产的发生尤不为政府和人口健康倡导者所期望；因而倡导当有流产服务需求时，须借助专业医疗机构的服务供给。但机构外流产服务利用在未婚妊娠青少年中具有发生的可能性；同时，发生与否、发生的时间、发生后的结局等方面具有不确定性。从诸多因素中甄别出未婚妊娠机构外流产的保护性因素，旨在促进医疗机构内流产服务利用，规避未婚机构外流产风险，为保护网构筑、未婚机构外流产干预提供实证研究。

本章研究人群为有流产服务需要的未婚女性青少年。从模型分析来看，细分为两类特征人群：

（1）有且仅有 1 次未婚妊娠经历同时有且仅有 1 次人工流产（含引产）经历的、报告过去 12 个月有流产服务需要的未婚女性青少年。简单起见，文中或表述为"过去 12 个月未婚流产者"。

（2）报告过去 12 个月有流产服务需要未婚女性青少年。简单起见，文中或表述为"过去 12 个月有流产服务需求者"。

显然，第一类人群范围更为狭小。相比而言，前者严格确定有刚性流产事实，后者存在更多需求可能。如前所述，流产服务指与妊娠终止有关的医疗机构服务。所以，上述人群界定中的第二类包含过去 12 个月没有发生妊娠，但因 12 个月前实施妊娠终止而在过去 12 个月内有术后服务需要；也包括过去 12 个月发生 1 次以上的妊娠，针对这些妊娠需要获得的流产服务。

简言之，第一类关注的是流产术，第二类关注的是流产术及相关服务；即前者更迫切、更刚性；后者偶然因素更多，更模糊。

这样，本研究在流产服务可及性关切下，先对"过去 12 个月未婚流产者"（第一类）进行未婚机构外流产保护性因素模型分析，以探明对已经实施了流产的未婚女性青少年，促使其不去非专业医务治疗场所实施流产术的因素。然后，对"过去12个月有流产服务需求者"（第二类）进行同样思路的分析。这样的研究递进，遵循的是先简单后复杂的原则；以便对流产服务可及性做更广泛的探讨。

结合数据来看，2009年未婚青少年生殖健康可及性全国抽样调查的22288名（其中女性10970名）未婚青少年中，过去12个月发生妊娠的女性青少年为173人，其中101人过去12个月有且仅有1次妊娠且诉诸人工流产。考察这101名过去12个月有且仅有1次妊娠且诉诸人工流产的未婚女性青少年医疗机构流产服务利用时，6人未给予应答（加权数）。本章在排除该缺失值来考察过去12个月未婚妊娠流产女性青少年医疗机构流产服务利用。由于过去12个月未婚妊娠流产者女性青少年近似随机抽样，研究中当以过去12个月未婚流产女性青少年为总体时，使用样本数。过去12个月未婚流产者调查样本删除缺失值后，有效样本为100（未加权数），为本章的第一类研究人群。本章第一类人群的研究为大总体、小样本研究。

同时，该10970名未婚女性青少年中，在不限定过去12个月是否发生妊娠的条件下，有270名报告过去12个月内有流产服务需要，其中165人去医疗机构接受了流产服务。过去12个月有流产需求者调查样本删除缺失值后，有效样本为270（未加权数），为本章的第二类研究人群。本章第二类人群的研究亦为大总体、小样本研究。

分析路线主要为流产服务利用现况描述与未婚机构外流产保护性因素模型分析。首先对未婚妊娠青少年医疗机构流产服务利用进行简单描述性分析，随后采用随机森林数据挖掘对未婚妊娠者医疗机构流产服务利用（医疗机构内流产与医疗机构外流产）进行预测，建立未婚机构外流产保护性因素模型；旨在探讨未婚机构外流产的关键保护性因素，防范未婚机构外流产风险（参见第三章研究方法中研究技术路线）。本章最后还将从质性材料中对未满足的流产服务需要的原因进行解读。以下针对两类研究人群分别论述。

首先分析第一类人群：过去12个月未婚流产者。

第一节　未婚流产者流产服务利用

100 名①过去 12 个月未婚流产者中，93 人去医疗机构或向医生、护士寻求流产服务（简称"机构内流产"），占 93.0% ［95% 置信区间：(86.1%，97.1%)］。未婚流产女性青少年医疗机构流产服务利用情况如表 6 - 1 所示。

表 6 - 1　2009 年中国未婚流产女性青少年医疗机构流产服务利用

未婚流产	人数	百分比	总体比例 95% 置信区间
机构内流产	93	93.0	86.1，97.1
机构外流产	7	7.0	2.9，13.9
总计	100	100	流产人次：100

注：表中数值为未加权数。由于调查是对未婚青少年总体进行随机抽样，在以过去 12 个月进行未婚流产女性青少年为研究对象时，我们只能假设该研究对象的样本数据为近似随机抽样数据。然而我们无法获得近似随机抽样数据的权数，故研究中以未婚妊娠者为研究对象时使用未加权的样本数据。

第二节　未婚流产者机构外流产保护性因素

一　未婚流产者特征分布

100 名未婚流产女性青少年个人、家庭、社会三个层面的特征分布如表 6 - 2 所示。

表 6 - 2　未婚机构外流产保护性因素研究中解释变量描述（样本量 100）

变量	人数	百分比	总体比例 95% 置信区间
流动状态，$n = 84$			
（校外）流动	24	28.6	19.2，39.5

---

① 进行保护性因素模型分析时，过去 12 个月未婚流产者调查样本删除缺失值后，有效样本为 100（未加权数）。下同。

续表

变量	人数	百分比	总体比例
			95% 置信区间
（校外）非流动	60	71.4	60.5，　80.7
居住安排			
未与亲生父母居住在一起	14	14.0	7.9，　22.4
与亲生父母居住在一起	86	86.0	77.6，　92.1
城乡居住地			
城镇	43	43.0	33.1，　53.3
农村	57	57.0	53.8，　73.4
	样本中位数	样本均值	样本标准差
年龄（岁）	21.05	20.96	1.97
家庭人均年收入（元）	10000	12894	14761
家庭规模（人）	4	4.21	1.064

注：社会发展指标分布情况参见第三章二手数据部分。

　　同时，受教育水平方面未婚妊娠青少年大多为初中毕业或高中/中专毕业受教育水平，而父辈多为初中受教育水平。和父辈中的父亲相比，母亲受教育水平相对较低。工作类型方面未婚流产女性青少年以商业/服务业员工、一般办事人员居多，另有较多未婚妊娠者目前没有工作。父辈中，与母亲人群的工作类型相比，其父亲人群的工作类型分布较均匀，其中以农业劳动者、非农产业和专业技术岗位居多；而母亲人群多为农业劳动者。

　　控制年龄影响后大部分解释变量与机构内流产关系显著。不过相关系数都相当小，表明未婚机构外流产保护性因素与机构内流产轻微或轻度相关[1]。从所选入的变量来看，家庭社会经济地位与社会发展整体上对未婚流产者机构内流产的影响较大（见表6-3）。

---

　　[1]　Portney L, Watkins M, Library R, *Foundations of clinical research*: *applications to practice*, Prentice Hall Upper Saddle River, NJ, 2000.

表6-3　　　　未婚机构外流产保护性因素模型中解释变量
对未婚机构内流产的积极影响

个人因素

个人社会经济地位
收入较低
受教育水平较高***
工作类型为农业从业人员和在校学生（相对于无工作者和商业从业人员而言）
流动状态为校外流动者**（相对于校外非流动而言）

家庭因素

家庭社会经济地位
家庭人均年收入较高**
父亲受教育水平较高***
母亲受教育水平较高***
父亲工作类型为管理者或专业技术人员（相对于父亲工作类型为农业从业人员而言）*
母亲工作类型为管理者或专业技术人员（相对于母亲工作类型为农业从业人员而言）*
家庭规模较大即家庭人口数较多
居住安排中未与亲生父母居住在一起（相对于与亲生父母居住在一起而言）

社会因素

分省社会发展指标
人类发展指数较高即人类发展状况较好的省份***
人口健康不公平指数较低即人口健康产出较好的省份***
社会性别差异指数较高即性别平等与妇女发展状况较好的省份**
居住地在城镇

注：控制变量：年龄。带星号的变量表示该变量对机构内流产有显著影响。
* $p < 0.05$；** $p < 0.01$；*** $p < 0.001$。

此外控制年龄后未婚机构外流产保护性因素研究中的部分解释变量之间存在一定的相关性。本研究认为控制年龄影响后部分解释变量之间主要存在着优势聚集效应，导致其具有较强的相关性。

二　未婚流产者机构外流产保护性因素模型结果

上述描述性分析表明，本章所探讨的未婚流产服务利用影响因素与流产服务利用之间具有一定的相关。下面依据随机森林进行数据预处理、模型参数设定后（见附件），对未婚机构外流产的关键保护性因素进行研究，包括模型总体效果、关键保护性因素及其对未婚机构内流产的影响模式。

（一）模型总体效果

首先，对未婚妊娠女性青少年机构内流产之误判率、可信度与相似性进行报告。对 100 个观测值两类未婚流产服务利用形式（机构内流产、机构外流产）进行预测，模型总体袋外误判率为 6.0%，同时模型灵敏度很高而特异性较低。混淆矩阵如表 6-4 所示。

表6-4　　未婚机构外流产保护性因素模型总体误判率与混淆矩阵

		模型判断未婚流产服务利用		分类误判率
		机构内流产	机构外流产	
观测值流产服务利用	机构内流产	91	2	0.0215
	机构外流产	4	3	0.5714
模型总体袋外误判率				6.0%

注：流产含引产。研究目标为甄别未婚机构外流产的保护性因素。参数设置 mtry 为 3、ntree 为 500。

可见在 16 个可能的未婚机构外流产保护性因素的规定下模型具有较好的分类正确率，在某些积极因素的影响下，未婚妊娠女性青少年实现机构内流产的可能性很大。不过对不具有保护性因素特征的未婚流产者而言，模型预测她们同样具有进行机构内流产的一定的可能性（57.14%），这与实际情况不符。换言之，研究中的未婚机构外流产的保护性因素特异性较低。

从混淆矩阵来看，很容易让人认为模型似乎将所有观测值都判断为进行了机构内流产，即使全部判断为进行了机构内流产（混淆矩阵中数值为 2 和 3 位置都为 0），也能得到较低的误判率。然而，模型在对每一个观测值分类时，分类结局有两种可能，一个不好的模型可能将观测值都判断为发生机构外流产。从这个角度讲，可以说本章的随机森林模型准确地对观测值进行了分类。总之在数据可获得性前提下，本章对未婚机构外流产的保护性因素进行了准确识别。

下面进一步考察模型可信度即本研究中机构外流产保护性因素对未婚流产女性青少年的影响方式。在研究中所关注的妊娠保护因素影响下，未婚流产女性青少年实现机构内流产的确定性极大，发生妊娠的确定性较小。即当未婚流产者具有研究中的某些保护性因素特征时，几乎能断定她们将进行机构内流产。但本研究中所规定的保护性因素不能完全将机构内流产子群体从机构外流产子群体中区分开，也就是说，某些不具备本研究中保护性因素特征的未婚流产者，模型认为她们同样会进行机构内流产（只是当模型作出这种预测时把握性较小），但实际上她们在本研究未纳入的某些其他因素的影响下发生了机构外流产［见图6-1（a）］。

这种特性在观测值相似性考察中也有所体现。以16个属性来规定100名未婚流产者的相似性表明，机构内流产人群与机构外流产人群各自具有一定的聚集性。但在16个属性规定下机构内流产人群与机构外流产人群中少部分相互混杂。这说明研究中的保护性因素的特异性不高，若仅从16个属性来考察某些不具备那些保护性特征的未婚流产者，那么她们进行机构外流产具有一定的偶然性［见图6-1（b）］。

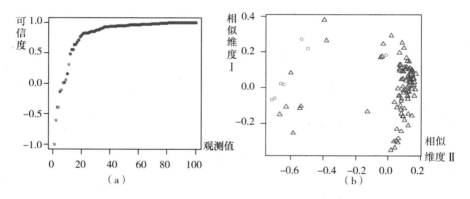

图6-1　未婚机构外流产保护性因素模型可信度与相似性

注：（a）图：纵轴为观测值在随机森林节点上分类正确率与最大误判率之差。横轴为观测值。图形中可信度在0.0—1.0之间的绝大部分的点为进行了机构内流产的观测值，可信度在-1.0—0.0之间的绝大部分的点为进行了机构外流产的观测值。点所对应的纵坐标越接近1.0则模型预测时确定性越大。

（b）图：图中圆圈表示进行了机构内流产的观测值，三角形表示进行了机构外流产的观测值。图形越聚集表明在解释变量规定下观测值越相似。

总之在本研究所关注的16个可能的保护性因素规定下，对那些具有这些特征的未婚流产女性青少年而言，她们能确定地免于机构外流产；同时对某些不具备这些特征的未婚流产者而言，理论上她们可能也不会进行机构外流产，但实际上受其他因素的作用她们比较偶然地进行了机构外流产。

（二）关键保护性因素及其对未婚机构内流产的影响模式

未婚流产者机构外流产的关键保护性因素具体是哪些？其作用模式是怎样的？接下来将依据各解释变量的相对重要性因子值来考察研究中的保护性因素作用的大小，并研究其中关键的保护性因素对未婚流产者机构内流产的影响模式。

解释变量相对重要性因子值排序表明（见表6－5），社会发展与家庭社会经济地位在本章所分析的三大类共16个解释变量中对未婚妊娠者机构内流产的影响最大，个人社会经济地位次之，最后是家庭流动状态、城乡居住地和居住安排。以变量重要性因子值的上四分位（1.03）为临界值确定未婚流产女性青少年机构外流产的关键保护性因素发现，社会发展和家庭人均年收入对其实现机构内流产影响显著。

表6－5　随机森林未婚流产者机构外流产保护性因素模型变量重要性因子

变量	机构外	机构内	MDA 平均精度下降	Gini 纯度
人类发展指数	6.86	1.08	1.62	2.11
人口健康不公平指数	5.59	0.88	1.34	1.88
家庭人均年收入	1.54	0.59	0.73	1.38
社会性别差异指数	2.33	0.14	0.39	1.07
年龄	−1.35	0.12	−0.12	0.99
家庭规模	3.28	1.04	1.19	0.98
工作类型	2.36	0.34	0.54	0.89
父亲受教育水平	1.99	0.01	0.37	0.78
母亲受教育水平	2.94	−0.17	0.23	0.73
父亲工作类型	−1.08	−0.36	−0.47	0.64
收入	1.51	0.26	0.37	0.47
母亲工作类型	−1.54	−0.34	−0.44	0.38
受教育水平	0.28	−0.56	−0.49	0.25
流动状态	1.96	−0.37	−0.19	0.16
城乡居住地	−0.45	−0.02	−0.15	0.11
居住安排	0	−0.24	−0.23	0.02

下面控制其他变量的影响后分别考察上述关键保护性因素对未婚流产女性青少年机构内流产的影响模式。

　　人类发展状况及人口健康不公平状况对未婚流产者机构内流产的影响呈两段式模式，但两者对未婚机构内流产的作用方向相反。相比之下，社会性别差异状况对未婚流产女性青少年医疗机构流产服务利用的影响比较复杂。

　　人类发展指数以 0.76—0.78 为临界域对当地未婚流产女性青少年机构内流产的影响呈前低后高两段式模式。人类发展状况较好的地区（HDI 达到 0.78 以上，主要为西南地区以外的地区），当地未婚妊娠青少年进行机构内流产的可能性较大，是人类发展状况较差的地区（HDI 为 0.76 以下，主要是西南地区）的未婚流产女性青少年的 5 倍［图 6 - 2 （a）］。

　　相反地，人口健康不公平指数以 0.27—0.30π 为临界域对当地未婚流产女性青少年机构内流产的影响呈前高后低两段式模式。人口健康公平状况较好的地区（IHI 为 0.27π 以下，主要为西南地区以外的地区），当地未婚妊娠青少年进行机构内流产的可能性是人口健康公平状况较差的地区（IHI 为 0.30π 以上，主要为西南地区）的未婚流产女性青少年的 5.5 倍以上［图 6 - 2 （b）］。

　　社会性别差异状况对当地未婚流产者机构内流产的影响大致为中间高、两头低的模式。社会性别差异适度的地区（GGI 为 68 左右，主要是东北及大部分沿海地区），当地未婚流产青少年实现机构内流产的可能性是社会性别差异更大或更小的地区（上海、北京、天津）的 3 倍［图 6 - 2 （c）］。

　　家庭人均年收入对未婚流产女性青少年医疗机构内流产服务利用的影响类似于人类发展指数。在家庭人均年收入达到一定的临界值（约为 2 万元）后，未婚流产女性青少年实现机构内流产的可能性约为家庭人均年收入少于 2 万元的未婚妊娠青少年的 3 倍。一项关于美国流产服务可及性研究表明，那些年龄小、收入低、非白种人获取流产服务时障碍重重；部分贫困妇女被迫选择生育（Fried，2000）。在中国，未婚生育愈加不为社会接受，家庭人均年收入极低的未婚女性青少年妊娠后极有可能进行机构外流产，即以医疗机构外流产且未向医生、护士寻求流产服务，但以某种其他方式进行了流产。虽然由于数据不足，不能获知这些未婚女性青少年机构外流产具体情况，但来自中国某地一项研究报告称，其所调查的未婚女性中约有 30% 的人在怀孕后选择自己购买流产药物或在私人诊所里终止妊娠（张建端等，2006）。

　　总的来说，控制其他变量时未婚妊娠关键保护性因素对未婚流产女性青少年实现机构内流产的影响模式为：

（1）以 0.76—0.78 为临界域，人类发展状况对当地未婚流产者机构内流产的积极影响表现为前低（主要是西南地区）后高两段式模式。

（2）以 0.27—0.30π 为临界域，人口健康公平状况对当地未婚流产者机构内流产的积极影响表现为前高后低（主要是西南地区）两段式模式。

（3）社会性别差异状况对未婚流产者机构内流产的积极影响表现为中间高（主要是东北及大部分沿海地区）、两头低的模式。

（4）以 2 万元为临界值，家庭人均年收入对未婚流产者机构内流产的积极影响也表现为前低后高的两段式模式。

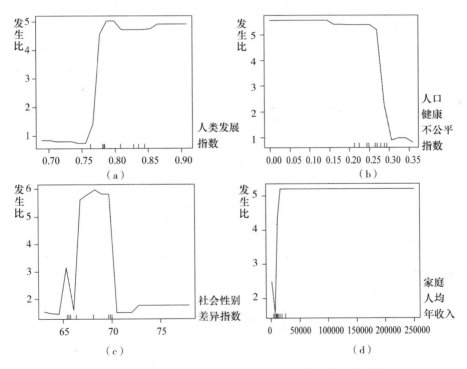

图 6 - 2　关键变量与机构外流产保护性因素之偏相关曲线

注：偏相关曲线纵轴为某变量之于医疗机构内流产可能性的边际效应。纵轴取值越大，表明变量在相应取值时观测值为医疗机构内流产的可能性越大。反之则观测值为发生机构外流产的可能性越大。根据偏相关函数定义（见第三章定量研究方法部分），图中横轴任意两点所对应的值为发生比之比即比值比 odds ratio，可据此进一步估计人群相对风险。

三　流产服务需求的满足情况

接下来分析第二类人群：过去 12 个月有流产服务需要者。首先来考察过去 12 个月有流产服务需要者的需求满足现况。

总体而言，从所调查的 10970 名未婚女性青少年中来看，2.5%（270 人，未加权，下同）未婚女性青少年报告过去 12 个月有流产服务需要；即每 40 人中约有 1 人报告过去 12 个月有流产服务需要。分年龄来看，20—24 岁女性中需要的比例显著高于 15—19 岁女性①。

报告过去 12 个月有流产服务需要的女性（270 人，未加权，下同）中，只有 61.1% 去了医疗机构或向医生/护士寻求流产服务（以下简称去医疗机构寻求流产服务）；即每 10 人中只有约 6 人去医疗机构寻求流产服务。分年龄来看，15—19 岁女性中去的比例显著低于 20—24 岁女性②（见表 6 - 6）。

表 6 - 6　　　　**过去 12 个月未婚女性青少年流产需要与实现情况**③　（单位：人，%）

		15—19 岁		20—24 岁		合计	
		人数	比例	人数	比例	人数	比例
流产服务需要	是[1]	83 ***	1.3	187	4.0	270	2.5
	否	6236	98.7	4464	96.0	10700	97.5
去医疗机构流产	是[2]	42 *	50.6	123	66.1	165	61.1
	否	41	49.4	64	33.9	105	38.9

　　* Exact Sig.（双边）= 0.021；* * * Exact Sig.（双边）< 0.001。

　　注：1. 指有性行为的未婚女性青少年中报告过去 12 个月有流产服务需要。

　　2. 指报告过去 12 个月有流产服务需要的未婚女性青少年去医疗机构寻求流产服务［指向专业医务治疗场所，包括公立医院、社区卫生服务机构（中心、站）/门诊部、乡镇卫生院、私立医院、私人诊所、计划生育服务站寻求流产］。

---

　　① 参见郑晓瑛、杨蓉蓉、陈华、谈玲芳、陈功《中国未婚女青年妊娠及流产需要与实现》，《妇女研究论丛》2011 年第 6 期。

　　② 同上。

　　③ 同上。

　　从针对第一类人群即"未婚流产者"机构外流产保护性因素模型变量重要性因子排序（表6-5）可知，总体上社会因素在流产服务利用中是首要保护性因素，其次是家庭因素，个人因素在未婚流产者中的保护性因素没有凸显出来。这一发现引导研究对个人层面的因素做更深入的探讨，以尽可能为流产服务可及性的个人干预策略提供实证研究支持。

　　因而，接下来针对第二类人群"过去12个月有流产服务需求者"的分析中以上述同样的研究思路，但考察的因素界定在个人层次，着重考察未婚女性青少年的社会心理能力即生活技能的影响。

　　为什么要引入社会心理能力框架呢？以及为什么在未婚妊娠系列行为事件中的有流产服务需求这个阶段引入这个框架呢？

　　如第三章理论框架部分所详述，通过总结生活技能有关的理论，在未婚青少年性与生殖健康尤其是妊娠结局及其保护性因素课题研究中，生活技能理论框架能较好地考察未婚妊娠这样私密性很强的行为与结局。同时，从应用层面而言，这一研究思路的原因还在于，流产服务可及性理论上受三个方面因素的影响：卫生服务提供系统的特征与医疗技术的发展、疾病定义与治疗标准的改变和个人对卫生服务利用的因素[1]。因此从个体层次来看，生活技能理论框架较好地回应了本章在明确了社会因素与家庭因素的重大影响后针对个人层面研究流产服务可及性的特定主题。

　　生活技能（社会心理能力）指个人调适自我适应外界与社会时的自我观、世界观与行为观，包括自我效能与自信、他信和积极主动的应对等[2]。最新研究表明，青少年社会心理能力与其性与生殖健康的知识、态度和行为（知信行，KAP）[3]及妊娠[4]存在紧密关联，社会心理能力

---

　　[1]　Andersen R，Newman JF，"Societal and Individual Determinants of Medical Care Utilization in the United States"，*The Milbank Quarterly*，Vol. 83，No. 4，2005.

　　[2]　FB T，"Individual psychosocial competence：A personality configuration"，*Educational and Psychological Measurement*，Vol. 38，No. 2，1978.

　　[3]　参见高尔生、涂晓雯、楼超华《中国未婚青年的生殖健康状况》，《中国人口科学》1999年第6期。楼超华、王筱金、涂晓雯、高尔生《生活技能培训对职校生生殖健康认知的影响》，《生殖与避孕》2009年第1期。郑真真、周云、郑立新、杨元、赵东霞、楼超华等《城市外来未婚青年女工的性行为、避孕知识和实践——来自5个城市的调查》，《中国人口科学》2001年第2期。

　　[4]　参见程怡民、王潇滟、吕岩红、蔡雅梅、李颖、郭欣等《三城市未婚青少年重复人工流产影响因素研究》，《中华流行病学杂志》2006年第8期。余小鸣《未婚怀孕青少年生殖健康综合干预研究》，北京大学医学出版社2009年版，第153—156页。

强的未婚青少年通常践行有利于生殖健康的态度及行为。那么，社会心理能力如何影响着未婚女性青少年流产服务利用？其中哪些因素更为重要？研究试图对此给予回答。

接下来，在前述未婚流产者机构外流产保护性因素研究业已对社会因素、家庭因素的重要性进行检验后，从社会心理能力入手，控制个人社会经济地位来进一步从个人层次对未婚女性青少年流产服务可及性进行数据挖掘。

研究的结果变量为未婚女性青少年流产服务利用，以二分类变量"是否去医疗机构寻求流产服务"来测量，其中流产服务指流产及与流产有关的服务。具体而言，调查针对报告过去 12 个月有流产服务需要的未婚女性青少年，询问其是否去医疗机构或找医生护士寻求服务（简称"去医疗机构寻求流产服务"）。医疗机构包括公立医院、社区卫生服务机构、乡镇卫生院、私立医院及私人诊所；不包括各级计划生育服务站、学校健康指导中心、单独的青少年生殖健康中心及药店。

社会经济地位作为控制变量的纳入在于大量研究表明其与健康的梯度关联性[1]。依近来发展的三维度（物质资本、人力资本和社会资本）社会经济地位[2]，研究中选取未婚女性青少年过去一年总收入、受教育水平、职业类型三个变量，以回应个人社会经济地位对个人社会心理能力的可能影响。

虽然运用该理论[3]可将个体在社会结构中的状态独一无二地标示出来[4]，但这仅仅表明了个体在社会结构中的位置与状况，其在更为微观

---

① Antonovsky A，"Social class, life expectancy and overall mortality"，*The Milbank Memorial Fund Quarterly*，Vol. 45，No. 2，1967. Feinstein J，"The relationship between socioeconomic status and health: a review of the literature"，*The Milbank Quarterly*，Vol. 71，No. 2，1993. Adler N，Boyce T，Chesney M，Cohen S，Folkman S，Kahn R，et al.，"Socioeconomic status and health"，*American Psychologist*，Vol. 49，No. 1，1994. Adler N，Ostrove J，"Socioeconomic status and health: what we know and what we don't"，*Annals of the New York Academy of Sciences*，Vol. 896，No. 1，1999. Kawachi I，Kennedy B，Glass R，"Social capital and self-rated health: a contextual analysis"，*American journal of public health*，Vol. 89，No. 8，1999. Veenstra G，"Social capital, SES and health: an individual-level analysis"，*Social Science and Medicine*，Vol. 50，No. 5，2000.

② Oakes J，Rossi P，"The measurement of SES in health research: current practice and steps toward a new approach"，*Social Science & Medicine*，Vol. 56，No. 4，2003.

③ Ibid. .

④ Ibid. .

的行为系统，如个人微系统与中系统①中的状况没有得到有效测量与描述。

因而，作为研究的解释变量，模型中通过社会心理能力来考察相对于社会结构中的个体而言的微观层面。如前所述，社会心理能力指个人调适自我适应外界与社会时的自我观、世界观与行为观，包括自我效能与自信、他信和积极主动的应对等②。结合调查所搜集到的变量，研究中选取包括生殖健康信息控制能力、行为控制能力与风险控制能力三个方面共8个变量来反映未婚女性青少年社会心理能力（见表6－6）。

模型分析之前先对变量之间的相关性进行检验。考虑到未婚女性青少年个人社会经济地位及社会心理能力受年龄干扰很大，研究需要控制年龄的影响。因此研究中使用非参数偏相关检验，即控制年龄影响之后进行斯皮尔曼（Spearman）偏相关分析（统计分析软件为 SPSS 16.0）。

随后，与前文中保护性因素模型分析的研究思路一致，采用随机森林统计分析方法（统计分析软件为 R 2.11.1）对社会心理能力与流产服务可及性之间的关系进行研究，即从社会心理能力角度探讨未婚青少年流产服务利用促进、免于机构外流产服务的保护性因素。

由表6－6可知，控制年龄影响后，一方面部分变量与未婚女性青少年是否去医疗机构寻求流产服务的偏相关检验 p 值小于 0.05，故可认为这些变量与研究的结果变量之间偏相关系数不为零；另一方面偏相关分析中相关系数都相当小。因此，未婚女性青少年是否去医疗机构寻求流产服务与其社会心理能力及社会经济地位轻微或轻度③相关（见表6－7）。

---

① Bronfenbrenner U, *The ecology of human development*: *Experiments by nature and design*, Harvard University Press, 1979. Bronfenbrenner U, J. GS, *Heredity*, *environment and the question "How"*? *A new theoretical perspective for the 1990s*, American Psychological Association, 1993.

② FB T, "Individual psychosocial competence: A personality configuration", *Educational and Psychological Measurement*, Vol. 38, No. 2, 1978.

③ Portney L, Watkins M, Library R, *Foundations of clinical research*: *applications to practice*, Prentice Hall Upper Saddle River, NJ, 2000.

表6-7　未婚女性青少年流产服务利用之社会心理能力偏相关分析

变量（控制年龄影响）a	去医疗机构c　0 否、1 是	
	ρ^*	p 值
个人社会经济地位		
收入：五分类，过去 12 个月年收入由低至高 1—5 编码	-0.008	0.893
受教育水平：九分类，从初中依次至大学本科毕业 1—9 编码	-0.118	0.054
工作类型：11 分类 b	-0.231	0.000
信息控制		
知晓避孕套获取渠道：0 不知道、1 知道	0.346	0.000
知晓生殖健康咨询途径：0 否、1 是	0.049	0.428
知晓 STIs 治疗渠道：0 不知道、1 知道	0.305	0.000
行为控制		
需要时能获得避孕套：0 否、1 不知道、2 是	0.319	0.000
首次性行为计划性：0 无准备的、1 有准备的	0.052	0.494
首次性行为前协商避孕： 0 从未、1 首次性行为之后、2 首次性行为之前	0.035	0.649
风险控制		
避孕措施决定权：1 他的决定、2 共同的决定、3 我的决定	0.098	0.199
STIs/AIDs 风险控制： 1 风险非常大、2 风险比较大、3 风险比较小、4 风险非常小	0.175	0.022

注：* Spearman 偏相关系数 ρ；a 确切年龄，范围为（15—25）岁；b 工作类型：0 无工作、1 管理者、2 专业技术人员、3 一般办事人员、4 商业/服务业员工、5 个体工商户、6 非农产业工人、7 从事非农流动的农民、8 农业劳动者、9 其他、10 在校学生；c 指去医疗机构寻求流产服务，其中医疗机构和流产服务的界定见上文"变量选择"部分。

四　社会心理能力与流产服务可及性模型分析

接下来进行过去 12 个月有流产服务需要者的社会心理能力与流产服务可及性的模型分析。

（一）社会心理能力的影响

由表6-8可知，研究中随机森林模型对观测值在社会心理能力影响下是否去医疗机构寻求服务的预测具有很好的准确性，总体判断正确率为 86.3%。同时预测具有较高的敏感性（93.33%）和特异性（75.24%）。

表6－8　　　　　未婚女性青少年流产服务利用之社会心理能力模型
总体误判率与混淆矩阵

		模型判断是否去医疗机构*（人）		分类误判率（%）
		是	否	
观测值 是否去医疗机构*（人）	是	154	11	6.67
	否	26	79	24.76
模型总体袋外误判率（%）				13.70

注：随机森林模型参数设置每个节点随机抽取的变量数为3、树的数目为800、终端节点数为1。

*指是否去医疗机构寻求流产服务，其中医疗机构和流产服务的界定见上文"变量选择"部分。

同时，从图6－3所演示的模型分类效果来看，一方面，在社会心理能力与社会经济地位的影响下，报告有流产服务需要从而去医疗机构寻求服务的未婚女性青少年具有更好的相似性和聚集性；另一方面，报告有流产服务需要但未去医疗机构寻求流产服务的未婚女性青少年也具有一定的相似性和聚集性，但其中有小部分人与那些去医疗机构者"掺杂"在一起。

总的来看，当未婚女性青少年有流产服务需要时，其社会心理能力是促使其去医疗机构寻求流产服务的重要因素。

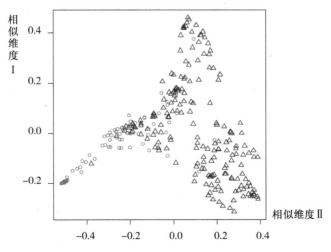

图6－3　未婚女性青少年流产服务利用之社会心理能力模型二维定标图

注：三角形代表过去12个月有流产服务需要从而去医疗机构接受了流产服务的观测值；圆圈代表其中未去的观测值。

（二）社会心理能力中的关键因素

如表6-9所示，当需要时能否获得避孕套、首次性行为前是否协商避孕、对感染艾滋病或其他性病的风险控制，是12个变量中最为重要的3个变量。其他因素（按重要性依次降低为谁决定避孕措施使用、首次性行为是否有准备、年龄及社会经济地位、生殖健康信息控制能力）对未婚女性青少年是否去医疗机构寻求服务的影响相对较小。综合来看，未婚女性青少年生殖健康行为控制能力是社会心理能力中影响未婚女性青少年寻求医疗机构流产服务的关键因素，其次为风险控制能力，最后为信息控制能力。

表6-9　　　　未婚女性青少年流产服务利用影响因素重要性因子值

变量	机构内	机构外	MDA 平均精度下降	Gini 纯度
获得避孕套的能力	1.94	2.4	1.68	15.97
避孕措施的协商	0.85	2.46	1.36	11.49
STIs/AIDs 风险意识	0.99	2.01	1.25	9.84
采取措施降低 STIs/AIDs 风险	0.78	2.51	1.35	9.62
避孕措施的决定	0.67	2.48	1.32	9.5
肛交是否使用避孕套	0.91	2.2	1.21	8.86
首次性行为计划性	0.34	2.04	1.01	8.04
首次性行为合意性	0.4	2.19	1.08	7.89
年龄	0.99	-0.24	0.7	7.42
工作类型	0.51	1.28	0.73	5.68
知晓避孕套获得途径	1.32	0.98	1.1	4.21
受教育水平	-0.01	0.59	0.18	4.09
知晓 STIs 治疗途径	0.92	1.01	0.91	3.16
收入	-0.12	-0.04	-0.1	2.93
知晓生殖健康咨询途径	-0.09	-0.01	-0.06	1.18

注：Gini 值是运用随机森林进行分类时度量每棵决策树中关于某变量的分类纯度递减量之和，值越大，说明该变量对观测值分类的准确性把握越大，即该变量对预测结果的影响越大。

（三）年龄的影响模式

未婚女性青少年的年龄对其有流产服务需要时是否去医疗机构寻求流产服务而言是一个特殊的混杂因素，在此对其作用模式做进一步研究。由图6-4可知，控制研究中的其他变量，未婚女性青少年年龄之于其是否去医疗机构寻求流产服务的随机森林边际效应分析表明，年龄越大，未婚女性青少年去医疗机构寻求流产服务的可能性越大；且这一趋势在20岁之前相对稳定，20岁之后波幅显著增大。可见年龄对未婚女性青少年在有流产服务需要时是否去医疗机构寻求流产服务有独立影响，且受外在其他因素的间接影响较大。

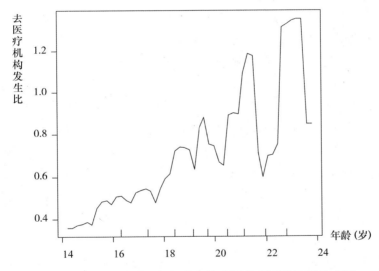

图6-4　未婚女性青少年年龄与流产服务利用的边际效应图

注：偏相关曲线纵轴为未婚女性青少年年龄之于其去医疗机构的可能性的边际效应。纵轴取值越大，表明年龄在相应取值时观测值去医疗机构寻求流产服务的可能性越大。反之则观测值不去医疗机构的可能性越大。图中横轴任意两点所对应的值的比值，为发生比之比即比值比odds ratio，可据此进一步估算未婚女性青少年在年龄上的相对优势或风险。

分析表明，当未婚女性青少年有流产服务需要时，根据其社会心理能力方面的特征便能对其是否去医疗机构寻求流产服务进行较准确的预测。更重要的是，相对于对未去医疗机构寻求流产服务的未婚女性青少年的预测的准确性而言，人们几乎能断定具有某一或某些社会心理能力特征的未婚女性青少年一旦有流产服务需要即去医疗机构寻求流产服务。换言之，若使未婚女性青少年在社会心理能力方面具备了某些特征，便几乎能确保这些未婚女性青少年一旦有流产服务需要即能去医疗机构寻求流产服务，从而减小了不安全流产及不安全流产服务的可能性。可见，某些社会心理能力特征是促进未婚女性青少年去医疗机构寻求流产服务的重要影响因素即重要保护性因素。

由此推测，某些在社会心理能力方面不具备上述特征的未婚女性青少年将不会去医疗机构寻求流产服务，而结果显示这部分人中约有25％也将去医疗机构寻求流产服务，可能有本研究未考虑到的其他因素的作用。因此为了促进有流产服务需要的未婚女性青少年去医疗机构接受流产服务，除了可以从社会心理能力方面着手外，在本研究所未考虑的某些其他因素如服务供给方面①也可有所为。

研究发现预测未婚女性青少年是否去医疗机构寻求流产服务的关键变量是：当需要时能否获得避孕套、首次性行为前是否协商避孕、对感染艾滋病或其他性病的风险控制。可见，未婚女性青少年生殖健康行为控制能力是社会心理能力中影响其寻求医疗机构流产服务的关键因素。而社会心理能力中上述关键因素的影响模式有待进一步研究。

对混杂因素年龄的独立影响进行考察发现，年龄越大未婚女性青少年去医疗机构寻求流产服务的可能性越大；且这一趋势在20岁之前相对稳定，20岁之后波幅显著增大。以20岁为临界值而呈现不同的影响模式，这与中国女性法定结婚年龄（20周岁）影响着女性生育行为的事实不谋而合。这一方面为不同年龄的未婚女性青少年寻求医疗机构流产服务的不同模式的探讨留下了空间，另一方面也在一定程度证实了本研究在数据分析上的可信度。

总之，本研究针对未婚女性青少年流产服务需要的实现进行了初步探索。分析表明，未婚女性青少年社会心理能力是当其有流产服务需要从而去医疗机构寻求流产服务的重要保护性因素，其中又以其生殖健康行为控制能力最为关键。同时，未婚女性青少年年龄对其是否去医疗机构寻求流产服务有独立影响，并受法定结婚年龄等外在因素的间接影响而在寻求流产服务方面呈现不同的模式。

---

① 参见郑晓瑛、杨蓉蓉、陈华、谈玲芳、陈功《中国未婚女青年妊娠及流产需要与实现》，《妇女研究论丛》2011年第6期。

这一研究结论具有重要的健康促进意义。报告有流产服务需要的未婚青少年，应有来自双方的力量使其流产需求得以满足。一方面，需要为未婚青少年提供充分的医疗卫生服务的支持，为青少年充分获得生殖健康服务提供基础。医疗卫生服务支持的力度决定了青少年性与生殖健康医疗服务的可及性，医疗机构在青少年性与生殖健康医疗服务方面有着义不容辞的责任。而未婚青少年所需要的是可用的、可及的、可接受的并且适当的服务。否则，将导致无法估量的短期和长期健康延误和经济损失[1]。

另一方面，本研究表明，改善未婚女性青少年流产服务需要的实现状况需要增强未婚女性青少年社会心理能力，这是世界卫生组织所倡导的包括信息与技能、安全与支持性环境、参与与成长及医疗和咨询在内的青少年发展与健康要素之一。应当着重增强未婚女性青少年在性与生殖健康方面的行为控制能力与风险控制能力，同时提高其信息控制能力。并针对不同年龄段未婚女性青少年进行干预，其中15—20岁年龄段中年龄较小的未婚女性尤需关注。

针对第二类人群及过去12个月未婚流产服务需求者的研究存在的不足主要在于研究中未考虑过去12个月可能多次妊娠的情况，因而不能确定报告有流产服务需要并去医疗机构接受了流产服务的未婚女性青少年的各次流产服务需要的实现情况。此外，运用横截面调查数据分析时，不能明确流产服务需要的实现与未婚女性青少年社会心理能力的形成的时间顺序，使得研究结果的推断上可能存在偏倚。

五　实现流产服务的障碍因素分析

接下来继续对第二类人群即过去12个月有流产服务需要者进行分析，来考察过去12个月有流产服务需要者流产服务障碍，即对流产服务实现障碍因素进行分析。分为总体上定量数据报告与深入质性分析两部分。

对报告有流产服务需要但未去医疗机构寻求流产服务的原因进行汇

---

[1] Bearinger LH, Sieving RE, Ferguson J, Sharma V, "Global perspectives on the sexual and reproductive health of adolescents: patterns, prevention, and potential", *The Lancet*, Vol. 369, No. 9568, 2007.

总发现，害怕被嘲笑、自认为问题不严重或觉得费用太高是其中主要原因①（见图 6－5）。

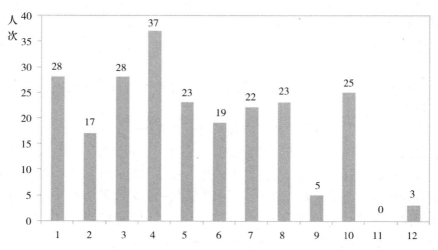

**图 6－5　有流产服务需要的未婚女性青少年未去医疗机构
寻求流产服务的原因②**

注：1 问题不严重　　2 不知道去哪里看　　3 费用太高　　4 害怕被嘲笑

　　5 害怕隐私被泄露　6 服务态度不好　　7 就诊手续烦琐　8 没有时间

　　9 距离太远　　　10 怕碰到熟人　　　11 就诊环境差　　12 其他

　　调查对象（样本数 105，未加权）从所列的 12 项未去医疗机构或向医生/护士寻求服务的可能原因中选出最重要的 3 项。图中柱形长度表示报告过去 12 个月有流产需要但由于某原因未去医疗机构或向医生/护士寻求流产服务的未婚女性青少年人次。

六　青少年流产服务的利用状况

接下来，不限定"过去 12 个月"这一时间范畴，不限定为女性，而对有妊娠经历（过去发生了妊娠）的未婚青少年（包括导致女性妊娠的未婚男性和未婚妊娠女性）进行分析，以期对未婚妊娠结局之人工流产作更为广泛的研究。其中 15—24 岁未婚男性青少年（导致）的妊娠情况指其在调查时点前其所导致任何女性怀孕的经历。在这个部分的分析中，如无说明，妊娠既包括 15—24 岁未婚女性青少年的妊娠，也

---

① 参见郑晓瑛、杨蓉蓉、陈华、谈玲芳、陈功《中国未婚女青年妊娠及流产需要与实现》，《妇女研究论丛》2011 年第 6 期。

② 同上。

包括15—24岁未婚男性青少年造成性伴怀孕的情况；为简单起见，不单独考察调查中男性与女性互为性伴而可能导致所研究的妊娠为同一例妊娠的情况。分析中对年龄的规定，为研究对象在调查时的年龄，非调查对象妊娠发生的年龄。

在上述人群界定下，2009年未婚青少年生殖健康可及性全国抽样调查中，22288名被调查者中有4985名（22.4%）被访者报告有性经历。报告有性经历者中有4955名对是否妊娠及结局作出应答，其中有怀孕经历的有1000名。以上分析表明人工流产是未婚青少年妊娠的主要结局。下面以有怀孕经历的青少年（1000人）为统计对象来进一步分析未婚青少年人工流产经历。如无说明，此部分人工流产不包括引产，分为未进行人工流产（0次）、初次人工流产（1次）、多次人工流产（2次及以上）三类，如有需要，将初次人工流产与多次人工流产统一表述为有（过）人工流产经历。

（一）人群分布

有怀孕经历的1000名未婚青少年中，88.6%的青少年（886人）有人工流产经历，其中18.2%（234人）多次人工流产。女性中有过人工流产经历、多次人工流产经历的比例分别为88.6%（407人）与18.3%（85人），与男性相应比例（90.2%与18.8%，468人与80人）无显著差异。而从年龄上看，20—24岁青少年有人工流产经历及多次人工流产经历的比例分别为88.6%（732人）与18.2%（150人），显著高于15—19岁青少年的相应比例（82.7%：153人与17.3%：32人；$p = 0.02$）。反言之，15—19岁青少年未婚妊娠后，未进行人工流产的比例显著高于20—24岁青少年。

同时，有怀孕经历的青少年中，城乡、地区、流动状态、是否与亲生父母生活在一起与青少年人工流产经历显著相关。过去12个月内有多个性伴侣、居住在农村、西部地区、校外流动青少年多次人工流产比例显著高于对应人群；过去12个月内只有一个性伴侣、居住在城镇、中部地区、校外流动青少年有初次人工流产的比例显著高于对应人群。反言之，过去12个月有多个性伴侣、居住在城镇、东部地区、在校青少年未婚妊娠后没有进行人工流产的比例显著高于对应人群（表6-10）。

表 6 - 10　　　　**不同社会人口学特征—未婚青少年人工流产经历**　　　（ $n = 1000$ 人）

社会人口学特征		人工流产次数					
		0 次		1 次		2 次及以上	
		人数	百分比	人数	百分比	人数	百分比
多性伴侣***	是	44	11.5	233	61.0	105	27.5
	否	62	10.1	474	77.3	77	12.6
居住地*	城镇	67	13.8	344	70.6	76	15.6
	农村	47	9.2	359	70.1	106	20.7
地区**	东部	73	17.5	280	67.1	64	15.3
	中部	20	6.8	230	78.2	44	15.0
	西部	21	7.3	193	67.0	74	25.7
流动状态***	在校	23	15.0	110	71.9	20	13.1
	校外非流动	63	11.6	380	69.7	102	18.7
	校外流动	20	7.4	195	72.5	54	20.1

注： * $p < 0.05$ ； * * $p < 0.01$ ； * * * $p < 0.001$ 。

（二）分性别—年龄分布

15—19 岁女性相比同龄男性而言有过人工流产经历和多次人工流产经历（ $p = 0.005$ ）的比例更高。反言之，15—19 岁未婚男性造成他人怀孕后未对妊娠进行人工流产处理的比例显著高于同龄女性（表 6 - 11）。

表 6 - 11　　　　**分年龄—性别—未婚青少年人工流产情况**　　　（ $n = 1000$ 人）

年龄	性别	流产 0 次		流产 1 次		流产 2 次及以上	
		频数	百分比	人数	百分比	人数	百分比
15—19 岁*	男	23	23.2	66	66.7	10	10.1
	女	9	17.3	55	65.4	22	17.3
20—24 岁	男	47	9.6	315	73.2	88	17.3
	女	35	10.1	267	71.4	63	18.5

注： * $p = 0.005$ 。

（三）分年龄—性别—东中西地区分布

分年龄—性别后，20—24岁青少年人工流产经历与地区显著相关。西部地区20—24岁青少年多次人工流产比例（男性：31.9%；女性：22.2%）显著高于中部和东部同龄青少年。中部地区20—24岁青少年初次人工流产的比例（男性：75.0%；女性：83.5%）显著高于西部和东部地区同龄青少年。反言之，东部地区20—24岁青少年未婚妊娠未诉诸流产的比例（男性：15.8%；女性：15.3%）显著高于中部地区和西部地区（表6-12）。

表6-12　分性别—年龄—地区—未婚青少年人工流产情况　　　　（$n=1000$人）

年龄	性别	地区	流产0次		流产1次		流产2次及以上	
			人数	百分比	人数	百分比	人数	百分比
15—19岁	男	东部	13	31.7	24	58.5	4	9.8
		中部	2	6.1	27	81.8	4	12.1
		西部	8	30.8	16	61.5	2	7.7
	女	东部	7	18.9	23	62.2	7	18.9
		中部	1	4.2	17	70.8	6	25.0
		西部	1	4.0	16	64.0	8	32.0
20—24岁	男***	东部	32	15.8	144	71.3	26	12.9
		中部	9	7.0	96	75.0	23	18.0
		西部	6	5.0	75	63.0	38	31.9
	女**	东部	21	15.3	90	65.7	26	19.0
		中部	8	7.3	91	83.5	10	9.2
		西部	5	4.3	86	73.5	26	22.2

注：$**\ p=0.001$；$***\ p<0.001$。

总之，分年龄—性别后，除了20—24岁青少年的人工流产经历与地区之间的关系显著外，未婚青少年的流产经历与所研究的社会经济变量的关系都不显著。

第三节　未婚青少年的沉默流产需要

妇产科医务人员讲述的怀孕数月甚至临产仍不明真相的未成年青少

年给我们留下的印象尤为深刻。对照之下，访谈对象揭示大多数家长很少有对孩子进行性教育的合适方法；甚至包括一部分老师，他们对普通的知识传授也表示不认同。一位访谈对象给她上小学五年级的女儿讲解了诸多生理生殖方面的知识包括婴儿生产的过程。这位身为母亲的医生认为，青少年成长过程中"心理上再幼稚，生理上成熟了"，需要了解一定的知识。而同一个家属楼其他四个同龄孩子的父母对此不认同，其女儿所在学校的老师对这种教育方式的态度也各持一端。正如陕西某县中医院某医生坦言，面对孩子诸如"我从哪里来"的问题，有的家长仍相信类似"你是捡来的"是一个最好的答案。而另外，一些未成年未婚青少年妊娠知识之匮乏让人心情无比沉重。"曾经有个 16 岁的初中生，她腹痛，来我们医院一检查，已经临盆，而家长和她本人连想都没有想到！"（北京 A 医院医生）"不知道怀孕了，生了，很紧急的，自己也不知道，还大出血，如果抢救不及时……"（北京 B 医院医生）

这些怀孕数月的未成年青少年——"大月份的小姑娘"中是不是有人直到自己产下婴儿才明白孩子不是"捡"的而是胚胎孕育后生产的，不得而知。但这些未婚少年妈妈及其孩子今后的命运却可想而知①。最基本的生殖健康如此缺乏，更不用谈流产需要的表达了。而实际上未婚妊娠青少年流产需要是实际存在的，而且是必然存在的②。但其中流产需要未被表达，甚至不被感知。这种沉默的需要得不到声张和维护，是未婚青少年对医疗机构流产服务利用率低的直接原因，反映了未婚妊娠预防机制的缺失。加之青少年害怕被嘲笑、害怕隐私被泄露等这类倾向，或者为了所谓的"无痛"，她们往往不去医疗机构或不知情中遭遇了不安全流产。这深刻反映了未婚女性青少年流产需求的存在与生殖健康教育不足的矛盾：生殖健康教育不足导致未婚青少年的沉默流产需要。

第四节　本章小结

本章研究未婚流产女性青少年医疗机构流产服务利用情况与未婚流

---

① 参见梁红、钱序《我国青少年性与生殖健康的研究进展》，《中国妇幼保健》2003 年第 2 期。

② 同上。

产者机构外流产的关键保护性因素。

总的来说，人群研究表明报告（过去 12 个月）有流产服务需要的未婚女性青少年中每 10 人仅 6 人去了医疗机构寻求流产服务，另有 4 人因为害怕被嘲笑、自认为问题不严重或觉得费用太高而未去医疗机构寻求流产服务[1]。

从本章对促进医疗机构未婚流产服务利用即机构外流产服务保护性因素模型研究来看，在 2009 年中国未婚女性青少年中未婚妊娠流产者有效样本为 100，其中 93 人去医疗机构或向医生、护士寻求流产服务，占 93.0% ［95% 置信区间：（86.1% ，97.1% ）］。

未婚流产女性青少年中，相对于机构外流产子人群而言，机构内流产子人群在个人、家庭、社会特征上相对更积极，处于资源相对更丰富的状态。控制年龄影响后，对未婚流产女性青少年实现机构内流产有积极影响的因素包括受教育水平较高、校外流动者（相对于校外非流动而言）、家庭社会经济地位较高、社会发展水平较高。进一步表明资源相对丰富对未婚流产女性青少年实现机构内流产有积极影响。

此外，令人惊讶的是，控制年龄影响后未与亲生父母居住在一起（相对于与亲生父母居住在一起而言）的未婚流产女性青少年实现机构内流产的可能性更大。尽管这一差异没有显著意义，但提示未婚流产服务利用的特殊性。

根据模型的条件设定，过去 12 个月发生一次妊娠且妊娠诉诸人工流产的未婚女性青少年中，没有与亲生父母居住在一起的则更可能去专业医务治疗场所进行流产，与亲生父母居住在一起的则更不可能在专业医务治疗场所完成流产。这里专业医务治疗场所包括公立医院、社区卫生服务机构（中心、站）/门诊部、乡镇卫生院、私立医院、私人诊所、计划生育服务站。

那么那些与亲生父母居住在一起的未婚妊娠女性青少年流产时没有去医疗机构，她们是如何进行流产的？很可能自行购买流产药物或其他非医学方式进行流产！虽然这个判断只是研究者的猜测，但这的确是唯一可能在机构外实现流产的方法。至少这一发现以具有全国代表性数据

---

[1]　参见郑晓瑛、杨蓉蓉、陈华、谈玲芳、陈功《中国未婚女青年妊娠及流产需要与实现》，《妇女研究论丛》2011 年第 6 期。

呼应了以往有关研究，如一项报告显示，未婚女性妊娠后，有 30% 的选择自己购买流产药物或在私人诊所里终止妊娠①。

该数值与本研究结果相去不远。虽然本研究没有充分数据来揭示未满足的流产服务需要最终的解决形式，但本研究表明未婚女性青少年有可能流产失败，有的情况甚至危及生命②。

这个令人震惊的发现还有待于在父母支持、未婚流产女性青少年自主权等方面进一步研究讨论。

人口健康产出较差的省份中未婚性活跃女性青少年中没有妊娠的比例较高。可能这些省份未婚流产医疗服务可及性较差或盛行特殊的文化习俗，使得这些地区的未婚女性青少年一旦妊娠便可能较多走向结婚生育。

根据未婚流产者机构外流产的可能保护性因素对未婚医疗机构流产服务利用进行预测，模型具有较好的分类正确率（6.0%），同时在本研究所关注的 16 个保护性因素规定下，模型灵敏度很高而特异性较低。对那些不具有这些特征的未婚流产者而言，理论上她们可能也会进行机构内流产，但实际上在其他因素的作用下她们发生了机构外流产。关键保护性因素中，人类发展指数对当地未婚流产者实现机构内流产的影响最大；整体上社会发展的影响相对较大，其次为家庭社会经济地位。

控制其他变量时未婚机构外流产关键保护性因素对未婚流产女性青少年机构内流产的影响模式为：

以 0.76—0.78 为临界域，人类发展状况对当地未婚流产者机构内流产的积极影响表现为前低后高两段式模式，人类发展状况较好的地区未婚妊娠青少年进行机构内流产的可能性较大，是人类发展状况较差的地区的未婚流产女性青少年的 5 倍。

以 0.27—0.30π 为临界域，人口健康公平状况对当地未婚流产者机构内流产的积极影响表现为前高后低两段式模式。人口健康公平状况较好的地区未婚妊娠青少年进行机构内流产的可能性是人口健康公平状况较差的地区的未婚流产女性青少年的 5.5 倍以上。

---

① 参见高尔生、楼超华《中国青少年性和生殖健康发展轨迹》，社会科学文献出版社 2008 年版。
② 参见郑晓瑛、杨蓉蓉、陈华、谈玲芳、陈功《中国未婚女青年妊娠及流产需要与实现》，《妇女研究论丛》2011 年第 6 期。

　　社会性别差异状况对未婚流产者机构内流产的积极影响表现为中间高、两头低的模式，社会性别差异适度的地区未婚流产青少年实现机构内流产的可能性是社会性别差异更大或更小（上海、北京、天津）的地区的 3 倍。

　　以 2 万元为临界值，家庭人均年收入对未婚流产者机构内流产的积极影响也表现为前低后高的两段式模式。家庭人均年收入 2 万元以上的未婚流产女性青少年实现机构内流产的可能性约为家庭人均年收入少于 2 万元的未婚妊娠青少年的 3 倍。

　　此外，生殖健康教育不足导致未婚青少年的沉默流产需要，深刻反映了未婚女性青少年流产需求的存在与生殖健康教育不足的矛盾。

　　本章主要存在以下不足：研究对妊娠发生时间同样规定不严格。一方面，如前文所述研究中涉及过去 12 个月的测量时，行文中视为对 2009 年的相关情况的测量；另一方面，妊娠发生仅指报告过去 12 个月有流产服务需要同时报告有妊娠经历的未婚女性青少年的妊娠。同时，人工流产不能完全确定是发生在过去 12 个月的经历。

第七章　未婚流产机构选择与公立
医疗机构流产影响因素

　　未婚流产机构指未婚妊娠青少年进行流产时的机构，包括公立医院、社区卫生服务机构（中心、站）/门诊部、乡镇卫生院、私立医院、私人诊所、计划生育服务站。由于造访某些流产机构的未婚流产者过少，本章中考虑将上述机构进行适当合并。第六章研究发现未婚流产青少年对医疗机构流产服务的利用主要受社会因素的影响，因而本章尝试将上述流产机构分为公立医疗机构与私立医疗机构两类，旨在探索影响未婚妊娠者选择公立医疗机构的因素。公立医疗机构指由政府办或社会办的医疗机构，包括公立医院、社区卫生服务机构（中心、站）/门诊部、乡镇卫生院和计划生育服务站；相应地，私立医疗机构指私人办的医疗机构，包括私立医院和私人诊所。

　　本章同样从个人、家庭、社会三个层面研究影响未婚妊娠青少年利用公立医疗机构流产服务的因素①。从诸多因素中探讨未婚妊娠公立医疗机构流产影响因素，旨在了解公立医疗机构未婚流产服务的可及性，为未婚医疗机构流产干预提供实证研究。

　　本章的研究人群为过去 12 个月发生了妊娠、最近一次为流产而去医疗机构的未婚女性青少年。简单起见，文中或表述为过去 12 个月最近一次医疗机构流产者。

---

　　① 本章中没有强调模型结果是保护性因素，但模型中的研究思路与前述保护性因素模型研究思路一致。本章在用语上使用"影响因素"，主要在于不能对未婚妊娠青少年之公立医院或私立医院之选择进行二元对立；私立医院良莠不齐，所提供的流产服务有可能好于或差于公立医院所提供的流产服务。在方法上，本章与保护性因素模型中的因变量的赋值方法一致，只是保护性因素模型中将积极结果赋值为 1（如不发生妊娠、不发生自然流产而是进行了人工流产、不发生机构外流产而是去了专业医疗机构进行流产），不期望发生的结果赋值为 0（如发生了妊娠），同样，本章的影响因素研究模型中将选择去公立医疗机构流产赋值为 1，将去私立医疗机构流产赋值为 0。实际上，随机森林进行分类分析时模型可以识别字符型变量，因此在因变量赋值时，积极结果赋值为 N，不期望发生的结果赋值为 Y——表示："是不是发生了不期望的结果？""yes，的确发生了不期望的结果"。

本次未婚青少年生殖健康可及性全国抽样调查的 22288 名（其中女性 10970 人）未婚青少年中，过去 12 个月发生妊娠的女性青少年 173 人，其中 147 人报告了最近一次去医疗机构的情况。考察该过去 12 个月发生妊娠的 147 名未婚女性青少年最近一次去医疗机构的目的时，2 人未给予应答（加权数）。本章排除该缺失值来考察过去 12 个月未婚妊娠女性青少年中最近一次去医疗机构是为了流产时流产机构选择。由于过去 12 个月最近一次去医疗机构的未婚流产女性青少年为近似随机抽样，研究中当以过去 12 个月最近一次医疗机构流产女性青少年为总体时，使用样本数。过去 12 个月最近一次医疗机构流产者调查样本删除缺失值后，有效样本为 106（未加权数），为本章的研究人群。本章为大总体、小样本研究。

分析路线主要为现况描述与公立医疗机构流产影响因素模型分析。首先对未婚妊娠青少年流产机构选择进行简单描述性分析，随后通过随机森林数据挖掘对未婚流产者流产机构选择（公立医疗机构与私立医疗机构）进行预测，建立未婚私立医疗机构流产保护性因素模型；旨在探讨未婚私立医疗机构流产的关键保护性因素，防范未婚流产者私立医疗机构流产风险。分析技术路线参考第三章研究方法部分。

第一节　未婚流产机构选择

106 名过去 12 个月最近一次医疗机构流产者中，在公立医疗机构流产的未婚妊娠者 79 人，占 74.5%［95% 置信区间：（65.1%，82.5%）］。未婚流产机构选择情况如表 7 - 1 所示。

表 7 - 1　　　　2009 年中国未婚流产女性青少年流产机构选择

未婚流产	人数	百分比	总体比例 95% 置信区间
公立医疗机构流产	79	74.5	86.1，97.1
私立医疗机构流产	27	25.5	17.5，34.9
总计	106	100	流产人次：100

注：表中数值为未加权数。由于调查是对未婚青少年总体进行随机抽样，在以最近一次去医疗机构流产的未婚女性青少年为研究对象时，我们只能假设该研究对象的样本数据为近似随机抽样数据。然而我们无法获得近似随机抽样数据的权数，故研究中以未婚妊娠者为研究对象时使用未加权的样本数据。

第二节　公立医疗机构流产影响因素

一　医疗机构流产者特征分布

106 名最近一次去医疗机构流产的未婚女性青少年个人、家庭、社会三个层面的特征分布如表7-2所示。

表7-2　公立医疗机构未婚流产影响因素研究中解释变量描述（样本量106）

变量	人数	百分比	总体比例 95% 置信区间	
流动状态，$n=96$				
（校外）流动	23	24.0	15.8,	33.7
（校外）非流动	73	76.0	66.3,	84.2
居住安排				
未与亲生父母居住在一起	9	8.5	4.0,	15.5
与亲生父母居住在一起	97	91.5	84.5,	96.0
城乡居住地				
城镇	38	35.8	26.8,	45.7
农村	68	64.2	54.3,	73.2
	样本中位数	样本均值	样本标准差	
年龄（岁）	20.88	20.56	2.14	
家庭人均年收入（元）	10000	10761	7571	
家庭规模（人）	4	4.41	1.25	

同时，受教育水平方面最近一次去医疗机构流产的未婚妊娠青少年大多为高中/中专毕业或初中毕业受教育水平；父辈中，父亲人群受教育水平与最近一次去医疗机构流产的未婚妊娠者受教育水平相似。同样，和父亲人群相比，母亲人群受教育水平相对较低。工作类型方面，最近一次去医疗机构流产的未婚妊娠青少年以商业/服务业员工居多，另有较多的人目前没有工作。父辈中，父亲人群和母亲人群的工作类型皆以农业劳动者居多。

最近一次去医疗机构流产时选择不同流产机构的未婚妊娠青少年

子人群差异明显。一般地，相比私立公立医疗机构而言，选择公立医疗机构的未婚妊娠青少年更可能处于资源相对丰富的状态。如整体上，后者年龄较大、收入和家庭人均年收入较高、所在省份的社会发展状况较好。收入对未婚妊娠者最近一次流产机构的选择有较大影响。最低收入者与最高收入者类似，多选择公立医疗机构；而相比之下，尤其是较低收入者中选择私立医疗机构的比例较大。同时，与校外非流动者相比，最近一次去医疗机构流产的校外流动者中选择私立医疗机构的比例更大。

　　控制年龄影响后，除最近一次医疗机构流产者的流动状态外，研究中的解释变量与未婚流产机构选择关系不显著。同时变量间相关系数都相当小，表明公立医疗机构流产影响因素与未婚流产机构选择轻微或轻度相关[①]。从所选入的变量来看，较高的家庭社会经济地位与较好社会发展条件对最近一次医疗机构流产者选择公立医疗机构有一定的积极影响，但影响不显著（见表7-3）。

表7-3　　　　公立医疗机构未婚流产影响因素模型解释变量
对公立医疗机构流产的积极影响

个人因素
个人社会经济地位
收入较高
受教育水平较低
工作类型为农业从业人员和在校学生（相对于无工作者和商业从业人员而言）
流动状态为校外非流动者（$p=0.003$）（相对于校外流动而言）
家庭因素
家庭社会经济地位
家庭人均年收入较高
父亲受教育水平较高
母亲受教育水平较高
父亲工作类型为管理者或专业技术人员（相对于父亲工作类型为农业从业人员而言）

---

　　① Portney L, Watkins M, Library R, *Foundations of clinical research: applications to practice*, Prentice Hall Upper Saddle River, NJ, 2000.

母亲工作类型为工作类型为农业从业人员而言（相对于母亲管理者或专业技术人员） 家庭规模较大即家庭人口数较少 居住安排中未与亲生父母居住在一起（相对于与亲生父母居住在一起而言）
社会因素
分省社会发展指标 人类发展指数较高即人类发展状况较好的省份 人口健康不公平指数较低即人口健康产出较好的省份 社会性别差异指数较高即性别平等与妇女发展状况较好的省份 居住地在农村

注：控制变量：年龄。仅流动状态对公立医疗机构流产有显著影响。

此外，控制年龄后公立医疗机构未婚流产影响因素研究中，部分解释变量之间存在一定的相关性。本研究认为控制年龄影响后部分解释变量之间主要存在着优势聚集效应，导致其具有较强的相关性。

上述描述性分析表明，相对于去私立医疗机构流产的未婚妊娠女性青少年而言，公立医疗机构流产者个人、家庭、社会各层面的特征相对积极，处于资源相对丰富的状态。同时研究中可能的影响因素与公立医疗机构流产之间具有一定的相关性。

二 模型结果

下面依据随机森林进行数据预处理、模型参数设定（见附件）后，对公立医疗机构未婚流产的影响因素进行研究，包括模型总体效果、关键影响因素及其对公立医疗机构来看流产的影响模式。

（一）模型总体效果

首先，对最近一次医疗机构流产者流产机构选择之误判率、可信度与相似性进行报告。对 106 名最近一次去医疗机构流产的未婚女性青少年的流产机构选择（公立医疗机构与私立医疗机构）进行预测，模型总体袋外误判率为 22.64%，同时模型灵敏度很高而特异性较低。混淆矩阵如表 7-4 所示。

表7-4　公立医疗机构未婚流产影响因素模型总体误判率与混淆矩阵

		模型判断机构选择		分类误判率
		公立	私立	
观测值流产机构选择	公立	74	5	0.0633
	私立	19	8	0.7037
模型总体袋外误判率				22.64%

注：流产含引产。研究目标为甄别公立医疗机构未婚流产的影响因素。参数设置 mtry 为6、ntree 为500。

　　可见在16个可能的公立医疗机构未婚流产影响因素的规定下模型具有较好的分类正确率，在某些积极因素的影响下，最近一次医疗机构流产者选择公立医疗机构的可能性很大。不过对不具有那些积极因素特征的未婚流产者而言，模型预测她们同样具有选择公立医疗机构流产的可能性（70.37%），这与实际情况不符。换言之，研究中的未婚妊娠的保护性因素特异性较低。

　　从混淆矩阵来看，很容易让人认为模型似乎将所有观测值都判断为公立医疗机构流产，而即使全部判断为公立医疗机构流产（混淆矩阵中数值为5和8位置都为0），也能得到较低的误判率。然而，模型在对每一个观测值进行预测时，判断结果有两种可能即判定观测值选择公立医疗机构或私立医疗机构。一个极不好的模型可能将观测值都判断为选择了私立医疗机构。从这个角度讲，可以说本章公立医疗机构流产影响因素模型准确地对观测值进行了分类。总之在数据可获得性前提下，本章对最近一次医疗机构流产者选择公立医疗机构流产的影响因素进行了准确识别。

　　下面进一步考察模型可信度即本研究中公立医疗机构流产影响因素对最近一次去医疗机构流产的青少年的影响方式。在研究中所关注的公立医疗机构影响因素作用下，最近一次去医疗机构流产的青少年选择公立医疗机构流产的确定性较大，私立医疗机构流产的确定性很小。即当最近一次医疗机构流产者具有研究中的某些积极因素特征时，几乎能断定她们将选择公立医疗机构进行流产。但本研究中所规定的影响因素不足以将公立医疗机构流产者从私立医疗机构流产者中区分开，也就是说，某些不具备本研究中积极因素特征的最近一次医疗机构流产者，模

型认为她们同样会去公立医疗机构流产（只是当模型做出这种预测时把
握性较小），但实际上她们在本研究未纳入的某些其他因素的影响下去
了私立医疗机构进行流产［见图7-1（a）］。

　　这种特性在观测值相似性考察中也有所体现。以16个属性来规定
106名最近一次去医疗机构未婚流产者的相似性表明，公立医疗机构流
产者与私立医疗机构流产者各自具有一定的聚集性。但在16个属性规
定下两者相互混杂，极难相互区分。这说明研究中的公立医疗机构流产
影响因素的特异性低，若仅从16个属性来考察某些不具备那些积极特
征的最近一次医疗机构流产者，那么她们选择私立医疗机构具有很大的
偶然性［见图7-1（b）］。

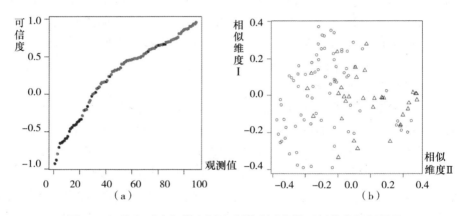

图7-1　公立医疗机构未婚流产影响因素模型可信度与相似性

注：（a）图：纵轴为观测值在随机森林节点上分类正确率与最大误判率之差。横轴为
　　观测值。图形中可信度在0.0—1.0之间的绝大部分的点为选择公立医疗机构流
　　产的观测值，可信度在－1.0—0.0之间的绝大部分的点为选择私立医疗机构流
　　产的观测值。点所对应的纵坐标越接近1.0则模型预测时确定性越大。
　　（b）图：图中圆圈表示最近一次去医疗机构流产者选择公立医疗机构流产的观测
　　值，三角形表示选择私立医疗机构流产的观测值。图形越聚集表明在解释变量规
　　定下观测值越相似。

　　总之在本研究所关注的16个可能的影响因素规定下，对那些具有
这些特征的最近一次去医疗机构流产的青少年而言，她们能确定地选择
公立医疗机构；同时对某些不具备这些特征的最近一次医疗机构流产者
而言，理论上她们可能也会选择公立医疗机构，但实际上受其他因素的

作用她们很偶然地选择了私立医疗机构。

（二）关键影响因素及其对公立医疗机构未婚流产的影响模式

公立医疗机构流产的关键影响因素具体是哪些？其作用模式是怎样的？接下来将依据各解释变量的相对重要性因子值来考察研究中的影响因素作用的大小，并研究其中关键的影响因素对最近一次医疗机构流产者公立医疗机构流产的影响模式。

解释变量相对重要性因子值排序表明（见表7-5），年龄等个人因素与社会发展在本章所分析的三大类共16个解释变量中对最近一次去医疗机构流产的青少年公立医疗机构流产的影响最大，家庭社会经济地位次之，最后是城乡居住地与家庭居住安排。以变量重要性因子值的上四分位（3.57）为临界值确定最近一次去医疗机构流产的青少年公立医疗机构流产的关键影响因素发现，最近一次去医疗机构流产的青少年的年龄、家庭人均年收入、流动状态、工作类型对其选择公立医疗机构流产影响显著。

表7-5 随机森林公立医疗机构未婚流产影响因素模型变量重要性因子值

变量	公立医疗机构	私立医疗机构	MDA 平均精度下降	Gini 纯度
年龄	1.96	0.65	1.57	7.17
家庭人均年收入	0.87	-0.46	0.48	4.25
流动状态	1.69	1.97	1.66	4.14
工作类型	1.49	1.42	1.33	3.6
人口健康不公平指数	0.76	0.84	0.74	3.36
社会性别差异指数	0.37	0.11	0.34	2.95
人类发展指数	0.83	0.58	0.73	2.88
父亲受教育水平	0.92	-0.24	0.57	2.71
父亲工作类型	0.92	-0.18	0.57	2.57
受教育水平	0.42	0.54	0.45	2.42
家庭规模	0.14	0.37	0.19	2.34
母亲工作类型	0.56	-1.17	0.06	2.28
收入	0.94	-0.34	0.63	2.2
母亲受教育水平	0.77	0.33	0.66	1.45
城乡居住地	0.56	-0.63	0.28	0.62
居住安排	-0.16	-0.47	-0.22	0.53

　　下面控制其他变量的影响后分别考察上述关键影响因素中的年龄与家庭人均年收入对最近一次去医疗机构流产的青少年公立医疗机构流产的影响模式。

　　年龄为 20—23 岁时最近一次医疗机构流产者选择公立医疗机构进行流产的可能性最大，约是年龄较小的 7 倍、年龄最大的 4 倍［见图 7 - 2（a）］。

　　家庭人均年收入为 1—2 万元时，未婚妊娠者选择公立医疗机构进行流产的可能性最大，约是家庭人均年收入较低的 2.5 倍、最高的 7 倍［见图 7 - 2（b）］。

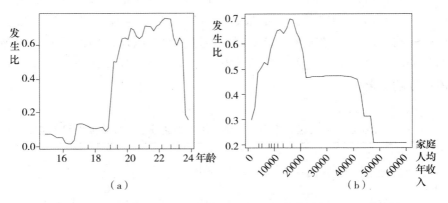

图 7 - 2　关键变量与公立医疗机构未婚流产影响因素之偏相关曲线

　　注：偏相关曲线纵轴为某变量之于公立医疗机构流产可能性的边际效应。纵轴取值越大，表明变量在相应取值时观测值选择公立医疗机构流产的可能性越大。反之则观测值为选择私立医疗机构流产的可能性越大。根据偏相关函数定义（见第三章定量研究方法部分），图中横轴任意两点所对应的值为发生比之比即比值比 odds ratio，可据此进一步估计人群相对风险。

　　流动状况与工作类型这两个关键变量中，由前文可知控制年龄影响后的流动状态为校外非流动者（相对于校外流动而言）、工作类型为农业从业人员和在校学生（相对于无工作者和商业从业人员而言）去公立医疗机构的可能性更大。但由于本章中模型准确性不太理想，且在前三个阶段这两个变量对未婚青少年妊娠结局影响不显著，在此不基于模型深入分析。

第三节　未婚青少年接受公立医院
流产服务的影响因素

一　难以满足未婚青少年保护隐私需要

保护隐私是未婚青少年选择医疗机构的重要标准①，并下意识对隐私进行自我保护。而目前很多规章制度不能满足未婚青少年保护隐私需要。如某地在实际工作中为了禁止非医学需要的选择性别的人工终止妊娠，实施"怀孕 3 个月以上流产需要计划生育相关证明"的政策，某地访谈对象反映，"……28 周以后不给引产，像有的小孩子错过了这个时间，就不给引。28 周的话，七个月，七个月就不让引了，不让引她就生下来，如果她十四五岁怎么办？"（江苏某医院医生）因此这些地方的很多未婚女性青少年为了隐瞒怀孕的事实或满足引产的需要而选择转入"地下"，在非正规的医疗机构进行了不安全流产。

此外，发生未婚妊娠并不为社会完全接受，这可能给未婚妊娠女性青少年造成来自外界和自身的压力，使其不愿曝光在就医场所"公共"的公立医院，而希望私立医疗机构如约提供贵宾式私密服务②。

二　刻板印象

未婚青少年在经济能力上的脆弱性使得流产费用常常成为左右其对医疗机构的选择的因素。公立医院"看病难看病贵"的刻板印象，加上私立医院价格灵活，且一些地方的私立医院如民营医院在一些边缘项目上实行减免，影响了未婚青少年接受公立医院流产服务。但私立医院的营利性是明确的，鱼龙混杂的私立医院中不乏以优惠免费为其营利的幌子，囊中羞涩的青少年难辨真伪。而公立医院收费统一、公开、透明，常常被未婚青少年误认为公立医院硬性收费，进而误认为未明码标价的私立医院收费比公立医院低。即在未婚女性青少年"对流产服务费用信息掌握不全的情况下，未婚女性青少年很可能受私立医疗机构推陈

---

① 参见郑晓瑛、陈功《中国青少年生殖健康可及性调查基础数据报告》，《人口与发展》2010 年第 16 期。

② 参见郑晓瑛、杨蓉蓉、陈华、谈玲芳、陈功《中国未婚女青年妊娠及流产需要与实现》，《妇女研究论丛》2011 年第 6 期。

出新的价格优惠策略的影响，反而认为公立医院定价明确、收费统一的做法古板①"。

换言之，公立医院"看病难看病贵"的刻板印象阻止了部分未婚妊娠者去公立医院寻求流产服务的脚步，使得打着免费项目幌子的私立医疗机构备受青睐②。

事实上，正如多地访谈对象提道："我们的费用可能某些方面尤其是核心项目比一些私立医院要低得多……没做干净的，到这来做，费用就说是多少多少。我们就低很多。"（甘肃 A 医院医生）

访谈中也一再核实公立医院收费信息，费用远没有想象中的高。

————：所以门诊实际上做的是（孕期）两个月以下的。

医生（甘肃 B 医院医生）：一般的不超过 80 天。

————：不超过 80 天；在门诊都是能做的。那现在做一个人流大概多少钱？

医生：我们是 64 块钱。

————：64？才 64 块钱。所有做下来才 64？

医生：没有，就是，因为就是这个减费项目，原来是 80，我们现在降成 64 了。

————：80 是什么东西？

医生：就是人流。

————：是上面规定的，物价局规定的。

医生：对。

————：80。

医生：今年不知道，就是，我看，这个才两个月（指春节后上班已经有 2 个月）。一个月以后（指 2010 年 3 月份），就降成 64 了。64 以后，因为需要扩宫嘛，我就给她加上 20 块钱的扩宫费，就是 80 块钱。

————：哦，84。

---

① 郑晓瑛、杨蓉蓉、陈华、谈玲芳、陈功：《中国未婚女青年妊娠及流产需要与实现》，《妇女研究论丛》2011 年第 6 期。

② 同上。

164

　　医生：一般的（做人流）就是84。

　　——：一般是84。上面规定是多少钱？

　　医生：就是这个，这个上面规定就是，上面通知了，但是我也不知道那什么。

　　——：所以一般一个人流做下来就是84块钱，它包括消炎药吗？

　　医生：不包括，就是手术费。这个是手术费。

　　——：这个是什么？

　　医生：手术费。再给开点消炎药，20来块钱。

　　——：再加上消炎药。他不像说的做一个手术要上千块钱。

　　医生：我们没有，有时候特别大的，超过80天，或者怎么地，消炎药开得多一点，消炎药开得多一点也不超过200块钱。（注：即使在这样比较极端的情况下，与手术费加总起来也基本不超过300元；后文另一则访谈材料也证实了这一数字。）

　　——：不超过200，是你们门诊做的，但是要引产的话需要多少？

　　医生：引产就要住院了，住院部住院。

　　然而青少年却常常因为随处可见的私立医疗机构减免费用的信息，便更愿意"光临"非公立医疗机构。

　　"但是我们这边不是，我们是价格定好的。我们这边也有一个××医院是私人开的，他们那边做一个无痛人流可能要700块钱，在我们这儿才400块钱。"（江苏某医院医生）

三　流产失败急救者

　　由于保护隐私的需要和公立医院贵的错觉等原因，很多未婚先孕女性青少年选择了私立医院或小诊所等医疗机构进行流产。同时公立医院尤其是三级医院则接诊了无数流产失败的未婚女性青少年，"上夜班收治了一个大出血的病人，小姑娘，就是因为在小医院做的人流手术没做好，要不是送来得及时，可能连命都没有了"。（北京某医院护士2）

　　这不是个例。对其中某些人而言，寻求流产服务之路并没有由此终结。据公立医院妇产科医务工作者反映，他们接诊了大量流产失败患者，其中以未婚的女性青少年居多[1]。"……有时甚至我们有一天，能碰到9个人，就是这样的。没做干净的。一个月总会遇到好多好多外面没做干净的。"（甘肃A医院医生）"我们就收了好多这样的病人，都是在小医院没治好，又转到我们医院的[2]。"

正如北京某医院护士（B）说："多花钱还不说，孩子还要多受很多罪呢。"这些流产失败的未婚女性青少年中很多便是最初基于各种原因选择了"便利店"——那些被青少年认为既省钱又方便的其他医疗机构，甚至未去医疗机构而自行药物流产。大部分流产失败得到了有效的补救，然而这些未婚女性青少年在辗转中生命健康遭到了极大威胁，受到的身心伤害也是很难弥补的。

总之，公立医院"看病难看病贵"刻板印象，加上定价明确收费统一，场所"公共"；而私立医疗机构定价灵活、就诊便利。未婚妊娠青少年常选择了"便利店"式的私立医疗机构，却经常遭遇流产失败；公立医院相对更多地以未婚流产失败急救者身份出现。

第四节　本章小结

本章研究流产服务可及性之公立医疗机构服务利用现状、最近一次医疗机构流产的未婚女性青少年流产机构选择与公立医疗机构流产的关键影响因素。

结合第四章到第七章，总的来看，人群研究表明2009年中国15—24岁未婚女性青少年中的19.2%有性行为；有性行为者中21.3%有妊娠经历，其中4.9%多次妊娠；未婚妊娠者中90.9%有人工流产经历，其中19.0%多次流产；过去1年内2.5%未婚女性青少年有流产服务需要，其中38.9%未去医疗机构寻求流产服务。形象地看，未婚女性青少年中，每5人即有1人有性行为；有性行为者中每20人即有4人曾有妊娠经历，其中1人多次妊娠；有妊娠经历者中每10人即有9人曾

---

① 参见郑晓瑛、杨蓉蓉、陈华、谈玲芳、陈功《中国未婚女青年妊娠及流产需要与实现》，《妇女研究论丛》2011年第6期。

② 同上。

有流产经历，其中 2 人多次流产；每 40 人中即有 1 人报告过去一年内有流产服务需要①。

从本章中对促进公立医疗机构服务利用及私立医疗机构流产服务保护性因素模型研究来看，2009 年中国未婚女性青少年中最近一次去医疗机构的未婚流产者有效样本为 106，其中在公立医疗机构流产的未婚妊娠者 79 人，占 74.5% ［95% 置信区间：（65.1%，82.5%）］。

选择不同流产机构的未婚妊娠子人群中，一般地，相比选择私立医疗机构而言，选择公立医疗机构的未婚妊娠青少年更可能在个人、家庭、社会特征上相对积极，处于资源相对丰富的状态。如整体上，后者年龄较大、收入和家庭人均年收入较高、所在省份的社会发展状况较好。控制年龄影响后，校外非流动者选择公立医疗机构流产的可能性更大，其他解释变量与公立医疗机构未婚流产关系不显著。

对最近一次去医疗机构的未婚流产者流产机构选择进行预测，公立医疗机构未婚流产模型具有较好的分类正确率（77.36%），同时在本研究所关注的 16 个保护性因素规定下，模型灵敏度很高而特异性较低。对那些具有这些特征的最近一次医疗机构流产者而言，她们将确定地选择公立医疗机构；对某些不具有这些特征的最近一次医疗机构流产者而言，理论上她们可能也会选择公立医疗机构，但实际上在其他因素的作用下她们选择了私立医疗机构。关键的影响因素中，个人因素中年龄对最近一次去医疗机构流产的青少年不发生妊娠的影响最大；除此之外，整体上社会发展的影响相对较大，其次为家庭社会经济地位。

控制其他变量时公立医疗机构未婚流产关键影响因素中年龄与家庭人均年收入对最近一次医疗机构流产者的影响模式为：

年龄为 20—23 岁时最近一次医疗机构流产者选择公立医疗机构进行流产的可能性最大，约是年龄较小的 7 倍、年龄最大的 4 倍。

家庭人均年收入为 1—2 万元时，未婚妊娠者选择公立医疗机构进行流产的可能性最大，约是家庭人均年收入较低的 2.5 倍、最高的 7 倍。

然而，公立医院"看病难看病贵"的刻板印象影响了未婚女性青少年流产服务利用，加上她们害怕隐私被公开，未婚妊娠青少年倾向于选

---

① 参见郑晓瑛、杨蓉蓉、陈华、谈玲芳、陈功《中国未婚女青年妊娠及流产需要与实现》，《妇女研究论丛》2011 年第 6 期。

择臆想中便宜便利的"便利店"式的私立医疗机构寻求流产服务，其中不乏有人遭遇流产失败，生命健康受到严重威胁①。这时，公立医院相对经常地以未婚流产失败急救者身份出现。

　　本章主要存在以下不足：（1）研究对未婚妊娠的发生时间规定不严格。一方面，如前文所述研究中涉及过去 12 个月的测量时，行文中视为对 2009 年的相关情况的测量；另一方面，未婚流产仅指报告过去最近一次去医疗机构流产，不能完全确定是发生在过去 12 个月。（2）控制年龄影响考察公立医疗机构未婚流产影响因素（见表 7–1）理应尽可能考虑流产服务医疗资源的地域分布和城乡分布，但本章主要通过模型分析来考察公立医疗机构未婚流产的关键影响因素，故未对上述可能性做进一步分析。

---

　　① 参见郑晓瑛、杨蓉蓉、陈华、谈玲芳、陈功《中国未婚女青年妊娠及流产需要与实现》，《妇女研究论丛》2011 年第 6 期。

第八章 用事实解释

前文主要基于时期数据对未婚青少年妊娠的结局及其保护性因素进行了模型分析，并结合医务人员访谈，对未婚妊娠的发生、机构外流产服务的利用以及私立医疗机构流产服务利用的状况及原因进行了质的研究。

第一节 时期视角下的主要研究发现

前述时期视角下的定量研究与质性分析表明：

1. 家庭社会经济地位至关重要

在不同层次的因素上，从关键保护性因素来看，相比于个人因素（含个人社会经济地位、年龄与流动状态）和社会因素（含社会发展状况与城乡分布）而言，家庭因素（含家庭社会经济地位、家庭规模和居住安排）中的家庭社会经济地位对未婚青少年各阶段妊娠结局都有显著影响。

2. 不同妊娠结局关键保护性因素不同

在未婚妊娠的不同阶段上，有以下两个主要发现：

（1）从未婚妊娠的发生这一阶段来看，个人社会经济地位对性活跃者未妊娠的影响显著；同样，从妊娠后实现人工流产这一阶段来看，个人社会经济地位对未婚妊娠者实现人工流产的影响显著。

（2）从未婚妊娠后实现机构内流产这一阶段来看，社会发展对未婚流产者去医疗机构（或向医生、护士寻求流产服务）的影响显著；同样，从未婚流产对流产机构的选择这一阶段来看，社会发展对去医疗机构流产者选择公立医疗机构的影响显著。

3. "生物性"妊娠结局受个人社会经济地位的影响显著，而"社

会性"妊娠结局受社会发展的影响显著

在妊娠结局的性质上，因为未婚妊娠的发生以及妊娠后是否遭遇自然流产与青少年个体特质密切相关，会相对更具有生物性特征，因而本研究中将这两个阶段归结为"生物性"妊娠结局。因为未婚妊娠发生后是否利用医疗机构流产服务以及利用的是否是公立医疗机构流产服务，还同时与流产服务的社会供给及其他社会状况有关，因而本研究中将这两个阶段归结为"社会性"妊娠结局。

综合前述未婚妊娠不同阶段的影响因素，除了家庭社会经济地位对各阶段的影响显著外，在个人因素与社会因素中，"生物性"妊娠结局相对可能受个人社会经济地位的影响，而"社会性"妊娠结局相对更可能受社会发展的影响。本研究将对这种二元对立式的影响模式进一步探究。

4. 条件居中的未婚青少年妊娠结局相对更好

此外，进一步从人群细分来看，各方面条件和状况适中的未婚女性青少年所获得的保护性因素积极效果相对最好，而各方面条件最差与最好的人群在结果上表现出一定的相似性。比如，年龄为18—20岁时，未婚性活跃者不发生妊娠的可能性最大，不发生妊娠的可能性约为15岁人群的2倍，24岁人群的2.5倍；家庭人均年收入为5万元时，未婚性活跃者不发生妊娠的可能性最大；不发生妊娠的可能性约为家庭人均年收入极低的人群的2.5倍，极高的人群的1.5倍。但各方面条件和状况最差与最好的人群显然所受到的外界因素影响和相应的行为模式是不同的，具体模式有待进一步研究。

第二节　留还是流，谁可决定？

接下来本章将基于队列视角来考察未婚妊娠的结局与特征，来回答"留还是流，谁可决定？"的重大问题。主要通过分析未婚妊娠青少年知情人专题访谈资料，来解读上述时期视角下的发现，尤其关注"生物性"妊娠结局与个人社会经济地位、社会性妊娠结局与社会发展之间的关联性的根源，并考察家庭因素对未婚妊娠系列行为事件的影响。

也就是说，本章将通过对未婚妊娠青少年进行专题访谈，关注其在妊娠系列行为事件中的体验，并考察各个层面的因素对行为事件的发生与进展的影响。这种基于未婚妊娠系列行为事件的回顾性信息构成了时间上连贯的图景，从跟踪数据角度反映了未婚妊娠系列行为事件的过程与影响，反映了未婚妊娠系列行为事件的不同阶段中未婚青少年的社会心理能力状况，勾画出了未婚青少年妊娠相关的生命历程。

换言之，本章将通过整体性的事实描述与阐释来解释前述阶段研究中关于不同类型（生物性、社会性）妊娠结局的保护模式。比如，通过质性分析，考察：为什么生物性妊娠结局（未发生妊娠、人工流产）与个人社会经济地位更相关，而社会性妊娠结局（机构内流产、公立医疗机构流产）与社会发展之间更相关？本章还关注前文所发现的其他保护模式的成因。

具体地，先从访谈资料中抽离出访谈对象（未婚妊娠女性青少年）的共性，以案例对比的形式讨论未婚妊娠结局必然之选（流产还是生育）的根源。再结合时期分析中的研究发现，以个案研究的方式对典型个案进行分析。最后将对未婚女性青少年妊娠结局及其保护性因素进行全面总结。

对于未婚青少年而言，妊娠的处理是一个重大决定。那么实际上是谁做的决定呢？接下来，通过对比分析流产与生育这两个必然之选，来探讨左右未婚妊娠结局的本质原因。

一　未婚先孕后走向婚姻的必要条件

1. 通常的个案版本：感情成熟与经济独立的双方是奉子成婚的必要条件

让我们先从一起未婚先孕后奉子成婚的案例（CaJH，小花）的基本事实的叙述开始探讨奉子成婚的必要条件。

女孩小花的家庭状况处于小康水平，父母离异，父亲再婚，继母是小花家的邻居。这件事导致小花的生母精神失常。随后小花和弟弟跟着父亲、继母以及继母的女儿一起生活，在一个发展较为落后的城区居住。

小花父亲比较老实内向，平日家中实权由继母掌控。父亲受教育水平不高，是普通司机，经常奔波，无暇顾及小花和小花弟弟；继母也没有受过高等教育，平常主要就陪同小花父亲工作。

小花高中毕业后就外出打工了，期间交上了男朋友。后来由于不知

171

道如何采取有效的避孕措施，小花意外怀孕了。实质上，小花意外怀孕在于双方父母文化程度不高，不知如何对子女进行性教育；加上态度都比较保守，根本没有开展过什么家庭性教育。

突如其来的怀孕令小花慌乱、担忧和欣喜。所幸双方打工，留有积蓄，而且男方家庭的经济状况还不错，应该能给孩子创造一个相对较好的生活环境。加之一起打工的工友也曾未婚先孕，那位工友后来奉子成婚，并双双留在了城市里打拼。

这样一想，小花想要留下这个孩子。于是，她和男朋友决定一起回家向父亲坦白，并征询家中亲友意见。亲友们看到小花与男朋友十分合得来，他们自己也有留下孩子的想法，加上大家担心人工流产对小花身体的伤害和心理的打击，所以总的来说大家赞同小花将孩子生下来的想法。

双方家庭考虑到孩子今后的户口和上学问题需要结婚证和准生证，都支持尽快领证结婚。于是小花和她的男朋友也就张罗起了结婚事宜以迎接这个小生命的到来。

截至笔者写作小花的故事时，小花已经结婚。小花保留孩子、嫁做人妇的行为有一定的内在动因。起先，继母作为第三者介入了小花的家庭。这对小花和弟弟内心造成了伤痛，他们不愿与继母亲近。另据邻居反映，小花继母对他们并不好。虽然继母掌管着家里的经济大权，但从不多给小花和弟弟买充足的生活必需品，甚至在小花和弟弟上学期间，除了吃饭外也没有尽心照料姐弟俩的生活起居，没有帮小花和弟弟洗过衣服。小花父亲又性格内向，沉默寡言，不能通过良好的协调来促进双方的沟通和理解。因此，小花姐弟俩与继母的隔阂很深，都没有叫过继母一声妈妈。

可见小花自感遭受了父母婚变与现有再婚模式的伤害。她早早放弃学业，并出于离开继母主导的组合家庭的愿望而外出打工，开始了自己的新生活。这样一来，受害于没有受到良好性教育而意外怀孕后，小花想要就此基于双方一定的感情基础和经济实力建立自己的新家庭。这才有了后续保留孩子、奉子成婚的未婚妊娠结局。

可以说，感情上成熟与经济上独立是未婚先孕后走向婚姻的必要条件；这两个条件基本上不太可能在未成年人身上同时满足。小花算是很幸运地获得了奉子成婚的必要条件。对于满足这一必要条件的未婚妊娠青少年而言，如果再加上小花式的家庭背景，即没有过多的感情粘连、没有多少家庭经济负担，就更促成了未婚妊娠者在自我经济独立的条件下组建自己的家庭。

2. 个案翻版：感情成熟与经济独立的一方与奉子成婚

与前文中关于就业青少年案例（CaJH，小花）不同的是，接下来的案例关于在校女大学生航航（C2JH）。这个案例正是感情成熟与经济独立两个因素同时具备的案例；只是该案例中不是双方都经济独立，而是一方经济独立、另一方经济尚未独立但即将独立。可谓是前文奉子成婚案例的个案翻版。

女孩航航在初高中时代有了边缘性行为[①]，大学时与留学生发生初次性行为，大四下学期毕业实习时与做木材加工的农村青年相恋并怀孕。到航航非意愿妊娠发生时，航航及其男友双方之间感情笃定，且男友经济独立，航航作为大五的医学生也即将完成学业并意味着经济独立。因而航航决定大五一毕业就结婚。这一非意愿妊娠最终得以保留孩子走向婚姻。

> 嗯，那时候真是非主流杀马特啊。觉得谈恋爱特别有本事，特别有面子，再说那男的长得也不赖。我真正意义上的初吻是给的他，和他好了二年多……有一天晚上，他趁我不注意亲了我……后来他没考上县里的高中就分手了。（高中时）那个男生一直对我很好，长得也蛮帅的，我就答应他了，一直谈到高考……我跟他其实快上床了，最后还是没成……他从后面抱着我，亲我，我就回应他……后来我还是阻止了他。（大学时）觉得这个老外蛮好玩的就见面了……十一假的时候，我们一起去××山（一旅游景点）玩，开的房，就那个了。一开始我是拒绝的……我还是坚持叫他去买（避孕套）了……差不多一星期一次吧，都在外面开房。（大学毕业实习时）大四下学期我就开始去医院里实习嘛。刚好有安排到乡下的门诊待一个月，我就是在那里认识他的，他刚好带他妈妈来看病。那次他就问了我的 qq，追了一段时候我们就在一起了……其实

---

① 边缘性行为一般界定为拥抱、亲吻和抚摸对方身体。参见张红霞、常春、吕姿之、孙昕霙、高源《北京市中专学生性交行为危险因素研究》，《中国学校卫生》2003 年第 4 期。聂少萍：《青少年健康相关危险行为》，载方小衡等主编《学校卫生与健康促进》，广东高等教育出版社 2010 年版，第 376 页。

是意外，每次我们都带套的。11月份的时候……一测真的是有了。我第一反应也是不能要这个孩子，考虑再三后我还是跟他说了，他说不要打掉，他会对我负责的。当时我想了想，我也23岁了，他对我是真的很好，后来我们决定（6月份）一毕业就结婚。（C2JH，航航）

3. 个案改版：感情笃定的女方加经济独立的男友与奉子成婚

当同时具备感情成熟与经济独立两个因素时，哪怕只是一方感情有归属感（尤其是女方），或只有一方经济上独立［一般是男方，如C7JH，婷婷（的男朋友）］，未婚妊娠也同样走向奉子成婚。因此，相比双方感情笃定、经济独立，这两个条件同时具备但某个条件不完全（仅两人中的一方）的案例（如C4JH，杨子），可谓是前文奉子成婚案例（CaJH，小花）的个案翻版。详见后文的个案分析："二（三）强迫之恋：脱重重桎梏孑然一身后获重生"（C4JH，杨子）、"三（二）典型路线：出轨—流产—媒人—奉子成婚时遵医嘱流产—备孕"（C7JH，婷婷）。

综上所述，通过案例对比研究表明，感情成熟加上经济独立是未婚先孕后走向婚姻的必要条件。

二 未婚先孕后诉诸流产的充分条件

相比较而言，自我经济尚不能独立的未婚青少年一旦意外妊娠则更可能选择进行人工流产。

1. 大学生：感情笃定但经济不独立与人工流产

未婚青少年中，绝大部分大学生改变了一贯以来的居住模式和地点，少了父母的往常的直接约束，初进大学也接受了较多新信息，所以大学生群体常发生未婚妊娠。只不过这个群体思想独立，不会轻易公开个人隐私，而且绝对不会让父母知道，因而人们并不时常看到大学生未婚妊娠现象。对子女发生未婚妊娠并流产的行为事件，父母们更是不可能获知；这是从本研究前期及后续深入的专题访谈资料中体现出来并在以往文献[1]中表明过的。因而非常有必要概述一个大学生案例（CbLC，

---

① 参见孙云晓、张引墨《藏在书包里的玫瑰——校园性问题访谈实录》，北京出版社2004年版，第5页。

小芳）来揭示未婚流产的本质原因。

大学生小芳未婚先孕后进行人工流产的基本事实如下：

大学生小芳与男朋友是高中同学，大学在同一个城市，双方家庭条件都不错。上大学后一来二去的同学聚会，使双方感情逐渐加深。不久两人因一时冲动发生了初次性行为。当时他们认为怀孕的概率比较小，没有进行安全保护措施。此后基于同在一个城市上大学的便利性，两人便经常发生性行为。结果不久小芳就怀孕了。作为大学生，之后的学习生活还要继续下去，不可能留下孩子。于是，小芳在男朋友的陪同下，利用期间一个小假期去了一家公立医院进行了人工流产。

从怀孕到流产整个过程中，双方都懊悔不已，悔当初明明可以使用避孕套却走到人工流产的地步。男方也知犯下错误，便时时陪护着小芳，对其百依百顺，细心照料。未婚流产，两人的心里都或多或少留下了阴影，得到了教训，此后性行为也十分注意采取避孕措施。

正如笔者所收集到的某些个案一样，大学生中虽不乏因未婚妊娠而休学完成结婚生育的情况（如 C4LC，杨子），但本案例中的小芳（CbLC）作为大学生，她如许多未婚妊娠大学生一样，基于先完成学业的基本考虑选择了人工流产。学业未完成首先意味着个人发展规划与休学或辍学来生养子女相冲突，其次也大多在经济上远未独立，因此选择流产本质上是大学生非意愿妊娠时个人发展未定的必然结局。

2. 中学生：感情懵懂冲动且经济不独立与人工流产

大学生未婚妊娠后尚且由于经济不独立而选择人工流产，中学生就更是没有具备经济独立的可能，因而更可能未婚妊娠后诉诸流产。所不同的是，中学生不比能够远离父母的大学生，他们通常受到了父母的日常性监护，没有一定数量的零花钱（如 CcLC，小兰）。因而可以预见的是，不比大学生可以利用手头的零花钱或借助人际关系筹到一定钱款，从而在远在他乡的父母不知情的情况下，自行决定流产并实现流产；中学生一旦发生未婚妊娠，流产的决定通常是其父母做出的。

小兰（CcLC）目前是一名打工妹。她在家读初中时与邻村的同学王强谈起了恋爱。王强是学生帮派头头，在打架现象严重、师生比严重失衡的校园环境下给了长相姣好的小兰以很大的安全感。故事就这样开始了。

小兰在家里排行老三，河北当地村里人都习惯叫她三儿，她有两个姐姐，大姐县重点中学毕业，二姐大学毕业。小兰从小和母亲住在一起，父亲外出务工，从事木工行业。

小兰是家里面的老三，从小受到优待（帮家里干活儿较少）。小学毕业后由于姐妹三个都在上学，家里条件不太好，于是选择了乡中。在乡中，一直是每天骑自行车上学，每天要骑5里路。当时初中正值扩招，学校的教室不够用，初一和初二的经常为了教室而轮流上学。当时学校打架现象严重，帮派较多，打架是经常的事。

学校师生比严重失衡是小兰青少年期个人发展的一大不利条件，加上小兰个人相貌姣好，这是在当地的校风环境下发生问题行为的一个风险因素。

初中的时候，长得很漂亮又是情窦初开的时候，小兰在班里很出众。好多男生都追她，特别是帮派的头头。当时小兰觉得帮派的头头很帅，很能打架，能保护自己，至少不会受到别人的欺负。她就开始跟在帮派头头王强的身边，经常是一起出出进进。刚开始的时候，下课和放学后经常在一起，相处一段时间后，两人经常逃课相约去玩儿。

王强的家住在镇里，父母开了一家废品收集站，后来将面粉厂盘下来，可以说有一定的产业，家庭条件还可以，王强家里还有个哥哥。他的哥哥以前上学时也经常打架，初中辍学后开始混黑社会。后来，王强上了初中，一方面长得个子高；另一方面好多人都知道他哥跟黑社会有点关系，喜欢打架的同学就推举他为帮派头头。成了头头之后就经常带着一帮小弟欺负人，看着谁不顺眼就打谁，后来感觉和自己学校的学生打架没意思，开始到邻近的初中去挑事。经常逃课去打架。

小兰和王强认识后，经常出双入对。有的时候王强还经常到邻村去接送小兰上下学，小兰感到很幸福，体验到了爱情的甜蜜。随着两人关系的深入，小兰开始回家变得较晚。小兰的父母开始注意到了小兰晚归的事情，有时会询问她为什么那么晚才回来，但小兰都是搪塞过去，有的时候还脾气很坏地回击一下母亲。小兰的父母知道早恋的事很普遍，而且也是在这个年龄段出现。小兰母亲有一次和她谈了一下关于性的问题，但是并不那么直接，只是说在一起睡觉会怀孕的。

随着小兰晚归由偶尔变成经常性的，小兰的父母开始意识到问题的严重性了，对小兰的管束开始严了起来。小兰习惯了晚归的生活，习惯了和王强腻在一起的感觉，突然之间严厉的管束使她难以适应，她感到父母不理解她。于是有了和王强私奔的想法，两人就在一起开始谋划。

有一天，小兰对她母亲撒谎说要到女同学家去住几天。她的母亲虽然不愿意但是也没太在意。第三天，小兰的母亲发现自己的钱少了很多，她才想起小兰离家时的不自在表现。小兰的父母开始向她的同学打听小兰的情况。后来找到了王强的家人，两家人聚在一起除了埋怨外，开始意识到两人已离家出走。

父母管教不当是在学校教育得不到保障时的未婚青少年发生妊娠的致命推手。这个时候只需青少年个人再创造一下行为条件，未婚妊娠就会在性教育缺失的状况下轻而易举地发生。

出走后第二天两人就睡在了一起，发生了性关系，根本没采取安全措施，重要的是当时没有采取安全措施的意识。小兰把自己的初吻和第一次都给了王强。过了一个多星期，钱花得差不多了，两人打算回家。

小兰回家后，得到了父母的严厉批评，特别是关于偷家里钱这件事。关于出走这几天的事，小兰总是支支吾吾，避而不答。关于她私奔这件事很快在村里传播开了，所谓"好事不出门，坏事传千里"。

不久后，小兰被诊出怀孕了，她告诉了王强，不敢告诉父母。王强也是第一次遇到这种事，一时不知所措。王强所在家庭的经济条件不错，但这不等于年纪尚幼的初中生王强就能实现经济独立。因而一旦王强与小兰发生状况，最终决定权在于父母。王强开始征询父母的建议，他的父母知道后，既惊讶又淡然。然后，王强的父母把这件事通知了小兰的父母，希望能把这件事合理地解决。

关于流产的决定，小兰讲述道："父母认为自己还小，最好的办法是神不知鬼不觉地把孩子打掉，他们觉得我太给他们丢人了，如果这件事传扬出去，父母走在大街上连头都抬不起来。"小兰还小，对这件事也没什么想法，最后只好听从父母的安排。

诉诸人工流产，这是一个完全不能掌握自己命运的学生在遭遇未婚妊娠后的必然结局。从发生到结局，无不体现了生态系统理论对未婚妊娠行为事件的解释力。

这件事之后，小兰在父母的强烈要求下，断绝了和王强的来往。初中毕业之后，小兰就开始去外地打工了。目前虽然小兰的身份已经发生了转型，由不能自主的初中生转换为经济上有望独立的打工妹，但相比

177

她的县重点中学毕业的大姐、大学毕业的二姐而言，没有接受过良好性教育的小兰对自己的生殖健康的掌控能力仍然不容乐观，伴随她的仍可能是未婚妊娠并流产，类似案例有小寒（C2LC）。详见后文个案研究："（二）逃跑新郎：谁来为大月份引产的女孩负责"（C2LC，小寒）。

综上所述，通过案例对比研究表明，个人前途未定是未婚先孕后诉诸流产的充分条件。

三　小结：个人前途的笃定与否决定了未婚妊娠之留与流的结局

从访谈资料来看，未婚青少年针对个人前途这个概念主要关注个人感情归属和个人事业走向两个维度，这正好可以表现为主要决定未婚妊娠后奉子成婚的主导因素：感情成熟与经济独立。

当这两个因素同时具备：既感情成熟又经济独立（如小花，Ca-JH）——哪怕只是一方感情有归属感（尤其是女方，如C4JH，杨子）或只有一方经济上独立（一般是男方），（如航航，C2JH；婷婷，C7JH），是未婚妊娠走向奉子成婚的必要条件。

上述案例对比分析表明，一方面，相比感情上成熟而言，经济上独立是未婚先孕后能走向婚姻的更为必要的条件；另一方面，对绝大部分未婚妊娠者而言，他们是通常由于生育与个人发展规划相冲突因而选择了流产；换言之，个人前途未定是未婚先孕后诉诸流产的充分条件。当感情成熟与经济独立其中一个因素未定时，未婚妊娠则很有可能以流产而告终。

从人群来看，经济独立但感情不成熟主要发生在就业青年中，感情成熟但经济不独立主要发生在学生群体尤其是大学生及以上的青年学生中。由此，从干预的可行性来说，对未婚青少年尤其是个人前途未定的大学生进行性教育显得尤为必要。因此，第九章"理论思考与出路"部分将重点讨论针对未婚青少年尤其是大学生的性教育问题。

结合前文定量分析，定量数据表明除了家庭社会经济地位以外，未婚妊娠的发生以及妊娠后是否遭遇自然流产，本研究将这两类妊娠结局归结为"生物性"的妊娠结局与个人社会经济地位更相关。这一研究结果看似与上述对比分析相互呼应，实质是共同组成一个完整的分析框架。原因在于，由于在妊娠后遭遇自然流产更多不是人为选择，而问卷调查中捕捉不到未婚妊娠后选择保留孩子进行生育的数据，所以实际上前文定量分析发现与上述对比分析所讨论的不是同一个问题，而是未婚妊娠青少年所遭遇的不同问题。因此，可以说，上述案例对比分析增强了本研究的系统性，将未婚青少年妊娠结局拓展到了更为现实的行为事件的发生与选择上。

第三节　每一个故事都看似不同

接下来基于生命历程理论对队列视角下的未婚妊娠青少年个案进行分析①。如前所述，生命历程理论属于人类发展模型②。这对研究未婚妊娠结局系列行为事件的过程与影响有理论指导作用③。通过对未婚妊娠青少年进行专题访谈，关注其在妊娠系列行为事件中的体验，并考察各个层面的因素对行为事件的发生与进展的影响。这种基于未婚妊娠系列行为事件的回顾性信息构成了时间上连贯的图景，从跟踪数据角度反映了未婚妊娠系列行为事件的过程与影响，反映了未婚妊娠系列行为事件的不同阶段中未婚青少年的社会心理能力状况，勾画了未婚青少年妊娠相关的生命历程。

前文案例对比分析已有对打工妹情形进行了系统的对比分析，包括个人前途笃定的奉子成婚的打工妹（CaJH，小花）和经济尚未独立而非意愿妊娠后流产的打工妹（CcLC，小兰），因而在本个案研究中不再讨论打工妹一类。同时，前文案例对比分析中讨论了在中学阶段发生非意愿妊娠并流产的情形（CcLC，小兰），加上一般鉴于未成年人保护等原因，中学生非意愿妊娠案例非常难以获得，因而在本个案研究中不单

---

① 参见常春梅、李玲《生命历程理论下的男童性侵犯事件——关于 H 的个案研究》，《中国青年政治学院学报》2010 年第 5 期。该文在某一理论指导下对某一个案元素进行研究。从研究对象与取样的元素是否是统一对象来区分，该文的研究对象是（受性侵的）男童，取样的个案元素是一名在孩童时遭受过性侵的男子，可见该文的研究对象与个案元素一致，即分析单位是个人，调查对象也是一个个人，是整体性分析单位的单个个案的描述性的个案研究。而有相当部分冠名为"个案研究"的研究，其研究对象与取样的个案常常并不一致，其中有的属于嵌入性分析单位，而有的则实质上不属于个案研究。值得说明的是，本研究采用的是平行式的多个个案的整体性分析单位，开展的是回顾性的解释性个案研究。参见［澳］戴维·德沃斯《社会研究中的研究设计》，郝大海等译，中国人民大学出版社 2008 年版，第 195 页。

② 详见前文"3.1.1 发展生态学模型（以生态系统理论为主）（一）理论发展及主要流派"。

③ 生命历程理论内容详见前文"3.1.6 跳出实证主义罗圈：关注过程与影响"。

独讨论中学生一类。

个案分析的典型人群分为三类：（1）农村未婚的务工青少年；（2）在校大学生；（3）城市白领。这三类人群再加上打工妹和中学生人群，基本上囊括了目前未婚青少年的几大人群特征。

一 农村篇

酒席婚约：见怪不怪的农村未婚少年同居

寒假回家乡时得知身边一对青少年一直未婚同居，而看来其家人邻居对此都没表现出很大的反对，于是研究者采访了主人公及其亲属邻里街坊。

主人公小妮（C1LC）今年15岁，在家中四个孩子中排行老三，父母都是农民。小学毕业后，小妮便外出找工作了。小妮的同居男友小军今年17岁，家中有个12岁的弟弟。小军父母从事小本生意，经常吵架。小军从小不爱学习，小学时换学校4次，留级2次；初中就读于一所武术学校，但初二就辍学了。现在在家乡各处打工。

小军先前谈了几个所谓的女朋友，和小妮是在打工的时候认识的，没多久就确定了恋爱关系，并许下了"地老天荒"（小妮语）的诺言，把小妮带到家中介绍给了家人。为此小军和家人多次闹僵后，最后家人无奈选择了默认小军和小妮的关系。现在两人住在小军家中。

小妮曾经怀过一次孕，被家长得知后带去人工流产。小妮的父母都是乡下农民，平日也对孩子没多加教导，小妮小学毕业就出来找工作了，对此父母也没多加过问半句。两人文化水平都不高，所以对于婚姻感情方面知识都知之甚少，也没采取什么避孕措施，出了意外选择打掉孩子。

小军和小妮的同居生活类似"男耕女织"，现在男方在外面或给人家工地搬砖，或去夜店端酒水，做的都是短期活儿，没固定工资，女方自从住进男方家里后就没出去工作了，在家里跟着小军妈妈收拾屋子，学做家务，等等。两人感情来得轰轰烈烈，"像是电视剧里，"小妮说，"小军曾和他家人表示，如果他家里不同意他带我回来，他就离开这个家；为此小军还闹过自杀呢！"小妮面对小军家人的指责也默不作声，是"认准了他"；两人生活中也有过争吵，"过得像是对儿小夫妻"。

小妮说，她从小就对爱情有着渴望，因为父母平淡的婚姻和家中老三不受重视的缘故，她希望可以得到关注和重视。她喜欢看言情小说，因为这样她可以把自己代入女主角的世界，那是她精神上得到最满足的时候。小妮还可能因为生长在多子女家庭而把家庭责任看得不怎么重，所以不想上学就不去了，想着打工就出去打工了。

小妮在打工的时候很自卑，因为城里的姐姐总是化着好看的妆容，谈吐时尚。直到那时，她才意识到自己和现代社会的严重脱节。在这种情况下，小军注意到了她，两人同属于社会较底层，有着相似的感受和经历，所以总是能聊到一块。小军身材高大，又会武术，给了小妮很强的"保护感"（小妮语），因此小妮更是陷入对小军的爱恋中无法自拔。

在热恋的阶段，小军对小妮照顾得无微不至，小妮的活儿小军帮着干，还不断讨好小妮的小姐妹们，小妮要是身体不舒服请了班假，小军会主动去照顾她。两人走遍了城里的大街小巷，那是小妮最难忘的记忆。

小军从小是在父母的争吵声中度过的，父母文化水平不高，小军要是做错了事情父亲都是采取暴力的方式解决，这种情况直到小军上了初中学了武术，父亲打不过他了才停止。但小军的还手也因此让小军的家人对他很失望，失望导致放任，让小军陷入了恶性循环里。小军戾气很重，很少向家人低头，除非是讨要生活费，与家人的关系一直不太好。

因此，当小军把小妮带回家也遭到了家人和亲戚的极力阻止。小妮回忆着当时的情境：

"我知道我还没成年，你们大人都会抓着这点批评我们。我也知道我们没文化，被你们看不起。可是我爱他啊。"小妮说。

"你知道什么叫作爱吗？电视剧看多了吧！"小军妈妈劝道。

"我不知道，你们就知道了？阿姨，我求求您了，我是真的想和他在一起，请您答应吧。"小妮恳求道。

在小妮与小军交往这件事情上，小妮家人一直保持着缄默的态度，小军的家人找上门时，他们也表示管不住自己的孩子，反倒是小军一家及其亲戚们都对此态度较为激烈。小军父母文化水平也不高，但是小军的姨妈是受过高等教育的知识分子，因此小军姨妈不断劝小军父母要断掉小军和小妮的关系，为此还一度遭到小军的怨恨。两人抗击了一年后，小军家人都无可奈何，只好默认了他们的关系。

两人对未来都比较茫然，当问到以后打算怎么办，有考虑过孩子吗？他们都选择了沉默。未来对于他们来说太过沉重，现在在一起不过是抱着一种得过且过的逃避和年轻人都有的不服输。

两人的同居模式开启后，小妮开始限制小军抽烟喝酒，跟着小军妈妈学着做家务，小妮竭尽所能希望向小军家人证明自己是一个合格的媳妇，这可能也是后来小军家人态度软化的一个原因。

当问及小军母亲关于此事的心情时，小军母亲潸然泪下："我命苦啊，三个兄弟姐妹就我活得最苦，丈夫不管事，大儿子不听话，不会读书，小儿子现在看看也不会有什么好出息。小军居然还外面带了个女人回来，他懂什么，自己都还是个小孩子。为什么不反对？怎么没反对？可是反对有什么用？你不给他钱他把家都能拆了。闹到公安局？那以后出门怎么见人呢。反对没用啊，我是没办法了，就当没了这个儿子，多副碗筷，只要能安生，我什么都不求了。"

小妮平日里很怕小军，小军觉得小妮对他稍有不顺意便会动用暴力，小妮对小军唯唯诺诺，不敢有丝毫反抗。这种情况在乡下并不少见，乡里人甚至还夸赞小军能干。乡邻中有人说："小军算是厉害的，这么小就娶到媳妇，你看看村里，还这么多大人打光棍呢，还不如一个小孩。还能够把媳妇管得这么牢，能干。"重男轻女的观念在这里得到了充分的体现。

即使这样，小妮也很依赖小军。有一次，小军听别人说上海打工好，便从家乡跑到了上海去打工，结果没到一星期就回来了。问其原因，是小妮离不开小军，离家后小妮一天十多个电话地打给小军怂恿他回来。小军本来也只是做个兼职，想想便又跑回来了。

当家人很严肃地帮他们规划以后人生的时候，小军小妮选择了沉默。小军是个暴脾气，做什么活儿都不能长久，现在二人在小军舅舅家的工厂里打工，但这样一直下去不是个办法，当家人劝其出门挣钱的时候，小军说："我不想走太远啊，家里更好。"

小军舅舅苦口婆心道："谁不知道家里好呢？但是你就打算一直靠着你妈妈的几块钱生活？你又不读书，又不学一门手艺，成天混混过日子？我告诉你，我可不会让你一直在我这里打工，看看你这个好吃懒做的性格，哪个老板会喜欢？反倒是小妮，你不在的时候她工作很认真。"不出所料，亲人的劝说收效甚微。

小妮一年到头都不回（娘）家，家里人都当没了她这个女儿似的。

在小妮老家打听时，邻居们表示对小妮家事知之甚少。问到多久没见过小妮时，有人竟说将近两年没见过了。可见小妮平日的存在感比较低。

说起他们的平日生活，小军是个比较爱玩闹的性子，平日里喜欢和狐朋狗友出去花天酒地，就算和小妮在一起了也约束不了自己，经常晚归甚至彻夜不归。小妮对此有所抱怨。有一次，小军又整夜没回来，小妮受不住了，和小军弟弟抱怨了几番："无非是说什么你帮忙说说你哥，让他早点回来之类的。"（小妮语）却没想到小军嫌她多管闲事，冷落了小妮，甚至几天后还动手打了小妮，自此以后，小妮不敢对小军多说什么了。

关于婚姻的打算，小军是一个极度大男子主义的人，小妮性格偏软弱，什么事都由着他，两人的性格倒也合拍。由于父母糟糕的婚姻状况，小军对于结婚什么的没任何规划，他抱着一种得过且过的想法。反倒是小妮，比较着急，一直希望等到法定年龄后就赶去和小军结婚。

说到孩子的问题时，小妮有些黯然，"那次是个意外。"当问她明不明白避孕措施时，她显得有些茫然，"都是农村的，也不清楚什么，以为在一起了这些事情就可以水到渠成地发生，最多这些知识也是从一起打工的姐姐那里得来的。"问她有没有准备要一个孩子，她说："我不知道，我想给小军生孩子的，我是他媳妇，但是小军好像不太喜欢孩子的样子。而且家里穷，没钱养。"

小军一直认为他们同居这是他和小妮两个人的事情。当问到小军有没想过自己的坏行为给家中弟弟造成不良影响时，他先是很不服气地反问自己哪里有不良影响，而后才回答道："不要他有什么错就推到我头上好吗？哪有那么多可以影响的？自己不学好怪谁!"可见小军的想法幼稚又自私。

今年的春节，小军正式把小妮介绍给了亲戚们，无论是家中聚会还是朋友见面，都带上小妮。小妮说："我知道有时候小军脾气不好，会冲我凶。可是我知道他还是喜欢我的，就算他和家人们忙着说话，和朋友们忙着喝酒，他也会记得我爱吃什么，帮我把喜欢吃的夹到碗里。"说着这些，小妮流露出相当满足的神情。

这是一个到目前为止也就 15 岁的姑娘：非意愿妊娠后流产、仍不知如何有效避孕、在坚持着的卑微的同居生活的农村女孩。

未婚青少年同居情况在农村是一个普遍现象，由于当地经济文化水平较低，社会发展程度不高，乡邻们对于未婚青少年同居现象没有表现出我们想象中的反抗和不满。道德在他们看来是第一位的，既然小军和小妮在一起是你情我愿，那就没什么可阻拦的，哪有什么法律与科学的情分。这样，也就见怪不怪了。

这个现象存在的原因由多个因素组成，个人来讲，小军小妮的文化水平都不高，他们自小生活在信息滞后的农村，关于青少年感情和性的话题少得可怜，因此对此他们并不掌握多少性与生殖健康知识。在家庭中，小妮小军都属于非独生子女，来自家庭关爱不多，自小便渴望被关注；其父母知识文化水平不高，重男轻女思想很重（比如，小妮父母一直对小妮不闻不问，这样的态度十分明显地体现了这一点）。家庭的经济负担使青少年过早成熟，过早地接触社会，带来了明显的不良影响。而小妮小军所生活的大环境也对此负一定责任，当地人受教育水平都不高，经济发展水平一般，男多女少，光棍很多，在这种情况下，小军年纪轻轻就在外面带了个"媳妇"回来，使同村很多不明就里的人啧啧称赞。重男轻女导致小军和小妮在同居生活中的地位是不平等的，小军可以随意打骂小妮，而小妮却不敢反抗甚至认为这没什么问题。

当人们听说小军小妮未婚同居的时候，第一个反应或许是反对；听到小军对小妮严厉要求而小妮不敢反抗的时候，第一反应或许是可悲；然而，这些外人的想法很难左右他们。或许他们自认为过得很幸福，而其他人，就像是小军的阿姨，试图在强行拆散他们。当人们搬出许多道理、法律和社会规范来要求时，他们是不以为然的。在现代文明看来，他们是失范的，而在当地乡村的立场，他们却又是合乎举止的。这种风气不改变，小军小妮的思想就不会发生变化。而要改变整个当地农村社会的风气，就应该从青少年的思想教育做起。

此外，青少年对于感情问题的态度也是令人担忧的，一方面，他们觉得感情要轰轰烈烈，以为现阶段的感情是一生一世，态度很激烈，这会导致他们和父母之间的矛盾激化；另一方面，他们感情很自私，认为这是两个人的事情，无关他人，所以当父母从其个人发展与家庭负担出发苦口婆心劝他们分开时，他们觉得父母才是自私的一方。我们说，青少年阶段是处于身心发展不够健全的阶段，缺少正确的管教引导很容易误入歧途，所以小军父母对小军小妮的不理解很是痛心。说实话，人们的确需要为小军小妮的未来担忧，他们现在在一起，凭的是一腔热情和一股年轻人的冲劲，更多的经济依靠还是小军的父母；当激情退却，他们为生计发愁，每天柴米油盐酱醋茶，他们是否也需算计？小军对未来的闭口不言很让人担忧。

此外，乡里人的态度也折射出农村社会对于未婚同居的立场。一纸婚书在农村人眼里不如摆一桌酒席来得可靠，一句承诺不如直接把"媳妇"（女友）带回来来得令人信服，当村里人都对小妮口口声声称"小军他媳妇"的时候，大家在乎的并不是他们是否真的够年龄资格领取结婚证，而是小妮已经像个妻子般地住进了小军家，为他洗手做羹汤了。人们更愿意相信现实物质的表现，信奉的是酒席婚约，而不是去套概念化的标准。

这一发现冲击了长久以来秉持的有关共识：传统认为，农村少年同居存在着极大道德风险。可以说，研究者们一贯更可能认为未婚同居现象在农村中不太可能盛行，更何况是少男少女同居。但正如本研究所揭示的，在注重婚姻的道德性胜过婚姻的合法性的农村地区，一纸婚书在农村人眼里不如摆一桌酒席来得可靠，人们对具备一定感情基础的未婚青少年同居也就见怪不怪。

这提示青少年生殖健康与性教育要关注农村未婚同居这一盲点。一旦发生非意愿妊娠，当事人更愿意相信"那次是个意外"，而绝不会知道，实际上，以目前他们所接受的性教育水平论，几乎没有多少可能性不发生这样的意外。当经济不独立，如小军母亲痛诉的那样，"你不给他钱他把家都能拆了。闹到公安局？那以后出门怎么见人呢。反对没用啊，我是没办法了，就当没了这个儿子，多副碗筷……"那么，即使感情再深刻得"像是电视剧里"似的（小妮语），一旦怀了孩子，加上本身对于结婚没任何规划、抱着得过且过的想法，也只能是被家长带去人工流产。

矛盾又可悲地存在！却是那么地正常！在和小妮的交谈中，发现小妮周围有不少这样的同居青少年，未婚同居模式也分很多种，有的是像小妮小军一样住在父母家中的，有的是和家庭决裂两人出来打拼的，也有的是父母不在从小没人管教、对同居像对待旅店式生活的。他们处于感情不确定阶段，大多因为有着同样的遭遇和共同的话题而在一起，"有着相似的感受和经历，所以总是能聊到一块"（小妮语），通常是都处于社会底层，对生活没信心，渴望被重视。同时社会的重视度对这类青少年同居有着莫大的影响。如果社会对于这群特殊青少年群体给予更多的关注，或许会给同居及后面可能引发的青少年性与生殖性健康方面的问题尤其是未婚非意愿妊娠干预减少很多阻力。如果采取漠视的态度，则有可能会加重。

从迪尔凯姆关于正常与变态的区分准则①来看，这类农村底层青少年未婚同居是一种正常现象。关于迪尔凯姆对正常的确定，从现在的理解来看，首先是符合普遍性原则，其次是普遍性根源于事物的本性的原则，再有就是社会情境原则。本案例研究中的农村底层青少年未婚同居以及类似的底层青少年未婚同居如今是如此普遍；底层青少年未婚同居的社会触发因素（如社会对他们的弱势境况的漠视、酒席婚约的盛行等外系统②社区环境）亦普遍存在。可以说，底层青少年未婚同居是现阶段的正常社会现象。

这一矛盾又可悲却又正常的社会底层青少年未婚同居意味着未婚妊娠后走向流产的必然结局，因为他们不可能掌握自己的身体与感情，更不可能掌握自己的命运。不论感情是否成熟，单是经济独立就是一项无力而又巨大的任务，不具备感情成熟且经济独立以实现奉子成婚的必要条件，也没有根本性提高当事人的生活技能。人们看到的只能是盼望着"等到法定年龄后就赶去结婚"的姑娘，以及当长辈很严肃地帮他们规划以后人生时，选择保持沉默且坚持同居的少年男女。

二 在校大学生篇

（一）奉子待婚：只因"从来没人对我这么好过"

接下来的案例中的航航（C2JH）是研究者的姨表妹。由于两代人之间的亲密情感，研究获得了这位未婚妊娠大学生无比珍贵的完整故事。航航是郎阿姨和她前夫的独生女，今年23岁，医学专业大五学生，大五上学期末未婚先孕，准备大五一毕业就和男友登记结婚。郎阿姨28岁时离婚，那年航航7岁，随后航航和母亲一同生活。郎阿姨自离异后，期间和男性谈过，但至今没有再婚。航航的生父离婚后，娶了一

---

① 参见［法］E. 迪尔凯姆《社会学方法的准则》，狄玉明译，商务印书馆1995年版，第79页。

② 行为系统外系统概念的界定参见前文"3.1.1 发展生态学模型（以生态系统理论为主）（二）生态系统理论主要观点"。

位女子，并育有一子。航航父母都是初中学历，无稳定工作，靠偶尔外出务工补贴家用。航航母女俩家庭年收入约为 3.6 万元。

有关航航未婚先孕的故事可以追溯到她小学六年级时对一个女同学实施的性侵犯①，但限于本研究主要关注她青少年期的未婚妊娠及其结局，在此仅简要表述这些过往，以关联性侵犯与未婚妊娠之间可能有的关系②，并提示性教育的必要性和内容；到了中学阶段，航航有了一系列的边缘性行为，这是随后 20 岁时在大学发生首次性行为的前奏，因而故事中有详细描述；该恋情因为后来系跨国恋而未果，在大五实习时却发展了看似没有门当户对的新恋情且非意愿妊娠，后决定卡住一个微妙的时间差，一毕业便结婚生育。

以下是航航"实施性侵犯—边缘性行为—初次性行为—非意愿妊娠—准备毕业而后婚育"的故事情节。因是表姐妹关系，访谈中涌现着轻松自由的氛围。以下便以节选原始访谈资料方式来呈现。

1. 小学时对小玩伴的性侵犯：她好可爱

问：你小学时有没有玩得好的？

航航：小学六年级的时候，因为是住校，一间寝室住八个人。冬天的时候，天气特别冷啊，像我们南方又没暖气，我就跟我上铺一个关系特别好的同学说一起睡，她也很爽快地答应了。我也记不得这样隔了多久，有一天晚上睡的时候我就特别想亲她，她身材比较胖那种，那时候我们都还没怎么发育，她的胸部就好大，脸也粉扑扑地特别可爱。一开始我老实跟她说我想亲她，她不同意，后来磨叽了好久，好像是一根阿尔卑斯棒棒糖，她就答应了吧。从那以后晚上睡觉之前我都会亲她一

---

① 从专业定义上来讲，儿童性侵犯是指发生在成人或年长儿童与儿童之间的性活动，即有权势的成人或儿童强制儿童卷入无法知情同意的性活动，用于满足侵犯者的性欲或其他心理需要。性侵犯不仅包括体腔插入和带有性含义的身体接触，比如抚摸生殖器、乳房等隐私部位或亲吻等，还包括非身体接触的性活动，诸如向儿童露体、要求儿童露体、引诱或强迫儿童观看色情影像和图片等。参见张雪梅《对儿童性侵犯的有关探讨》，《妇女研究论丛》2005 年第 S1 期。龙迪《性之耻，还是伤之痛：中国家外儿童性侵犯家庭经验探索性研究》，广西师范大学出版社 2007 年版。

② 以往研究表明了遭受性侵犯的严重影响（参见陆士桢、其其格《儿童性侵犯及其影响——以六位女性为例》，《中国青年政治学院学报》2010 年第 5 期），但未见有研究关注实施性侵犯对个人发展的影响，如研究中的航航（C3JH）在儿童期曾对同龄儿童实施过性侵犯，这一行为对航航的个人发展的影响未知。

下，有一天晚上，我把手伸到她棉毛衫里了，她吓一跳，要把我手拿出来，我死活不肯，揉了她胸部一下，她也没阻止我了，我就一直揉啊揉，后来还摸她屁股了。

问：天呐，这么劲爆，你是双性恋？

航航：也不是吧，当时就是一半好奇一半好玩，第二天那女生再也没跟我说话了，然后就小考了，我们虽然都是在××中学读书，不同班就没再联系了。

2. 中学时的边缘性行为：懵懂的岁月

航航：你也知道我初中交的男朋友吧？

问：我知道啊，不是还说是你们中学的校草么？你还说你妈妈也知道，其实根本都不知道吧。

航航：嗯，那时候真是非主流杀马特啊。觉得谈恋爱特别有本事，特别有面子，再说那男的长得也不赖。我真正意义上的初吻是给的他，和他好了两年多，后来他没考上县里的高中就分手了。

问：具体说说你们的事呗。

航航：他是隔壁班的，有一次注意到我了，觉得我长得还可以吧，就追我要我当他女朋友咯。现在想想那时候真的什么都不懂，就是看脸。

问：那说说你的初吻呗。

航航：就是那时候晚自习课间我们都会去操场那边逛逛，牵牵手之类的。有一天晚上，他趁我不注意亲了我，还是嘴对嘴的那种，我当时吓到了，一种很奇怪的感觉。后来就好多了。

问：所以你们每次都去操场那边亲亲？

航航：也不算吧，没人的时候就亲一下。

问：我可以问一下有更进一步的吗？

航航：我跟初中那个关系到舌吻就没了。一开始的时候觉得好恶心，口水多脏啊。

问：所以他每次要亲你，你是不情愿的？

航航：还好，后来就习惯了。

问：那他后来有没要求你更进一步？

航航：没那么夸张啦，他看起来也是一个纯情小男生样，没什么了。那时候他还总是跟我说要一辈子在一起呢。

问：然而你现在快要结婚了，新郎却不是他。

航航：后来我不是考到县里的高中么，那时候班上也有很多男生追我。但是，那时候懂事了，知道要好好读书就没谈，我想考上大学好好照顾我妈妈。

问：我知道你后来就谈了。

航航：是啊，那个男生一直对我很好，长得也蛮帅的，我就答应他了，一直谈到高考。其实我那时候已经开始有性幻想了，经常会看一些言情小说，看到里面男女主角有比较激情的片段，我就会把我想成是女主角，然后有个男的那样对我。

问：说说吧，你和那个男的有什么故事？

航航：我跟他其实快上床了，最后还是没成。有一次周末不用补课，是在高三的时候，我妈不在家，我就叫他来家里玩了。我们感情不错的，所以才叫他来。中午的菜还是我自己炒的，不怎么好吃，但是他很赏脸地吃了很多。我洗碗的时候，他从后面抱着我，亲我，我就回应他，他好像有点忍不住了，手越摸越下。我当时可激动了，感觉身上都在颤抖那种，然后他就拉我回房间了。他一直压在我身上亲，一开始我还蛮享受的，我知道他想干什么，后来我还是阻止了他。

问：你们发展太快了吧，还好你清醒过来了，有多少高中生堕胎的新闻啊。

航航：我觉得也是顺其自然吧，和他亲亲的时候他老是会用他的裆部顶我，烫烫的，我到现在还记得那种感觉，手还总是不老实地抓我胸。一开始我觉得他这样很猥琐，后来他跟我说这是他的自然反应，我也就接受了。当亲到动情的时候，原来自己真的难以抑制地会发出呻吟声。那时候他借了本《金瓶梅》给我看，我的性启蒙书就是《金瓶梅》。在他的一点一点地引诱下，我开始对性产生了向往。也就是那时候，我开始自慰了。

问：你是怎么弄的？

航航：其实就是特别简单，就是有时候想的时候，会两腿夹住被子，感觉会舒服一些。后来看小说学会了一种，就是用自己的手抚摸自己的私处，后来就用手指伸进阴道一点点，这样膜还不会破，还放松了自己。

问：你都这样了，那次怎么没答应他呢？

航航：最怕是怀了啊，再说我觉得我跟他不可能一直在一起，没必要把第一次给他。

3. 大学时的初次性行为：初尝禁果

航航：大学里，我有了第一次，是和一个印度人，他是我们学校的留学生，比我大 4 岁。

问：你们是怎么开始的？

航航：那时候是通过 qq 附近的人认识的，看他头像觉得是个帅哥就认识一下也没关系咯，所以他加我我就同意了。聊了几天，觉得这个老外蛮好玩的就见面了，他对我也有好感吧。见面之后他联系我更加频繁，后来没多久我们就在一起了。十一假的时候，我们一起去××山（一旅游景点）玩，开的房，就那个了。

问：你能跟我说一下你第一次那个么？

航航：一开始我是拒绝的，其实约好要跟他一起出去玩的时候我就知道会发生什么，可是我还是去了，我内心还是有点渴望吧。那晚他很热情，我也很激动，我要他带套，他说不用，说就一次没关系，我还是坚持叫他去买了。后来我跟他说我是第一次，他很吃惊也很激动，他说他会好好对我的。那次还算是一个比较好的体验吧，他对我很温柔。后来我们那个的次数也多了吧，差不多一星期一次吧，都在外面开房。

问：每次都会做好安全措施么？

航航：差不多都会吧，有时候他知道我安全期就不带，我怎么说也没用，事后我自己会吃避孕药。

航航：我大四刚开学的时候，他就回国了，虽然我有点舍不得他，那也没办法，我们就分手了。

问：后来你有和谁谈么？

航航：真正意义上说也没有，我觉得我是真的蛮喜欢那个老外，他走了我还是蛮难过的。之后有男的断断续续找我聊，我也没明确拒绝，也就和那些男生暧昧一下。

4. 毕业实习时看似不对等的恋情却将定终身：奉子待婚

问：那你是怎么认识你现在这个男朋友的？

航航：说实话也蛮巧的，大四下学期我就开始去医院里实习嘛。刚好有安排到乡下的门诊待一个月，我就是在那里认识他的，他刚好带他妈妈来看病。那次他就问了我的 qq，追了一段时候我们就在一起了。

问：听郎阿姨（航航的母亲）说，他高中都没毕业，你是怎么会跟他在一起的，现在还有了身孕？

航航：一开始我也看不上他，好歹我也是大学生吧，他一看就是街上小混混样的。后来我知道，他自己在弄木材加工，虽然没读书，却也自食其力。他对我真的很好，从来没人对我这么好过。

问：他对你怎么个好法？

航航：我在门诊的时候，我们还没在一起，他在我晚上值班的时候都会来陪我，给我送些好吃的。一开始我不愿理他，他就坐在一旁玩手机也不走。我来月经的时候，痛经就请了病假，他知道后给我送了一杯热奶茶。后来我要回原来的医院嘛，他就会问我什么时候轮休，然后每次我不用上班的时候，他都会给我带饭，不是他妈妈做的就是店里炒的，那时候同住的实习生总是笑我，问是不是我男朋友，我也默认了，没多久就在一起了吧。

问：可是你也不应该不小心啊，你看你现在肚子这么大了，今年 6 月你还要毕业呢！

航航：这有什么，我们学校有人孩子都生了。

问：她们是她们，你是你，更何况你还是学医的，这些常识都不懂。

航航：其实是意外，每次我们都带套的。11 月份的时候，我已经两个多月没来月经了，我就买了试纸，一测真的是有了。

问：你当时为什么不打掉这个孩子？

航航：我第一反应也是不能要这个孩子，考虑再三后我还是跟他说了，他说不要打掉，他会对我负责的。当时我想了想，我也 23 岁了，他对我是真的很好，后来我们决定一毕业就结婚。

郎阿姨（航航的母亲）跟我们说起航航怀孕的这件事时，还没进行上述访谈。郎阿姨说，"航航跟我说起她怀孕的事时，我快要气死了，心里急得整晚整晚睡不着觉，后来就说你想要怎样就怎样吧"。航航2015年12月底正式把她的这位男朋友带回了家介绍给了亲戚，但是把她怀孕的事瞒了下来。那时候正值冬季，衣服穿得厚重，再加上肚子也不是很明显，家里人（一大家子亲戚们）也都没发现。迄今为止，其他亲戚还都不知道航航怀孕的事。

航航今年没回家过年，她是在男方家里（他俩同省不同市）过年的，同时把郎阿姨接了过去过年。本来家里人对她在还没毕业就已经谈婚论嫁的事情有点不高兴了，这次对她去男方家里过年的行为更是不能理解。应该是有身孕怕遭人非议吧。

她们在男方家里过年后，男方的父母和她讲了以后的打算，男方家给她12万元的彩礼钱，钱一打到账上她就拿户口本给航航让他们去办理结婚证，预期是在航航毕业前就会登记。在这里，我们不能简单判断说郎阿姨很势利，风俗就是这样。

当问及郎阿姨是否会在航航结婚后去男方家那边生活，郎阿姨也不确定。由于是定向生，航航与校方签订了一份就业协议，在她毕业后必须去校方分配的医院工作一定期限。目前，尚不能确定我表妹未来在哪儿工作，可能会与她男朋友分隔两地，也可能会刚好在男方所在地。

航航的行为与决定令人深思。其一，依照绝大多数大学生的思想来看，航航她还年轻，正值花样年华，等到毕业后接触的人更广，说不定有更适合的对象；其二，她好歹也是大学生，她的这位男朋友高中都没毕业，两人能否长期坚持下去。对此，航航她自己的原话里隐藏了上述思考的最好答案，"他对我很好，从来没人对我这么好过"。

这不禁联想起航航童年遭遇父母离婚的身世，联系起她成长历程中父亲角色的缺位对她的影响。她少年时对同龄女生施以性侵犯是不是与她日常生活中男性榜样的缺失有关？以及成年后接受了看似并不般配却因为"他对我很好"的感情，是不是还是与她日常生活中男性榜样的缺失有关？完整家庭中成长起来的孩子拥有完整的父爱和母爱，至少不太可能单单是某一男子对她好就会认为"从来没人对我这么好过"而"默认"（航航语）了自己的恋爱关系。

看来，由于航航生活一直是跟着妈妈过，从小家里缺少男丁，所以也会导致她性格变得有些男性化，就像是小学时对室友的渴望，但在触及了感情之后会慢慢被修正回来，恢复女生一般都有的合作与依存的性格。

一个人的成长，主要取决于个人教育程度，也受外界环境的影响，其中父母的影响力是巨大的。自航航的父母离异后，航航的生父再婚，也很少关心她，航航的母亲一直觉得对航航心存愧疚，没再婚，对航航几乎是有求必应。诚然，航航也很懂事，在这种环境下，航航也很早熟，当然也包括性方面的。可见，航航现在的状况在一定程度上是出于渴望父亲的关爱，正好航航认为男友对她特别好，弥补了她心中缺失的父爱，于是走到了这一步。也就是说，至少航航的故事的发展是由于缺少了父亲的爱而渴望异性关爱。这呼吁青少年发展的行为系统应该对离异家庭的孩子尤其在其缺失的爱这方面加以重点关注。

可以说，未婚青少年心中对某个方面情感的渴求终会在某一时刻以软肋的方式体现出来。航航作为大学生追求过并实现了璀璨的爱情（当然期间她也冒险地将事后紧急避孕药当成了常规避孕方法之一），但当缺失的爱来袭，关于爱情与婚姻的一切世俗期望似乎不再起作用，而会因为获得了心底里曾一直无法得到的关爱而迅速认定一种两性关系类型，并直接走向未婚妊娠及待婚。

（二）葬情铜臭：流产终结了异乡的爱情与欲望

如果说上述关于心底缺失的爱得到满足的单亲母亲家庭中成长起来的医学生航航，其故事动因在于寻求原生情感的弥补，是微系统①端的反映，那么，接下来关于娜娜这个有追求却又有那么点享乐主义的艺术生，其故事动因则更多地受当下社会价值观的影响，其行为与结果最终是宏系统端②的反映，并时而通过其与同伴相互影响这一中系统③加以强化。

1993 年出生的娜娜（C3LC）正值青春年少，6 年的艺术特长生生活使本就漂亮的娜娜更有气质更会打扮，走到哪里都是众人眼中的"女神"。然而，从小被父母捧在手心，周围人羡慕的娜娜在她 21 岁那年留下了记忆中难以磨灭的伤疤，她与那个男人的关系也从此画上了句号。

---

① 行为系统微系统等概念的界定参见前文"3.1.1 发展生态学模型（以生态系统理论为主）（二）生态系统理论主要观点"。

② 同上。

③ 同上。

接下来通过自述的方式对娜娜的故事进行分析。

1. 契机：转行当了艺术生

2009 年，我大概读高二，本身文化课确实不太好，虽然努力学了，但也不见起色。家里条件不差，父母都是公务员，从小就送我学舞蹈、学钢琴这种兴趣班，除了父母对自己的期待，我本身也挺喜欢的。后来父母说要不然把小时候学的钢琴捡起来吧，走艺术生这条路考大学，我也没什么意见，毕竟我还是想考出去见见世面的，随即我就开始课下报各种艺术辅导班，渐渐形成了艺术生朋友圈。首先，在我们那里，真学艺术的是从小就开始学，像画画就必须有很深的基本功，钢琴也得学的有点年头，剩下的 80% 都是学习成绩不行半路出家，也不能说人家学艺术就不行，毕竟风气和氛围总会受大部分人的影响，大家家庭条件都不错、个性又强，朋友能交得起来也不容易。就我们这个群体来说，也不太存在什么长久的友谊，就像到现在，我最好的朋友还是最初的那几个，其他的都来得快去得也快。

我们艺术生的校园生活已经把文化课的学习置于次要地位，而在我们更多人的实际生活里，排第一的是玩与交际，第二是专业课，第三才能想起可能还得学点习。要说认识更多朋友这种事，真的是贯穿了我那几年生活的始终，学校的都认识差不多了，就通过许多场合有意无意地认识了许多社会上的人，虽然我不抽烟不喝酒不泡吧，但身边总有这样的朋友，许多事情也就见怪不怪了，毕竟很多人都那样，你在其中已经是另类，保持自己的想法做好自己也就得了。

毕竟总有考大学这么一件急事，父母的督促也比较严格，进入高三准备冲刺后我就渐渐地和周围的朋友接触少了，每天路线也就是学校和辅导班，没时间经营那些浮于表面的朋友了。所以，当高考结束后再回到这些朋友中间，发现好多人已经不知不觉地交了男朋友，一对一对地没事搭伴组局玩，我又默默地成了不太合群的人，也不能经常跟这帮人混在一起当电灯泡啊。和闺蜜们逛街以前大家都一起去那几家我们常去的几家品牌店，虽然家里不缺，可作为学生，与普通同学相比我们穿衣打扮已经比较时尚前卫了，太贵也没必要。这些人交了男朋友之后，逛街的实际性马上就减弱了，比如出于炫耀的目的逛街的时候背着男友新给买的名牌包，又或者看到很贵的衣服自己舍不得买打电话让男友来买，等等，你说她们纯粹为了炫富也不是，我觉得更多的是想炫"我男友有钱又乐意给我花"。即使这些男友都不是韩剧里面男主角类型那种帅哥，上至中年已经成家的男人下至什么都没还要靠闺蜜贴补的小白脸，朋友们都忙着谈恋爱、秀恩爱。

关于周围人对谈恋爱对象的选择，我从来没觉得他们的价值观有问题，之前就听说过一些人为了物质跟一些与自己条件差距很大的人在一起生活，说难听点就是"包养同居"这种，但是周围人不会明说，或者说就算所有人都知道这种情况但当事者不觉得有悖道德或者什么的，恩爱照秀钱照拿，这种情况变多之后，许多本来对这种嗤之以鼻的人渐渐也改变了一些想法，看着周围人出门有人接送，名牌新衣服不重样地换，说一点不美慕那都是假的，所以我们圈子说有单纯的孩子外人都不信，我自己都不信，暗地比名牌比社交、男友换得勤、看周围人谁男友更好撬墙脚这种都是日常。虽然不像电视剧那种，但确有其事，而且跟你在的圈子有关。

2. 初恋：一个有钱又对我好的男人

看着周围人都有喜欢的男生或者有男朋友，我也觉得生活里是不是有一个这样的人会更有意思，但是也没多想。反正考大学这事都结束了，很自然我们同校的、辅导班的好朋友们在那个暑假天天约着出去玩，凑局打麻将，逛街吃饭，晚上偶尔泡个吧。其实我晚上很少出门，也不喜欢酒吧那种地方，这种局我都很少去，不喜欢的原因大概是虽然我在这种圈子，但是自己对他们或多或少还是有看不惯的地方。父亲是小学校长，母亲是公司职员，没学艺术之前的朋友圈还是家庭都有点社会地位的那种，就经常许多家聚在一起谈谈各自工作、比比各家小孩成绩、联络联络感情的这种聚会。所以说难让我完全融入艺术生这群人，虽然他们很大一部分人家里不缺钱，但是严格管孩子什么的真没怎么从他们嘴里听说。

反正总有一些情况下你不得以跟他们一起去玩，我认识张博也是很偶然的一次碰面。我记得一回我陪朋友一起去打台球，我又不会打一直在旁边看，也没注意别人，看见旁边有一桌确实打得很好就瞄过去看看，其中有个人我们之前在其他场合有见过面就随便打了一声招呼，这事也没在意，到点我们一群人就走了。当天晚上突然来了一个陌生的短信，问我是不是娜娜，下午有见过，想跟我认识，听他叙述半天自己是哪个人，后来大概想起隔壁桌好像有这么一个人，出于交朋友的心理，我就说，"好啊，我们有共同的朋友也就是朋友了"。从那之后，他经常会出现在我们朋友聚会的场合，主动跟我聊一些他自己的情况也会问我喜欢什么，或者观察我的喜好。聊天中我知道，他27岁，家里开一家建筑公司，但具体我也没问，来这里是公务出差，还要待一段时间，经过一段时间的了解，觉得他很喜欢我想跟我谈恋爱，那个时候我也没答应没拒绝，想到年龄比我大很多，我还是有抵触，但也没明说，都是朋友说话也不好意思太直接，我想时间长了就混过去了。没想到，他开始不间断地天天给我送花，单独约我出去吃饭，送我各种最新的电子产品，甚至直接拿张卡放到我面前说会给我固定的零花钱。其实那个时候我就明白了给钱的意思，但是出于一些自尊心开始我没答应。后来，他不断变着花样追我，送我各种东西又制造各种惊喜，青春期的女孩谁在心里都向往过这种场景，加上周围人羡慕嫉妒和推波助澜，后来也就自然而然在一起了。

3. 初夜：顺其自然的思想准备与复杂的心理变化交织

我们大概谈两个月的时候，第一次发生关系。那个时候正值高中毕业的暑假，没多久就要大学开学的时候，经过一段时间的了解，觉得他对我很好又很细心，一个周末，他说他可能业务需要马上就要离开，问我能不能一直陪他到他走，我明白他的暗示，毕竟相处下来他也会有意无意地进行一些试探和肢体接触，犹豫再三，想着上大学很有可能异地，而且刚谈没多久也需要培养培养感情，反正假期没什么事都在爷爷奶奶家住，跟他们讲去要好的同学家住几天他们也不会追问，和他也就待了两三天。

因为我之前知道一些朋友已经和男友发生过性行为，细节多少也有耳闻，但是当我第一次面临这种情况的时候还是有些害怕，张博毕竟比我成熟，就一边哄着我一边教着我，稀里糊涂就发生关系了，第一次我记得没进行避孕措施，那种情况下怎么还能想到生理课讲的那些东西，当时有一瞬间的想法是赶紧逃离这个地方，可是想想跟眼前这个人的关系和跟他在一起生活水平的提高，真的很纠结，毕竟那个时候的我还没20 岁，眼前能看见的与未来的发展这种根本还很迷茫的处境相比，我选择了满足于现状。第一次发生关系后，我和张博的关系好像更好了，那几天我们吃饭、逛街、买东西，他也是非常乐意地给我花钱带我到处玩，而且经过第一次以后，心理和生理防线突破后，之后发生关系就觉得不紧张了。之后回到爷爷奶奶家，也并没表现出任何异样，编了一个差不多的理由就蒙混过去了。

4. 流产：独在异乡的女孩把爱情、欲望和孩子送进坟墓

随着时间的流逝，9 月份我就到其他城市上了大学，我和张博的关系也一直很稳定，他会定期去学校看我，走之前还给我留些钱。我也越来越依赖于他的照顾和钱方面的支持，刚开始还觉得主动要买什么钱不够之类的不好意思说，等他主动，后来谈到快一年的时候基本上我要是没钱了就直接给他打电话，他也二话不说直接转账过来，我也觉得这些是理所应当。而且，每次他来看我，我们也都会发生关系，有的时候会注意避孕，使用安全套或者口服避孕药，有的时候就没太在意这个事，毕竟都这么长时间了，也没怎么样，就对这事不紧张了。我俩就这么一直和睦地处了两年左右。

之前我知道他平时忙着工作，有时候会照顾不过来我，虽然我有的时候也不高兴但是他哄着我也就没说什么，不知道什么时候开始他对我渐渐冷淡了许多，有的时候说好来看我，也总失约，这种情况越来越多，我就开始跟他生气吵架，他也不像之前事事都顺着我了，吵的次数多了，他连我电话都不爱接了。而且关于给我零花钱的事也不主动提了，钱到账得越来越少也越来越慢。我一个人在一个没亲人的城市上学，本来一直把他当作情感支撑，生活上很依赖他，结果眼看着他离我越来越远，除了难过我无能为力，经过一段时间的情感纠缠和生活适应后，准备下定决心跟这个人分手，偏偏这个时候身体出现了变化。

本来我月事还是比较准时，但是那段时间开始出现紊乱，可能因为跟他吵架心情不好和吃饭少的原因，我也就没往那方面想。后来吃饭开始干呕，我刚开始也没发现，以为可能是饭做得不干净，情况大概持续两天我开始惊慌，但是碍于学校生活我没跟其他人说，第二天逃课去了

离学校比较远的一家公立医院做检查。我自己一个人坐车到医院，排队、挂号、等待、检查，连病例登记的名字我都没敢用真名，一个人在医院大楼里穿梭做各项检查，坐立不安地等着一项项结果出来。当B超和尿检同时显示"早孕"结果的时候，我反而平静了下来，现在想想，可能当时已经有预感做了最坏的打算，就算真怀孕了，凭我和张博现在的情况和我自己的生活状况这个孩子也不可能留下。医生说现在已经有四十多天了，想好要做趁早做，还问了我的年龄和怀的第几胎，这么年轻还是第一胎，建议选择药物流产，尽量把伤害降低到最小，我询问了一些预约手术和注意事项，拿着一叠报告单，头脑空白地走出医院。虽然我与张博的关系到一个非常尴尬的境地，但是在心理上我一直把他当作精神支柱一样地存在，结果出来后我还是给他发了一条短信，说今天在医院确诊已经怀孕了，不久他回过电话，仔细询问了一些检查情况，安慰和道歉的话一句也没说，我也没在感情上再有纠结，挂了电话我就在心里肯定了我们是真的没任何回旋的余地了。不一会儿手机就来了短信银行的通知，张博给我马上转了3万块钱，随后发了一条短信，说"没想到会出现这种情况，不管怎么说还是对不起，我相信你会理智地处理好这件事，这些钱你拿去手术和买些营养品吧，我希望我们好聚好散"。当时我想，这就是等于他用钱买了我两年多的时间，又用3万块钱雇我杀了这个孩子，真的特别可笑，我又没法装出一副受害者的样子，毕竟当初选择他的是我，今天要做决定的也是我。

真的特别庆幸我在一个离家很远的外市上学，能够轻易地把我和张博的关系以及现在难堪的情况完全掩盖。在等待手术的几天里，我还是没抵制住自己的心神不宁和紧张害怕，把这件事请告诉了我唯一一个确信会帮我保守秘密和知道我与张博关系的同校好友小雅，小雅知道之后一直安慰我帮我做心理疏导，但是她也会气我说，当初选择张博就是目的不纯，如今是因果上门，我也只能默默流眼泪。到了预约手术的那天，小雅陪我早早地到了医院，陪着我做各种术前检查，甚至在手术同意书上签了字。经历抽血、吃药、等落胎的过程之后，我已经疲惫地冒了一身汗，流完之后就面临清宫手术。到了清宫室，躺在病床上，看着一个个从手术室里出来的女人都痛苦不堪，我产生了前所未有的恐惧感，虽然小雅一直陪着我，但是手术室她进不去，整个过程都需要我自己一个人挺下来。在手术台上，医生问我要不要麻醉，我不懂，她说最好不要麻醉，有疼痛感的话医生下手会比较有轻重，我呆滞地点头，到现在为止我还能清楚地记得在那四十多分钟里的疼痛感，难以形容，最后也不知道是疼得还是哭得腿软，连手术台都是医生搀扶我下的，临走时医生还叮嘱："小姑娘，知道有多疼下次就不要来了。"后来就意识有些模糊地被抬出去，小雅看着这样的我，一边照顾我一边流眼泪。休息半天，当天医生就让我出院，叮嘱我注意事项，一定要卧床一周，一个月后再来复查。

小雅送我回了寝室，给我把药和东西放好，嘱咐我一定好好休养，毕竟也是坐了"小月子"，她能做的就都帮我做了。由于我们课程不多而且课也很分散，像艺术类课程老师要求也没那么严格，我就一直逃课在寝室休息没出门，跟室友说去医院检查有严重的肠炎，需要休息吃药，小雅和室友都关心我给我带饭，也没刨根问底。从我告诉张博我怀孕之后一直到我慢慢恢复的过程中，他再也没任何消息，我也没再主动联系过他，慢慢接受了分手和流产的事实。然而也没像预期的一样以为好好休息就能完全恢复，复查时还是出了意外，检查显示虽然清宫很彻底，但是患上了比较严重的慢性妇科炎症，药物治疗作用不大，只能依靠物理手术才能有明显效果，这是对我的身体产生的又一次伤害。

不管造成现在这种情况谁对谁错，我只想能把所有的事情彻底忘记，这段记忆总会让我羞于面对父母，总是担心自己的身体，可能变成一辈子都不能说的秘密……

故事到此。对比当事人历时这几年的变化，我们发现，原本活泼开朗爱交朋友的她在经历这件事后慢慢与之前那些朋友都断了联系，性格变得内敛沉稳，对于朋友的选择更加慎重，缺乏安全感，不再轻易地向人展示真实的自己，而是希望在新的城市重新建立自己新的生活，彻底掩藏人生中这一段难以启齿的经历。

前述故事从当事人生活的行为系统即群体环境入手，了解了她与初恋从开始到流产结束的阶段性过程。故事中当事人有两股明显的情感主线在交织：叙述其恋情时的淡然情愫和讲述其流产经历时的愤懑情绪，这从语气与情感上都有所体现。这样的情感的变化与对比反映了当事人因生活环境和周遭人的经历令其对金钱和爱情没那么认真，但是对于流产对其自身的伤害却表现出了因独自承担、自食其果而产生的些许无奈的悔恨。

面对娜娜的经历，笔者不禁陷入深思，一个内心灿烂的当代进步青年，当她置身于理想与享乐并存的社会环境中，她内心动摇挣扎。一方面她内心追求进步；另一方面却将思想甚至行为混迹于享乐的社会浪潮中，最终没能躲过生命的直观反映"非意愿妊娠"。如果娜娜的教育方案中纳入了爱情观的性教育内容，事情会不会至少令娜娜而今能更坦荡？

（三）强迫之恋：脱重重桎梏孑然一身后获重生

前述已经对直接受制于各种外界环境即行为系统界定下的各类未婚妊娠青少年的故事进行了分析，包括：（1）外系统表现为漠视与酒席婚约的农村社区中的未婚同居少年（C1LC）；（2）微系统表现为单亲母亲家庭的原生情感缺失的奉子待婚医学大学生（C2JH）；（3）受当下享乐主义社会价值观的宏系统影响，并时而与其同伴互动从而置身于不良的中系统的葬身享乐的艺术大学生（C3LC）。目前的系列故事对未婚青少年妊娠结局与行为系统进行了较为充分的呼应，分析了任一行为系统的故障都直接预测了未婚妊娠。

接下来，将直接针对未婚青少年个人，通过深入剖析其个体思想来看未婚妊娠及其结局的必然性。这一结局并不可以全部归因于未婚青少年个人，而是囿于其生活的近体环境与远体环境，只是当聚焦于该个体，竟让人觉得离奇得如此不可思议。

这是一个令人倍感沉重的生命故事。因为故事的关键起因在于当事人耦合了一种离奇的"常识"，即"我以为（我的处女膜）破了，我觉得这个没办法，我已经是人家的人了，哪怕怎么样都得跟着人家"，而险些葬送于桎梏之下的杨子，一名堪称愚民、终又重生的大学生。

杨子（C4JH）家兄弟姐妹五人，她排行老大。父母在家务农，偶尔也外出打工。目前23岁的杨子大学毕业后独自一人在北京租房居住，她一边上班，数着三五千元的月薪；一边考研，编织着看似寻常却又与三五年有着天壤之别的梦想。故事从时年17岁的杨子脑子里根深蒂固的"已经是人家的人了，哪怕怎么样都得跟着人家"的纲常思想开始。

1. 高中时代的强迫之恋

杨子：上高一的时候。他不是我同学，比我大，本来刚开始跟他在一起吧，还有一点小插曲，刚开始在一起的时候，我不喜欢他，哎呀，我不知道该怎么给你说这个事，难以启齿我觉得……（沉默了一会儿）因为我上高中的时候，傻嘛，很单纯，上高中的时候在 BY（某市）读的书，就生理卫生这方面什么知识都不知道，什么都不了解，很传统老家那边，我爸妈从来不在我面前说这些。我的好朋友跟他是亲戚，我好朋友冬天寒假来看我，他也就跟着来看我，看了我说晚上出去吃个饭，反正吃了饭。他恰巧那时候在 BY（某市）上班呢，他已经毕业了，我就去他的房间，晚上就我们仨在一张床上躺着呢，一张床上躺着，睡着睡着，我那个同学她跑了，走了，把我跟他放一块，完了那天晚上他就动手动脚的嘛，但也没发生什么，后来，我同学就说，你周末可以找他去给你补补数学，完了我就那时候，不知道什么原因，反正跟各方面的原因有关系吧，就去了，就去找他补数学了，结果这一补课就补出问题来了，那天晚上人家就把房间门锁了，我就出不去，事情就发生了，这个我觉得就属于，属于，强暴是不是。我那时候完全不是自愿的，完全反抗，但是人家就觉得你这种反抗……（是假的）

问：嗯，我想起来，曾经看过一部电影，他讲的也是这种类型，那个女孩去了这个男的房间，这个男的就把门锁了，随后就强暴了这个女孩，当时我印象特别深刻，这个男的说了一句话，他说："你来我房间就说明你明白我的意思，你想好了。"

杨子：对对，男人就是这样，他就有这种想法，但是那个时候，我少不更事，什么也不懂，你说像我现在这样，我绝对知道他每一步代表什么意思，也是知道男人心思的，那个时候真的是什么都不懂，还有就是，他把门反锁了。他本来有个朋友在里面的，结果他朋友看见我们俩拉拉扯扯，闹的时候，他不让我走；这时他朋友走了，他把门就反锁了，那晚上就什么都发生了，那个应该是高中的寒假时候吧，高三的时候，第二年夏天就高考了，结果就……但其实什么都没发生，因为……处女膜没破，但是我不知道，我以为破了，不是处女膜破了会有血吗，但是当时我只有一点点，这我就不懂了，我就回去到学校。

201

这一慌乱的故事的开始，令人想起了几年前一部震撼人心的美国电影，叫作 *When he's not a stranger*，大致取"熟人强奸"的意思。电影讲述了一个美国女孩琳恩在遭遇熟人男性郎·库伯的强奸之后走上艰难的维权之路的过程。影片中少不更事的琳恩在郎·库伯的邀请下去了他的房间，单纯的琳恩以为只是一次朋友的聚会，却惨遭对方的强暴，琳恩在这个过程中曾苦苦挣扎，并央求对方放过自己，郎·库伯的一句话令人印象深刻，他说，"别跟我演什么戏了，其实从走进我的房间，你就想让我这么做。"

然而此时的琳恩并不知道郎·库伯所说的"演戏"是什么意思。

在日后的法庭上，琳恩的辩护律师在提问环节向郎·库伯提问，"你与琳恩小姐发生性关系的时候得到她的允许了吗？"

郎·库伯说："我想她是愿意的。"

律师："她说可以还是不可以，请回答。"

郎·库伯："开始时她说 No，但我知道这不是她的本意，她明明愿意，却总说 No。"

这部影片一经上映就产生了极大的轰动，熟人强迫背后隐藏的是一种刻板的两性互动模式。

当遭遇熟人强奸，是惨遭伤害却还要隐忍吞声，是顾全名声所以将错就错？

时年尚幼的杨子，一个单纯的高中生，似乎在很长一段时间内并没有意识到她的事件的性质，因而也就既没有隐忍，也没有将错就错。而是，以人们意想不到的、又那么合乎中国封建纲常思想之情理的方式，杨子走向了另一面：强迫自己，"第一次给人家，我必须，怎么样我都得跟着他"。

问：这个事情发生之后，你有没有什么怀孕啊之类的担心。

杨子：担心！特别地担心，我那个时候还上高三，你想高考，面临着高考的压力，再又凭空发生了这么一件事，又不敢给别人说，我同桌跟我关系很好，她跟她男朋友发生了，她后来就让她男朋友给我买了药，我就吃了药。但其实什么都没有，因为没有破，但是我以为破了，我觉得这个没办法，我已经是人家的人了，哪怕怎么样都得跟着人家。

问：为什么会有这样的想法呢？

杨子：对呀，因为受的这个……这种教育，就觉得这第一次给人家，我必须，怎么样我都得跟着他。但在这之前，我是一点都不喜欢他的。后来直到我问他，到底有没有那个什么（破处女膜），他一会儿说有一会儿说没有，如果没破的话，我绝对不跟他来往，但是他一会儿说破了一会儿说没破，模棱两可，所以我不知道么。后来高考完，6月9号他叫我上去，他说你上来，我给你答案。我就去找他了，结果去找他，就发生了，那次是真的破了，他说这就是我告诉你的答案，我当时就给他一个耳光，所以我对他一直心里面有恨，我觉得我的人生被他毁了！但是，没办法，自己得逼迫自己跟他在一起，不喜欢那个人，他完全各方面不符合我的择偶标准。其实我的很多同学都问我，你为什么会找一个那样的男朋友呢，没办法。后来我成熟了，去年我跟他在一起吵架的时候，我就说了，你就是强暴，你不要以为我傻，我现在知道了！后来很多人就觉得你（杨子自己）为什么一错再错呢。

因而故事朝向了一个历时3年以杨子努力"修正果"即结婚生子的方向发展。这3年，她为此在身体、心灵上都经历了种种考验，用她自己的话来说，就像经历了一场梦。

2. 6年"恋爱""终成正果"——怀孕、生产、月子

杨子：后来，人家……哎，就对我负责，也对我挺好的，我就来北京读书了嘛，他本来在南昌工作，他就把那边工作辞了，他就来北京找我，待了一学期，大一在北校区嘛，他在那附近租了房子，待了一学期，但是跟他……因为你本身就不爱那个人，没有感情基础，只是说因为那一次就要和他在一起，但是看着他都是讨厌的，跟他在一起走路，不想在一起走。但是他后来的一系列表现，让我觉得他对我挺好的，因为之前我又没谈过恋爱，他是真的喜欢我，我就觉得挺好的，我们的同学看到他，也说他对我挺好的，后来大学第二年的时候，我这个人心很软，想着他比我大，不能一直老等着我呗，他爷爷也岁数大了，想看重孙，我就站在人家的角度，替人家考虑，我就想，反正我跟他在一起确定了这一辈子是要在一起的，早生晚生也是一样的，就早点生了呗，基于这么一点想法，而且生了的话，我就想等我毕业了，孩子也大了，他父母带着，就跟我的规划一样嘛，等我毕业了，他也奋斗得差不多了，

孩子也大了，就能送去上学，我也自己不用带孩子了，出于各种各样的考虑，就休学，生了孩子，当时就休了一年的学。

问：那你当时怀孕的时候是去他父母家了吗？

杨子：没有，后来他就换工作了，在那个 C 市那边，这个城市的一个大学里面当主任，我就在那个大学里面住，其实过得就跟学生一样，每天图书馆看看书，然后去吃饭，正常的那种生活，就那一年，然后 8 月份就回他老家去生孩子了。但是在这个过程中，发生了很多很多事，让我几次三番觉得自己错了，很后悔，所以从一开始就是错了……我也看透了，我爸心脏病都是被我气出来的，他以前没有心脏病①。

问：当时你告诉他们孩子的事情的时候，你父母他们什么反应？

杨子：对，我爸就是那一年心脏开始不好，我爸觉得我送我姑娘去北京读大学了，家里面听着还挺开心的，怎么能有孩子了呢，而且还是和那么丑的一个人（笑），他们看不上那个人，觉得他配不上我。觉得你各方面条件都很好，挑什么样的男人没有，你非得跟这样一个人在一起，想不通呗……我就看我爸那么伤心，我就想，当初为什么要做那个事（怀孕生下孩子）。

问：你们当时这个孩子是意外有的吗？

杨子：是意外怀孕有的，那个时候只是有想生个孩子的想法，但是没有具体规划过，结果就怀孕了，怀孕了以后他给我说，不敢去医院做了，万一做了你以后怀不了孕了怎么办。

问：也就是还是有过要打掉的这个打算？

杨子：对，有过这个打算，但是我自己也想，万一我这一辈子真的因为这一次手术做不了母亲咋办，作为一个女人，不能给自己留遗憾，哪怕我将来跟他分开了，至少那个孩子在这个世界上。

问：当时生孩子的时候是在哪儿生的？

杨子：是回到 ZL（杨子家乡的省会城市）生的。当时快生的时候就从 C 市回到 ZL 了，我当时生孩子的时候，你想，父母也不在身边，哎，我给你说我这个历程啊，真的我现在回想起来，那会儿我就觉得天

---

① 杨子在大学二年级的时候意外怀孕，基于如上述提到的对现实的种种考虑，她放弃人工流产，生下孩子，完成自己早期对于自己的人生规划，并且在这个过程中，一直瞒着自己的父母。

崩地裂啊，现在是觉得没什么了，怀孕的那段时间，那时候也是年轻吧，就觉得不需要有人照顾，就自己洗衣服啊自己吃饭也是在外面，就觉得也没什么大不了的，即便这样，他们家人还觉得我挺娇气的，但其实我觉得一点都不娇气。

怀孕三个月还是四个月的时候，我发现，他在跟别的女人聊天，他就是那种，现在以我这样一个成熟的人的心态来想，哪个男人都会聊，但是那个时候的我，就是无法接受的，我就想我为你付出了这么多，你还跟好多个女人在聊天，就在我怀孕三四个月的时候，发各种各样的图片啊，暧昧的短信啊，我当时我就直接崩溃了……我觉得我都怀孕了，我这样跑过来，父母不知道，父母给我打电话，我还说我在学校学习呢，我觉得真的有刀子我都想把他杀掉，你还这样对我，哎呀，我真的我就在想有一天我会让你知道，我会给你血的教训的。但是以咱们那边传统的那种观念，她把孩子都生到这儿，她这个女人她能怎样，所以她父母那么有恃无恐地不去办婚礼，不去找钱，他们就会觉得，你孩子都这么大了，你还能怎么着，你娘家人还能怎么样，他觉得我只有那一条路可走了。

问：这个过程真是不容易，那当时你生产的具体过程是什么样的，还记得吗？

杨子：对，真的不容易，所以回来上学那一年，我就彻底变了，我给你说我以前啊，就是说逢年过节我就想着省点钱给人家买点礼物，那年我来了以后我完全变了，该吃吃该喝喝，我觉得人这一辈子，说不定你哪天就 over 了（完了），真的，在我上手术的那一刻（剖腹生产），我觉得我爸妈不在我身边，我特别绝望（哽咽），我觉得我的人生，这可以说是老天爷给我的第二次生命，所以我觉得我不可能再像以前那样，做一个怨妇的身份，那种日子我再也不敢回首去想，我就记得当时生孩子的时候，躺在手术台上，我就真怕我下不来啊，当时给我的半身麻醉，就只是把你的下半身麻醉，其他地方都特别清醒，我都可以看到人家，就自己感觉那个刀片，冰凉的就在那上面（摸肚子）往后割，透过窗户就能看到医生怎么把孩子抱出来，怎么给我缝上的。我当时就记得孩子特别大，八斤多呢，往出抱的时候，因为刀口，我们给医生说了，医生割得很小，结果把孩子往出抱的时候，四个医生就这样（动作）压着我，一个人就把孩子这样拔出来，我当时就觉得大树就被连根拔起的那种疼痛，我当时就大叫了一声。

问：那离婚以后这孩子呢？

杨子：在他家呢，他父母带着呢，其实孩子吧，跟我之间感情也不是太深，因为平时也没怎么带过几天。我生他的时候在手术台上我就在想，如果这一刻我生命终结了的话，我父母都不知道我是怎么死的。我当时在手术台上的时候我就在想，我为什么要做这样的抉择，我放着好好的大学不读，放着那么精彩的人生不去过，我为什么要走这样的人生，就只是因为觉得他这个人好，他爱我？我觉得我的选择错了。

问：嗯，因为我妈妈每次说到在生我的时候，都会说很多细节的东西，然后就说生下我她看我的第一眼，特别幸福，她看着大夫把我抱过来的时候她觉得特别幸福，她觉得作为一个女人，这辈子她就完美了。

杨子：我当时，人家把孩子抱出来的时候，我看了一眼，我眼睛就这样（动作）撇过去，我觉得我这人生什么时候是个头，我觉得这一生他（孩子）要不出来还好，他要出来了我咋办，我觉得我差点把命都快搭在那个（生孩子）上面了，其实你的人生有很多可以选择的方向，有很多种精彩，但是你非要选择这样一条路，就像有句话（笑）说，天堂有路你不走，地狱无门你非要来，所以出于很多原因，一直在坚持，直到去年真的走不下去了，就离了。

问：当时月子在哪儿坐的？

杨子：在他们家坐的，他们家农村里面坐的，他们家家庭条件不是很好，在他们家坐月子的那一段时间，哎呀真是我那会就觉得，太痛苦了，因为生完孩子7天的时候他就走了，产假结束他就去上班了，我一个人在家，他父母就照顾我。当然他父母对我挺好的，帮我带孩子，给我照顾月子，但是他们家家庭条件整个就是我没吃上没喝上什么，没营养的东西，要不然我怎么瘦得那么快呢，这些事，就是人前欢笑，人后自己想的是凄凉，很多人在我到学校以后，同学就说哎呀你身材恢复得好好啊，大家每次说这些的时候我心里都心酸，说出来都是泪。那会儿就觉得吃个鸡肉都好香好香，我那时候就在想，哪怕我待在北京，同学啊朋友啊这个过来给我拎一个那个给我拎一个，我心情还畅快。我在他家，就出去漫山遍野都是荒山，就他们家那一个小房子，进去。我每次出去上厕所，我看到那荒山我就想，我什么时候才能从这个荒山村子里出去，特别绝望，身体也不行，我那时候是剖腹产，不是顺产。孩子太大了，生不下来。我觉得我彻底就像那种被拐卖到乡村的媳妇一样，我觉得我

206

一个大学生被困在这个地方，我觉得他们家一家人合起伙来把我骗到这个地方来。我觉得彻底就是人家一家人会骗会说，他爸妈也特别会说，他也就是那种会使计策，他们一家人把我的心思抓住，导致我……如果我是现在这种心态，当时绝对不会出现那种事。后来就坐完月子，差不多就回家了，回到家里面，父母也没看出来，恢复得那么好，后来就回来上学了。

虐恋3年中杨子完成了从被迫首次性行为到非意愿妊娠到生育。但由于她在生养孩子阶段其生活质量与生命尊严低得触碰到了她所能忍受的极限，她开始断然回想她当初的规划与选择。

当杨子发生被迫首次性行为时，她当时并没有真正意识到其实质是"强奸"，"就去找他补数学了，结果这一补课就补出问题来了，那天晚上人家就把房间门锁了，我就出不去，事情就发生了，这个我觉得就属于，属于强暴是不是。我那时候完全不是自愿的，完全反抗，但是人家就觉得你这种反抗……（是假的）……那个时候真的是什么都不懂……那个应该是高中的寒假时候吧，高三的时候……"且默认了从此她的整个人生就得属于这个男子，"我觉得这个没办法，我已经是人家的人了，哪怕怎么样都得跟着人家"。每当我看这段文字，我都有一种颤抖的感觉，联想到故事发生地是江西这个尚依从着一定男女尊卑的封建习俗的社会背景，那个17岁的高中生杨子被一张巨网捕捉了！

当她发生非意愿妊娠时，她为自己找了一条规划的人生路，决定生育。"想着他比我大，不能一直老等着我呗，他爷爷也岁数大了，想看重孙，我就站在人家的角度，替人家考虑，我就想，反正我跟他在一起确定了这一辈子是要在一起的（因为首次性行为是与该男子发生的），早生晚生也是一样的，就早点生了呗，基于这么一点想法，而且生了的话，我就想等我毕业了，孩子也大了，他父母带着，就跟我的规划一样嘛，等我毕业了，他也奋斗得差不多了，孩子也大了，就能送去上学，我也自己不用带孩子了，出于各种各样的考虑，就休学，生了孩子"。

但随后一系列情节触底了。尤其在生产后这一特殊阶段其生活质量之低，低到无法言说的地步，"（生产后）他们家家庭条件整个就是我没吃上没喝上什么，没营养的东西，要不然我怎么瘦得那么快呢，这些事，就是人前欢笑，人后自己想的是凄凉"，加上此前孕期亲密情感的不如意:"怀孕三个月还是四个月的时候,我发现,他在跟别的女人聊天……发各种各样的图片啊,暧昧的短信啊,我当时我就直接崩溃了",以及与婆家关系的不顺意,"怀孕的那段时间,那时候也是年轻吧,就觉得不需要有人照顾,就自己洗衣服啊自己吃饭也是在外面,就觉得也没什么大不了的,即便这样,他们家人还觉得我挺娇气的,但其实我觉得一点都不娇气";更为触发其反抗的是期间她的尊严遭遇严峻挑战,"以咱们那边传统的那种观念,她把孩子都生到这儿,她这个女人她能怎样,所以她父母那么有恃无恐地不去办婚礼,不去找钱,他们就会觉得,你孩子都这么大了,你还能怎么着,你娘家人还能怎么样,他觉得我只有那一条路可走了"。

可见,杨子遭遇的现实使得这个善良且近乎愚昧的大学生终于觉醒了。从今天的访谈来看,杨子的反思里接连用"错"字来诉说着她的自我评价:

后来我成熟了,去年我跟他在一起吵架的时候,我就说了,你就是强暴,你不要以为我傻,我现在知道了!后来很多人就觉得你(杨子自己)为什么一错再错呢。

就那一年,然后8月份就回老家去生孩子了。但是在这个过程中,发生了很多很多事,让我几次三番觉得自己错了,很后悔,所以从一开始就是错了……

我当时在手术台的时候我就在想,我为什么要做这样的抉择,我放着好好的大学不读,放着那么精彩的人生不去过,我为什么要走这样的人生,就只是因为觉得他这个人好,他爱我?我觉得我的选择错了。

但从社会层面来看,彻底的错真是在于杨子她的决定吗?建构主义理论认为人们的世界及其所认知到的世界是由特定社会历史条件与个人情景决定的[①]。杨子的处女情结是她的生活环境所给予的。所谓处女情结,是指在父权社会,贞节观念作为父权对女性绝对统治和支配的精神

---

① Kuper A, Reeves S, Levinson W, "An Introduction to Reading and Appraising Qualitative Research", *Bmj*, Vol. 337, No. 7666, 2008.

产物①。这已经被认为是传统社会套在女性身上的枷锁②。正如本个案的总结词一样，这是套在未婚少女杨子身上的重重桎梏之首。当生活与生命的尊严的底线被触碰了，必然会导致两种殊途：毁灭或涅槃后重生。

这一次，杨子理智地选择了后者。

去年夏天，在长久以来的情感挤压以及现实因素下，杨子最终选择离婚③，并将孩子判给了对方且放弃所有的探视权，她说："如果要是有探视权，你还得去看一下孩子，你的人生就好比就停在过去那个点，你相当于你的人生还是和过去没有断，你还是没有重新开始，我是想和过去断得干净一点，我此生就当我做了一场梦，我没有生过孩子没有谈过恋爱，其实我还连好好的一场恋爱都没有谈过，我都不知道恋爱是什么样子，找一个自己爱的人是什么样子。"

而对于未来，杨子表示，跳脱过往的经历让她有了重生的感觉，未来的每一步都要务必慎重地做出抉择。现在她又重新开始了一段恋情，两人都在北京打拼，但对于婚姻她还是有所顾虑和恐惧："我担心我当初从婚姻的那个围墙里跳出来了，我现在又要从这个围墙里跳进去，我图的是什么，我为什么要再来去经历那样一场人生，所以很多时候，我会再三考虑这个问题。"

这个案例的起因固然是因为施虐的熟人男子利用了杨子的年幼无知与弱势，涉及了法律层面以及需要强调未成年人性保护问题；但故事的发展却以杨子个人陷入了传统男权对女性价值诋毁的深渊为表现，实质是由我国未婚青少年行为系统的脆弱和苍白所导致的。

（四）单身妈妈：信息风险行为控制能力可谓无

接下来的案例中，女大学生在毕业季成了单身妈妈。与前面案例中的杨子（C4JH）一样，小黎（C5DQ）怀上了男友的孩子，并最终打算不管不顾地生下来。但与杨子不同的是，她在临产前终于决定告知自己的父母已有身孕时，其男友因小黎父母的不认可而负气离开，最终24

---

① 参见柴旭健《从母权制到处女情结看女权的衰落》，《乐山师范学院学报》2008年第6期。

② 参见《中国性科学百科全书》编委会《中国性百科全书》，中国大百科全书出版社1998年版。

③ 离婚有一个最重要的现实因素是在杨子已经生下孩子以后，男方家庭认为杨子已经是他们家的人，所以即便不给彩礼不办婚礼这个女人也不会"跑"。

岁的大学生小黎变成了单身妈妈。

从未婚青少年妊娠的保护性因素来看，小黎与千万未婚青少年一样，没有科学的避孕知识、态度和行为；同时，当发生意外妊娠，小黎不敢寻求强社会关系网的帮助，她在无数次纠结徘徊在流产手术室之外的非常时刻都没有将状况告知其父母；当她在妊娠晚期带男友回老家时，两代人之间、她与男友之间的观点发生了激烈冲突，未得到应有的理解与支持。

小黎无疑是一个脆弱的未婚妊娠青少年的代表。她的生活没有多少自主权，任由无保护性行为的发生，对所孕育的新生命无可奈何，听由父母主张她的婚姻，挽留不了她与男友的感情。从本研究所关注的性与生殖健康信息控制能力、风险控制能力与行为控制能力等三个方面来看，未婚单身妈妈小黎其生活技能可谓极低。这个故事太撼动人心，原始文字记录如下：

问：你和你男友恋爱了多久？

小黎：2013 年在一起的，有两年多了。

问：你们比较亲密的进一步接触是在恋爱多久以后？

小黎：恋爱十来个月的时候，快一年了。

问：在此之前你是否了解过一些关于生殖健康和性行为的知识，比如如果不采取措施就可能怀孕呀，如何进行避孕呀之类的？

小黎：了解过。

问：你是如何了解到这些的？

小黎：网上查的。刚开始都是男友在做，我什么都不会。男友在用过一次避孕套后觉得不舒服就不愿意再用，而是采用体外射精的方法来防止我受孕，但这是需要一定的意志力和把控能力的。

问：最后一次发生性行为是什么时候，当时你有多大？

小黎：最后一次是在 2014 年 5 月底，那时我 23 岁。我去广州找他，我生理期刚过去两天，我们俩都知道"前七后八"的安全期说法，于是男友这次没有把控住。

问：那你在此之前有没有想过如果不小心怀孕了怎么办？你会刻意回避不去想这个事情，还是觉得无所谓，不会发生在自己身上？

小黎：想过，那次之后，我一直担心自己会不会怀孕，问男友是不是该买点紧急避孕药。男友坚持说不会有事，没有必要吃药。我想着也是，事情总不会那么巧，于是就没有再放在心上。

问：有怀疑自己可能怀孕了是什么时候？

小黎：最后一次性行为一个星期后，感觉自己像是怀孕了，特别担心，一直会想着这事儿，心里又变得不踏实。紧接着，依照上个月的时间，已经晚了9天没有来月经。这个时候，就决定去医院检查一下是什么情况。结果出来后，知道自己真的是怀孕了。

问：知道自己怀孕后觉得害怕或是紧张吗？

小黎：在检查之前就特别担心，一直想着这事。刚知道怀孕时觉得好新鲜，还有些高兴。可后来觉得现在上学，怎么给家里说，想到要做流产，就觉得害怕。没有感觉这事会发生在我身上，觉得不可能发生在自己身上，觉得有些丢人。不愿相信这个事实，感觉像是做梦。

问：那你有没有埋怨你对象当时没有采取预防措施？

小黎：有一点埋怨，但更多的是害怕。

问：你告诉你对象自己怀孕时他是怎样的一种反应？

小黎：就说让我去广州找他，然后再好好商量一下。

问：你们俩商量的结果如何？

小黎：刚开始我坚持不要，他就同意不要。做流产去咨询了4家医院，最后决定去其中一家。手续都办好了，可是进去看见那种场景就开始哭，一直哭。医院人员说我现在的状态不适合做人流，我们就回去了。决定第二天来个大早，这样就不会有前面人的干扰。可这次我连门都不敢进。觉得害怕，还是不敢做。就去把手续退了，一个医生又说小孩多好啊，又那么健康，生下来多好，当时还觉得幸好没做掉。后来过了一段时间，还是觉得不想要，想再去做掉。男友不愿意陪着过去了。又磨蹭了几天。后来再去医院做产检，就会问一下怀孕期间的注意事项。又发生一些事耽误了时间，拖着拖着超过了3个月，再做对身体的伤害性就会变大。

问：做决定的时候这么纠结，为什么没有告诉家人，让他们帮忙出出主意？

小黎：和爸妈说他们肯定不同意，就觉得对男方不满意。想着等男方买房买车后再告诉爸妈。

问：那朋友们那边有没有给你一些建议？

小黎：男方朋友都劝我生下来，我这边的朋友除了一个人同意，还有就是你反对，其他人都说看我自己了，并没有表达什么意见。

问：那最后是怎么说服自己，克服自己的心理障碍的？

小黎：感觉拖了3个月，想着就生下来吧。但3个月后，有段时间还是觉得不想要。我就开始在网上查一些人为流产的方法，想以此避开做手术又可以不要孩子。我就故意做一些危险的动作。比如好几次从货架和货车上跳下来，有一米五那么高吧。坐在颠簸的运货车上颠一天，想着万一没有了呢。反正就觉得想要顺其自然地掉，不想做手术。

问：这种做法其实是很危险的，当时没有考虑到吗？

小黎：当时没有考虑过这些方法对自己会有什么伤害，万一大出血什么的，都没有想过，只想着自然流产就好了。我想着如果这样孩子掉了就不用做手术，如果依然无事，那就生下来。

问：最后为什么放弃了做人流？

小黎：觉得自己做了那么多的努力孩子也没事，既然这样都没有掉，就是和自己有缘分了，命该如此就生吧。

问：有没有考虑过要这个孩子会有什么好的和坏的影响？

小黎：当时就想着生下来可以给男方爸妈照顾，当时想得太简单，没有想生下来怎么瞒过去爸妈呀，没想过万一不在一起小孩怎么办。也觉得男方对我这么好，结果不会差到哪儿去。后来男友不来陪我，也不听我的了，就有些失望了。

问：决定把孩子生下来后心情有没有变好一些？

小黎：没有那么多压力后，注意力就转移到其他方面了。比如说，小孩在哪个阶段会有什么要注意的，要在这个阶段做什么事呀，比如在第几个月的时候喝豆浆好，就会买豆浆喝。会注意饮食什么的。建议多动动呀什么的，就会让男友陪着出去散散步。这些信息基本都是网上了解到的，因为没有告诉什么人，也没多少人告诉我这些事。

问：第一次怀孕没有多少经验，有没有遇到什么困难，是如何解决的？

小黎：有些不适，也没啥，自己想办法缓解，注意下饮食，去医院做产检时问一下医生，或上网查一下。突然间屁股疼，就开始百度，上面说可能缺钙，就是怀孕导致的，于是开始补钙，意识到得开始吃钙片了。而且还会长妊娠纹，长斑，就会买化妆品用，但男方怕影响健康就放弃了。

问：怀孕那段时间生活状态如何？

小黎：怀孕期间想找个事做排遣烦闷的心情，可是没有找到工作。觉得一天特别难熬，一天过得特别慢。没人玩，也没人说话。就一直给我对象打电话，有时候隔一小时就会打一次。但总的来说过得还挺开心的，就是觉得给爸妈打电话会害怕，觉得做错事还瞒着，心里愧疚。星期天我俩会出去玩，逛公园和超市，买吃的，他都带我去，给我买。还是挺开心的。出去就会见到不同的人，遇到不同的事，讲这个车是什么牌子的，聊聊天，一起玩儿，一起吃东西。总体来说挺好的。

问：父母是什么时候知道你怀孕这件事的？

小黎：临产前，我回老家了，给我爸妈说了我怀孕的事。意料之中，他们不满男友家境和办事能力，坚决不同意我俩结婚。男友一气之下回了广州，我劝他留下陪我他也不听。

问：临产前会不会觉得害怕？

小黎：并没有特别害怕，就觉得别人都能挺过来我也可以，反而很享受那个时候被人让着和照顾着的感觉。但在得知马上要做剖腹产手术时就开始有些害怕了。在手术室里，我很配合地完成医生要求的术前准备。要打麻药的时候，突然有种想逃的冲动。因为我比较胖，不容易一下找到准确位置，所以被扎了两次。针头扎进骨髓时特别疼，不能忍的那种疼。我本能地抓住旁边的一个护士，抓疼了她，她一脸嫌弃。虽然不想生了，可是没有办法，事到如今，只能硬着头皮做。我就试着和旁边的麻醉师聊天，以此来转移自己的注意力。生的时候，医生一直按压肚子，身体的疼痛被掩盖过去。大概有半个小时后孩子就生出来了。

问：手术后呢？心情有没有好一些？

小黎：手术后要在病房里住上一周。病房里其他家都来好多人探望，特别热闹，感觉像宝一样，抱着小孩逗着玩儿呀。可我爸妈会觉得丢人，状态明显不一样的。孩子出生，孩子的爸爸都没有来，这时就觉得特别恨男友，会觉得别人怎么看我啊，心理落差特别大。但父母没有对我冷言冷语的。我看到自己的小孩还是觉得开心，会拿着手机给她拍照。对我个人来说我没觉得特别丢人，就觉得是个人自由啊，愿意为某个人生孩子就去做啊。可是我妈有一次生气，当着别人的面骂我，打那之后就觉得别人会用不一样的眼光看我了。

好在 2015 年 11 月我们联系小黎时，她已经走出了那段敏感低迷的人生阶段。她在她孩子出生之后历经与男友打官司、受母亲责骂后开始成长觉醒，并于 2015 年大四毕业前回到了学校；学校里的友情等相对支持性环境让她对生活重新开始期待，她的内心逐渐强大，行为更富有责任感。

从这一点看，小黎又是幸运的，她压抑着的生活技能最终得到释放和成长。虽然她未来的路充满了无数未知，但她曲折的成长路却也令人为之动容。

问：后来如何走出了这段日子？

小黎：出院后特别害怕遇到熟人，看到别人高高兴兴的，心理落差就出来了。因为没有地方坐月子，只能租医院里的月子房。我没有结婚，没有自己的新家，之前的房子是留给弟弟结婚用的。别人的房子更不能住，大家都很忌讳这些，所以只能住在条件差点的月子房里。因为硬件设施不完善，打水做饭都十分不方便，想吃什么也不能做，只能从外面买或是做好了送过来。想到别人可以在自己家里坐月子，环境又好，心理落差很大，每到这个时候就特别恨男友，常打电话过去骂他。因为孩子的抚养费问题，我们还闹到了法庭上。由于不是正式夫妻，最后我领到的抚养费很少。看到别人家的孩子都可以叫爸爸妈妈，可以被爸爸宠着，而自己的孩子却不能，想到这些，心里就很难受。那段时间，我总说很重的话，人也变得敏感。

问：最后是怎么调整好整个生活状态的？

小黎：我意识到自己的变化，就开始找朋友聊天来疏解情绪。毕业前回到学校后，我发现自己可以做的事情还有很多，又有人陪着说话散心，心情越来越好，对生活也重新开始期待。现在在准备研究生考试，我要让自己强大起来，这样才能给自己的女儿一个家，给她一个良好的成长环境。

三　城市白领篇

（一）重复流产：血泪教训后自我救赎的传道者

24 岁未婚女青年阿青（C6LC）向研究者讲述了她历时 5 年的有关未婚妊娠与流产的炼狱成长经历。故事略去阿青的首次性行为等有关经历，直接从她非意愿妊娠开始讲述。

那是几年前的一个夏天，他 20 岁，我 19 岁，他是我的男朋友阿旺。

前一年他劈腿了，这一年我们的感情处于他劈腿后的补偿期，还是相当不错。那个晚上是他的生日，他和一大帮朋友吃饭。晚上 10 点多，正在复习期末考试的我接到了他朋友的电话，让我去接一下他，他喝多了。我架着他来到了学校附近的一个小宾馆，然后去买水和西瓜帮他解酒。回到宾馆看到他手机里之前劈腿的那个女生给他发的短信："傻子先生，生日快乐，早生贵子。"之后每每想到这句话浑身都会冒出一身冷汗。

不知是酒后乱性还是怎样，他开始折腾。但是他已经喝得烂醉如泥，是不大可能硬的。可他又不停地折腾，在放进去动了几下之后，我跳下床去买避孕套。因为学校很偏，太晚药店又关门了，只能从便利店买到那种一块钱的杂牌儿套，以至于我到现在都不知道，到底是前面的几下出的问题，还是避孕套质量的问题。之后，我继续忙着复习，他也为暑假的骑行做准备。奇怪的是，我那段时间的情绪一直很差，莫名地焦躁，食欲不振。在我准备搬去为暑期实习租的公寓的前一天，我理应来月经的。出于对自己雷打不动的生理期的信任，我去买了根验孕棒。然后，我发现，我怀孕了。

我在宿舍的厕所里，盯着两条杠发呆，脑子里都是"嗡嗡"的声音。我走回宿舍，同时发了两条短信，一条给阿旺，那个时候他已经在骑行的路上；一条给了宿舍一个知道我已经和男朋友上过床的姑娘阿荷，我觉得我需要一个在身边的人知道来缓解这个巨大的冲击。他很快回了电话，问我打算怎么办。我说，你怎么想的。他说，要不我先骑回家，跟我妈商量商量。我心里掠过一丝不快，尽管我知道他并不是想逃避责任，我说，你先赶紧回来吧，我们先商量，越早决定越好。挂了电话，阿荷也看到了短信。她慌慌张张地把我叫到走廊，问我打算怎么办。我说，我让他回来了。然后宿舍的同学肯定是瞒不住的（因为假期之后大家还是要住在一起），明天搬完家我就跟其他人说吧。第二天，搬完第一波东西，阿荷把门关起来，说，"阿青有话跟大家说"。我说："我怀孕了。"那两个姑娘愣了一下，一个说，"呃，其实这种事，也挺

215

正常的。"另一个说，"我觉得发生在你身上也不奇怪。"

当天晚上，阿旺就回到了学校，我们在市中心见了面。在我们刚开始有性生活的时候，我似乎对自己异乎寻常的孕育能力有预感一样，曾经非常焦虑地问他，要是怀孕了怎么办？他显得很烦躁，说怎么可能怀孕，就是怀孕了，我退学打工也会养的。躺在公寓的床上，我问他，你怎么想的。他说，听你的。那个瞬间，我其实明白他并没想要的意愿，只是希望从我的嘴里说出来。好在我也根本没想生的愿望，我自己还是个小孩子呢，怎么能生孩子。但我一直在跟他说没关系，这没什么大不了，我们以后还能再生。他突然笑了，问我，"怎么你反倒安慰起我来了？"

第二天，我们去了医院。排了很久的队，医生说现在这个时间适合药流。但出于对于 10% 的流不干净要清宫的恐惧，我心里还是想要人流，甚至都没耐心再等一天去妇幼医院挂号再咨询一下，恨不得马上就摆脱这一切。我像没头苍蝇一样，选择了当地一家广告打得最凶的民营妇产医院。当然，这样的一家医院当然是不支持你药流的，不然怎么赚钱。节奏很快，跟医生谈话，选择手术类别，交钱，一切准备就绪。在去窗口交钱的时候，窗口的姑娘问我叫什么，我很认真地说："某某，某是某某的某，某是某某的某。"她没等我说完，就随便打了个名字上去。我突然觉得自己像是被剥夺了一次直面自己弄砸了事情的机会。拿着上面写着不是我名字的病例，我浑浑噩噩地等着做 B 超，阿旺坐在旁边阴郁地看着手机。旁边坐了几个高中生年纪的小孩，一个姑娘两个男孩，边打游戏边等着。我被叫到，脱裤子，躺下，探头进入我的身体。医生说，"哟，有两个"。出了 B 超室，医生拿着结果反复问我说，确定不要么，真的挺可惜的。我觉得这大概是世界上最难张嘴回答的问题了吧。然后我进去躺在她身后的床上，她戴上指套把手指伸进去，跟我说，"我需要摸一下你子宫的位置，这样手术室的医生才好做，你放松"。然后我换上手术服、拖鞋，进了手术室。阿旺在外面等着。

一个看起来年纪很大的老太太坐在里面。我躺在床上，腿分开，手上挂了点滴，慢慢睡了过去，开始做很沉很沉的梦。醒来的时候，我躺在手术室隔壁的小房间里，旁边躺了两个年龄相近的姑娘。我感觉身体一点力气都没有，用了几分钟来搞清楚自己的状况之后，开始抽泣。两个姑娘问我怎么了，我说我孩子没了。这时候，护士走进来说，什么孩

216

子，就是一块儿肉。然后我被扶出手术室，腾出床位给下一个姑娘。靠在阿旺身上，我慢慢清醒过来。坐在走廊里，我开始放声大哭。旁边的小情侣吓了一跳，姑娘怯生生地问我说："疼吗？"我说："不疼，并不疼。"那一刻，我的感觉很复杂。

　　一方面，我觉得自己做了好残忍的事情，毫无感觉的情况下，他们就这么没了，都没疼痛来惩罚我。另一方面，我好像突然变成了报纸上常会提到的那种女大学生，不自尊不自爱的女大学生。我和那些性生活混乱的来流产的姑娘有什么区别？我和刚才那个坐在板凳上对于流产毫无悲痛感觉的高中生有什么区别？我变成了自己曾经厌弃的那种人，我和他们做了一样的事情。作为一个对于"非处"这个头衔还有些芥蒂的我，流没流过产曾经是我心里把自己和她们区分开来，把自己还当好姑娘来看待的一个重要分界线。而现在，这些都不再存在了。阿旺扶着我去医生那儿，医生开了大约两个礼拜的避孕药，顺势嘱托了一些常规问题，例如大概会流一个星期的血，然后说你们还年轻，等有一定经济基础了再考虑要孩子。我记不得我当时想说什么，但是说了好几遍，医生都说你说什么，大点声。感觉自己从来没那么虚弱无力过。路上，阿旺让出租车师傅把空调关掉，此后的下半个7月，在火炉一样的城市里，我没吹过一天空调。

　　回公寓以后，我那个朋友阿荷从家拿了电磁炉和锅，阿旺每天炖两个红糖蛋，还买过两只乌鸡炖。但他自己并不吃，用他的话说，要吃一个月的素表示一下祭奠，也打算一个月没任何的性接触（我们确实在手术后遵医嘱没阴道交）。虽然我也难过，但我更希望让生活尽快地回到正轨，毕竟一切已经发生了，减轻我所受到的伤害才是最重要的，应该有所教训和继续生活。而阿旺的做法在不停地加深这件事的影响，尽管我知道，明年的这个时候还记得这件事的人应该只有我自己而已。

　　手术之后，我暴瘦了很多，尽管每天都挑有营养的吃，脸上的婴儿肥也消退了，并且再也没出现过。按道理应该流一个星期的血并没按照预想停止，而我每次给医院打电话都只得到含含糊糊的答复。

　　此时，阿青处在危险的不确定中，私立医院各种广告承诺幻化成含糊的答复。这里笔者联想到甘肃某公立医院妇产科大夫（甘肃C医院医生1）谈到流产广告时的访谈内容。大夫："微创说着呢，那个上面

217

专家还说过，说那个所有的，所有的刮宫都是一个道理，微创也好，反正要把那个绒毛膜从宫腔里清出来，你不可能是微创的。"问："是吧，多数是有伤害的，伤害大小的问题。"大夫："所以一般正规医院都不打广告，你看打广告的都是私人医院。"

这令人想到未婚妊娠青少年处于多么微妙的流产服务环境！本个案中的阿青就反映了未婚妊娠青少年在选择流产服务时既享受不到知情选择又没有安全保障。虽然前一个个案中的为享乐主义所害的艺术生娜娜也遭遇了流产的术后问题："复查时还是出了意外，检查显示虽然清宫很彻底，但是患上了比较严重的慢性妇科炎症，药物治疗作用不大，只能依靠物理手术才能有明显效果，这又会是对我的身体产生的又一次伤害。"（C3LC，娜娜）但她当初选择的是一个远离学校的公立医院，相比本个案中的阿青，娜娜毕竟是通过规范的复查得到当前状况的诊断，并得到了后续治疗。可见，如何尽可能地避免性与生殖健康风险，真应该通过性教育提前告诉未婚青少年。

接着来看阿青的成长历程。

说实话，在手术结束后休养的那段时间，我一直带着负罪感，曾经一度犹豫过生下来到底是不是一个可行的选择。直到一次我和阿旺在街上遛弯儿，阿旺看到带着孩子出来玩的人说，"没生下来也挺可惜的"，我说为什么啊，他说，"一手领一个，双棒多牛逼啊"。我才发现，生孩子这件事在他看来，更像是一种生殖能力的炫耀，只要生就是牛逼的，一下能生俩简直牛逼大了，复杂的养育过程统统都是不存在的。

在这个暑假过去后，两个人的感情慢慢进入了瓶颈。流产和双胞胎这两个字眼，一直是我巨大的心结，在每次月经要来的时候，总是很紧张，生怕又有什么意外。而我也在一年之后的暑假，选择了出国做交换留学生一年。因为发现他还和之前劈腿的姑娘保持联系，加上各种积怨，我觉得这段感情大概要走到终结了。经过小半年的纠缠不清后，我还是跑回国，希望做最后的挽留。其中很大一部分原因，是流产以后的自我贬值感，好像除了他，不会有人再要我了。而我回国找他的第一个晚上，做爱后他选择把我扔在宾馆，自己回宿舍。第二个晚上，他终于答应留下来过夜，那天我问他："如果我以后结了婚发现因为之前流产不能生，怎么办？"他说："那你再来找我。"我说："那大家都有家庭了，是互相破坏吗？"他沉默不语。

回家以后，我还是决定吃毓婷，尽管明知道那几天是安全的还戴了套。不好的情况是，与之前两次吃了之后不同的是，这一次我出现了撤退性出血①。我又急又慌地给阿旺发短信，但并没收到太多回应。那大概是我自尊心的一个低谷，好像明知道那是过度担忧和伤害自己的事情，但就是无法停止去做。

后来我继续留在国外读硕士的时候，喜欢了一个学长。抱着拼一把的想法，我灌了自己点儿酒然后直接去敲了他的家门。并不知道是勃起障碍还是因为是第一次或者是其他什么原因，折腾了半天，他秒射了，没戴套。虽然那会儿刚来完月经，但是在一天的挣扎过后，我还是赶在下班前冲进了药房去买紧急避孕药。药剂师把我领进一个小房间，一个年轻的亚裔男生，详细地问了我诸如"性行为发生的时间，对方是不是你的固定性伴侣，有没其他药物过敏史"之类的问题，开药给我之后，告诉我各种可能的副作用，然后嘱托我要注意避孕。全程避免眼神接触。而我，坐在那儿，只有沮丧和呆滞。这一次，我又一次出现了撤退性出血。发生的时候，我正在旅行。伴随着满脸内分泌性痘暴发，我完全没旅行的心情，而这个时候，我发现我喜欢的人似乎和另一个女生住到了一起。

除了糟糕透了，好像找不到其他可以用来描述那段日子的词语。但我并没选择告诉他我吃了紧急避孕药。我觉得，是我自己，又一次做了对自己不负责任的事情。之后，我停掉了和他所有的联系，开始专心筹备毕业论文。在月经推迟了 10 天的时候，尽管我知道怀孕的概率很低，仍然在一次突然急剧心慌的时候冲进药房买了验孕棒，并没事。两天后，他发来消息，问我明天要不要一起出去海边。我拒绝了，顺便说："哦，我月经迟了 10 天了。"他说："啊？什么情况？"我看到后等了 5 分钟回他说："前天验过了，并没事。"他说："吓死人了好么？"我说：

---

① 参见《紧急避孕药——毓婷与女性的经期》，《中国药店》2002 年第 8 期。关于"撤退性出血"，《中国药店》杂志介绍了紧急避孕专用药——毓婷对女性月经的影响。毓婷是人工合成的甾体激素，可由于其抑制、延迟排卵的作用和抑制子宫内膜的作用，使女性下次月经延期；也可能由于临时用药造成的一时性血液中激素水平的暂时升高，下降后发生撤退性出血，表现为妇女月经的提前。一般来看，服用紧急避孕专用药——毓婷后，大约有 70% 的妇女其月经会按时来潮，大概与她们预期的下次月经"正常"日期相差不到 3 天；月经提前的发生率一般在 10%—15%，有的妇女可能会提前 7—10 天。

219

"你才担心了5分钟，我呢？"

　　这之前阿青在室友和前男友阿旺的帮助下度过了第一次未婚妊娠所带给她的巨大冲击。在经历磨难后，阿青成长了起来，除了不得已又拿事后紧急避孕药来提高安全期无保护性交的安全性外，阿青算是成功掌控了与第二任男友的性危机。此后并逐渐通过对社会性别的不公平性进行反思获得了自我救赎。

　　尽管流产带来恐惧性的情况似乎并没随着时间推移而缓解。但与阿旺分手后的时间里，为了摆脱那种被动、无力的局面，我不得不去自我救赎一下。逐渐去和值得信任的人诉说故事和倾诉感受是努力的很重要一部分。但最重要的救赎是从自我发问开始的。每次回想走出手术室大哭的场景，回想起那些糟糕的感觉，我开始试图去质疑我到底为什么会大哭。

　　尽管每次听到"流产"两个字心里都会"咯噔"一下，但是不同的人对这件事的描述却有很大的差异。最明显的是，我妈说起在生我之前因为准备不充分进行的流产和生我之后再次怀孕的流产，都很坦荡，并没什么负罪感。我从她的同辈人和我的同辈人中都听过其他类似的描述。我们的不同之处不过就是婚姻内外的流产以及是不是因为计划生育的要求而已。如果说我应该是因为扼杀一条生命而感到羞愧，那么其他人也应该一样。她们也应该像我一样，小心翼翼地保守这个让自己蒙羞的秘密。可是她们并没有。

　　事实上，在这么多年计划生育政策之后，许多已经生育的女性都有过因为政策要求流掉第二个孩子的情况。而在针对流产的污名里，她们仿佛并不存在。好像孕育过一个生命的妇女自带应对这样诟病的铁布衫儿。既然这样，又凭什么用这样的理由去谴责和加重未婚未育女孩儿的心理负担？而我又为什么要用这种看起来很理所应当的理由来自我折磨？

　　而至于第二条原因，那种未婚女孩应该洁身自好的说法。几年前曾经有一个在社会上小小火过一段时间的针对女性的说法是"二手房是没关系的，但是里面死过人的就不好了"。那个时候，我还没完成人流后的心理建设，听到这种说法的时候还是会有愧疚和自我贬值的感觉。可是后来我觉得这个说法的搞笑之处在于说这话的人并不反对婚前性行为，如果不反对的话，那为什么会对流产另眼相看。我相信有过异性间性行为的人都会明白，擦枪走火并不是一件难事。走火了，不合适生育，不去流产，能怎样呢？如果说有处女情结癌的患者要污名未婚未育流产的女性我还觉得有点能说得通的话，那么，一边做着爱一边进行谴责的人，到底觉得自己的道德优越感从哪儿来？

还有就是身体伤害。对，没错，这事儿是对身体有伤害。可我除了自己没伤害其他人，为什么毫不相关的人要用关怀的方式来给我负担？他们会对一个因为小事故骨折打石膏的人一脸悲切地说"啊，一个女孩儿这样可不好啊，啧啧啧，以后找了别的男朋友可千万别跟人家说，人家会看不起你的"吗？不会。他们会说，小心，别再摔了。如果那是个对方责任的事故，他们还会跟着你一起骂，然后劝慰你说，人总有倒霉的时候。如果很极端地说，我因为人流失去了生育的能力，我会遗憾吗？当然会，就像腰椎间盘突出的运动爱好者再也不能进行对抗性运动那么遗憾。但是会遗憾到这辈子好像都没其他希望了一样吗？当然不会。因为既然活着，就不可避免地会发生事故。即便没事故，人还会老去，总有一些曾经拥有的能力因为各种原因而丧失。

人们对你的过度同情大概是基于认为生育是女性的最能拿出手的贡献，这项能力没了，你也就失去了价值。用这点去解释为什么生育过的妇女对于流产的负罪感没那么强似乎也说得通。不造（知道）为什么，突然想到历史书写宋庆龄因为在行军过程中流产再也不能生育，因为特别喜欢孩子，所以在儿童和教育方面做了很多工作。

这段评述令人震动！何尝不是？未婚相对于已婚而言，在生殖健康方面处于制度性弱势[1]地位。青少年相对于各方面更可能独立与成熟的成年人而言，在社会性方面处于弱势地位；未婚青少年更是处于双重脆弱境地。男女在社会中的位置不同，女性在社会中往往处于比较边缘的

---

① 参见 2015 年 12 月 27 日第十二届全国人民代表大会常务委员会第十八次会议《关于修改〈中华人民共和国人口与计划生育法〉的决定》修正：《中华人民共和国人口与计划生育法（2015 年修订）》，2015 年 12 月 27 日（http://www.gov.cn/xinwen/2015-12/28/content_5028414.htm）。

位置①，而这种差异可以从社会的、经济的和文化等视角进行解释。

可见，未婚女性青少年同时兼具未婚、女性与青少年身份。这样一种多重弱势的身份成为未婚女性青少年的生殖健康方面的一个独特的标签。

关于妊娠，访谈对象认为，则是对未婚女性青少年遭遇妊娠后不得已流产，从而对其身体造成伤害进而可能丧失生育能力，最终失去女人价值的一种社会担忧。归结为"生育是女性的最能拿出手的贡献"，所以社会强烈谴责未婚女性青少年妊娠，是本研究中未婚妊娠青少年知情人访谈对象所持的令人深感震动的评述！

未婚妊娠青少年在生殖健康方面遭遇四重歧视：初级歧视（女性身份）、次级歧视（青少年身份）、第三级歧视（未婚身份）以及第四级歧视（妊娠身份）。当四种身份合而为一时，对当事人是一种巨大的现实冲击。而其中初级歧视是根本性歧视，是带着文化烙印的广泛存在的在社会性别方面的社会建构。其他歧视则是表浅的或基于资源稀缺或基于社会规范而形成的制度性不平等。

与首次意外怀孕时隔 5 年后的夏天，我 24 岁，另一个他 22 岁，还在外读大学。

说起来，那应该是一段露水情缘，呃，孽缘吧。我们彼此喜欢，却迟迟不想去确认关系，默契地认为暑假终了一切就会终了，虽然我其实有更多希望。我们用套，有时候也外射。在一次危险期附近的外射后，我惴惴不安地跑下楼去买了紧急避孕药，觉得总算心安了。暑假结束，我们搭了同一班飞机到某个中转地，然后他飞去复课，我飞去参加毕业典礼。回来后，我发现自己怀孕了。躺在床上，看着两条杠杠。我简直觉得自己极易受孕的体质像是一种病态，一种不能掌控自己身体的病态。我做了我能做的，可结果还是这样。

我拍了张验孕棒的照片发给他说我怀孕了，他的第一反应是"看不清楚"。我问他，"你怎么打算"，他说，"当然是做掉了，难道你还想生？"我说："也行，但是你得回来陪我做。"他说："我课程压力很大，

---

① 参见吴小英《"他者"的经验和价值——西方女性主义社会学的尝试》，《中国社会科学》2002 年第 6 期。

我要申 Phd 还要找工作，回去一趟时间和金钱成本这么高，我负担不起。"然后就是大篇幅陈述自己也很难过很慌张，质问我为什么我不站在他的角度去想。表达说自己是做错了，那就要用这么大的成本去偿还吗？他太慌张了，慌张到都不想去掩饰自己内心的真实想法。我不想跟他辩论这些。我没必要让自己感到难过。我不缺钱，也不缺可以陪伴的朋友。我把阴道 B 超的照片发给他，然后告诉他，他的课业压力与我无关，告诉他基本的陪伴是他必须承担的责任，以及我打算把孩子生下来之后，就离线了。

我仍然在第一时间选择了信任的人去倾诉和寻求帮助，这次的 list 比之前的长了很多。因为上次人流的反应很大，我认真地咨询了药流的事情，确认长斑只是很少数的反应，确认二次清宫大概是 10% 的概率。同时去工作和医院的日子也过得满慌乱的，恰巧我的工作不那么容易请假。

我挂了号，上楼发现男性家属不能入内，心想，太棒了，没人知道我是一个人来的。医生问：孩子要不要？我鼓足气说，噢，不要。然后就是排队填写档案，包括月经史，人流史，等等。开了一系列的检查单，尿检血检和阴道 B 超。等拿了结果再上楼找医生，躺下检查阴道和子宫。医生跟旁边的实习医生说，你看她宫前位，特别好摸到。然后开了一堆有得没得的补药、比较有用的洗剂和正经药。药流的前两天可以在家吃，但是第三天吃第三次药的时候，因为东西会掉出来，要在医院完成。前两天的腹痛比较像痛经，还可以在家躺着，第三天就比较麻烦，要一边忍着痛一边跳，好让东西快点掉出来。

在家过了周末之后，周一一早我约了一个有点经验的朋友陪我。在医生那儿吃了药，我开始楼上楼下地跑，然后在医院后头的台阶上跳上跳下。然后和那个朋友聊她的故事，聊她现在的同事们，我的同事们，聊嗨了哈哈大笑。她说，"我来的时候还准备了一大包纸巾，以为你会哭得不行"。我说，"我都这么背了，干吗还跟自己过不去"。但是跳了一上午，还是什么都没有。11 点多的时候我去找医生，她说，你最早吃药，怎么还没掉出来。人家一两个小时差不多就好了。再跳一会儿，到中午 1 点上班了还没掉再来找我吧。一个半小时过去了，还是没掉。医生安排我去做个阴道 B 超，不行的话大概要手术。站在 B 超室门口，感觉自己不能更背，为什么总是踩上小概率的事件的雷。可是躺下一看，居然早就没了！不知道是不是前两天在家吃药上厕所用力的时候就已经脱落了。回到家，点了豪华的外卖，朋友帮我煮了红糖鸡蛋。在家躺了一天多，就在若干的电话催促中上班儿去了。没长斑，没流血不止，每天吃得很补，胖了几斤。没心理负担。

阿青带着凤凰涅槃后的自我新生，主宰了自己的身体和生活。

最后，我想说。姑娘们，如果你没生小孩的计划。最首要的当然是要好好避孕，如果你觉得安全套会影响感觉，那可以吃短效药。如果某一次不小心擦枪走火，记得最好补一颗紧急避孕药，但这最好也只用在紧急情况中。如果你不小心怀孕了，千万不要自责。把自己的感受放在第一位，不要给自己增加任何情绪上的负担，你没做错事，你没对不起任何人。稳定一下情绪，找到信任的人寻求帮助，并不一定是父母。找正规医院咨询检查，遵医嘱，然后选择药流或人流，好好注意营养。维持基本正常的生活状态，选择一个合适自己的避孕方式。

看似金玉良言般的忠告，实则是朴实无奇的性与生殖健康常识。而阿青们却要经过炼狱才可能获得！中国性教育该更务实地上路。

（二）现代路线：出轨—流产—媒人—奉子成婚时遵医嘱流产—备孕

接下来要分析的个案的"非意愿妊娠—流产"的历程更长。她是来自中部地区省会城市的大学生婷婷（C7JH），故事的主要时间段在她就读于浙江某大学时毕业前夕及毕业后一年。婷婷，女，24 岁，初次性行为年龄 19 岁，有流产史，已婚，婚前家庭成员规模为 3 人。本科学历，现月收入 4000 元左右，父亲经营连锁饭店生意，母亲为大学教授，家庭经济水平在当地（中部地区省会城市）属较高水平。

婷婷的故事，随着她的讲述，回溯到了她豆蔻年华的初中年代。

1. 19 岁初次性行为："我觉得成年了对这方面不用太束缚"

婷婷：我记得初次性行为是跟恋爱 7 年的初恋男友。我们初中就认识了，上高中的时候就在一起了，两个人那个时候也已经接触过性教育方面的知识或者说懂有这么回事，而且也有听说过别的情侣发生过性行为的传言，本身到了青春期我俩想过发生关系，但是碍于年龄还小，胆子也没那么大，毕竟还未成年，一来二去两个人忍着忍着也就过了好几年，一直到上了大学。

当时报大学的时候说想过到同一个地方上学，但是我是学播音主持的，也一直以浙传为目标，他是理科生，我俩想去一个学校很困难，他考的也不是特别理想，反正一来二去我去了浙江，他留在当地，我俩就开始异地恋爱，一谈就谈了4年。

我们两个一直感情很好，那么小就在一起了，两个人相处模式就是经常吵架，越吵感情越好，这么多年提分手都不知道多少次了，哪次也没真分过手，可能这就是我俩又打又闹出来的感情。一上了大学，再一异地，就只能两个人来回跑找机会见面了，我们发生关系在大一下学期。我之前也说过，我俩思想都挺开放的，觉得这种事很自然，也讨论过，我自己也上网查过，对这方面一直挺好奇的，有一回他来浙江看我，我们就开房发生关系了。

问：当时有没做一些保护性的措施？

婷婷：我记得第一次的时候是有安全措施的，后来也一直有，偶尔没也是计算了安全期的，因为之前我们已经充分地讨论过这个事，觉得成年了对这方面就不用太束缚了，但是我俩都在上学，还是有安全措施才能保证两个人能没什么太多顾虑地发生关系，而且当时第一次发生关系后我有跟我妈讲，她也提醒我说要注意安全，后来我俩谈了这么多年也没出什么意外，挺幸运的。

问：第一次后怎么会想到告诉妈妈？

婷婷：我和我妈一直以来像朋友一样相处，基本沟通不存在什么障碍或者隐瞒。从小的家庭教育和对我的培养什么的都是我妈来的，我爸平时太忙，没太大工夫搭理我。我们当时高中在一起的时候我妈就知道，平时也会问问我们相处得怎么样，发展到什么阶段了之类的，刚开始我也有些顾忌，怕她极力反对啊或者变相挑拨之类的，后来慢慢的我发现她没那个意思，对我初恋男友有一定了解后就完全适应情况了，我也不戒备什么了，我们感情发展她都知道，也给我科普过发生关系方面的知识和安全措施，没什么不能讲的。

从父母所能给予的性教育这一点上看，婷婷无疑是非常幸运的。这也是她与其他个案所不同的地方，相对于其他个案，婷婷的生活环境更为现代。曾经一再呼吁的家庭性教育与良好的亲子关系，婷婷都拥有着。以往研究表明，未婚女青年对避孕知识的了解以及对意外妊娠风险的认识等是影响其既往避孕行为的主要因素[1]，可见，婷婷理应有更强的未婚非意愿妊娠风险规避能力。

2. 似是而非的成熟："第一次流产在大学毕业实习的时候"

问：你们后来怎么样？现在还在一起吗？

婷婷：我和初恋男友大学刚毕业的时候分手了，说起来是我的原因。那个时候正好要大四毕业实习嘛，我就投到了北京一家传媒公司，也顺利地进去了，在里面遇见了我前男友，我们部门的主管林，当时觉得他有跟之前男友不同的成熟男性的魅力，平时对我们实习生都挺亲和的，对我也特别关心，知道我平时懒不爱吃早餐，早上都会特意带给我或者赶我出去吃完再来之类的，这么一对比，觉得初恋男友简直太小孩了，后来有次一起出差，就发生关系了，一直到实习期结束我们都同居在北京，在这期间跟初恋男友提的分手。

问：那你跟林的进展顺利吗？先发生的关系后来才在一起的？

婷婷：对，也就是先身体出轨后来精神出轨的。想想跟初恋谈了也有10年了，怎么也纠结了挺长时间才提的分手。所以我和林刚开始只是发生关系了，一段时间后就在他家同居了。开始觉得这个人可能是适合结婚的人，工作稳定收入又高，主要我觉得我们的三观要更合适，比如我从小家里条件就挺好，花钱大手大脚，初恋男友总约束我，林就不会，很宠着我。在北京实习本来我一个人租房子住，一个女生有点无依无靠，跟林在一起之后觉得有个能在各方面照顾我的人，两个人过得一直很开心。感情开始变化大概是在实习期快要结束的时候，因为要回浙江，再说毕业工作什么的也都不能确定，我有的时候想和林讨论讨论我们的未来，发现谈了几次也没什么结论。大概走前半个月的时候吧，我觉得身体有点不对劲，去医院一查发现怀孕了，当时觉得真是什么时候越没主意越添乱。知道这个事之后，开始我没跟林说，可能在我心里经过这段

---

① 参见吴久玲、Rauyajin O、Good S、Pasandha-Natorn V、王临虹《北京市未婚人工流产女青年避孕知识、态度、行为的调查研究》，《中华流行病学杂志》2001年第3期。

时间工作、感情上的考虑和纠结，我觉得等我回去，我们的关系也就到头了，庆幸怀孕发现得比较早，给了我一些时间考虑怎么办这个事。

问：临毕业这段时间确实对许多大学生来说是生活变动最不确定的时候，突然又面临怀孕，不同选择很有可能真的影响你以后的生活和工作。你当时怎么选的？

婷婷：对，那个时候可能是我20多年最闹心的一段时间。第一个最紧要解决的问题就是这个孩子生还是不生，一个人想了两天，想我自己、想林、想我们怎么办，走到那个时候，我也从开始的热恋中清醒不少，谁也不傻，两个人谈以后怎么办，谈不拢就是谁也不打算让步，没什么一起的方向，再说我也不想这么早生孩子，自己也没玩够呢，家里也没打算说，就自己抓紧时间去医院检查预约流产了。

问：都是你自己一个人吗？在这个过程中林一点没觉察？

婷婷：我一个人在北京实习，没什么朋友能帮我，我觉得自己也能处理。发现之后我就一直在离我和林住得最近的世纪坛医院和实习单位来回跑，单位那儿面临实习结束了也没什么太忙的事了，说出外勤也就走了，林开始没觉得，平时回去也就问我干吗我说去哪里逛街或者玩去了他也就不再问了。从检查到准备到流产，这个过程大概两周吧，流产当天我还给林打电话说请假不去单位了，自己进的手术室，我记得打了麻药再醒手术就做完了，下午回去休养等到林回来，我说单位我不打算再去了，回去之前你帮我把手续办好就完了，他说也不差这几天去转悠转悠就行，我说我刚流产完，他当时就愣了没话了。第二天他上班前就跟我说在家好好休养，其他的他帮我弄就走了，我俩整个过程特别理智。自己在他那儿休养了一周多，但是学校那面已经催了几次没回去的快回去报道，我觉得差不多就收拾行李买机票回去了，回去注意休养身体也是一样。回去之后，跟林就自然而然地联系少了，就和平分手了。

问：毕竟是流产，那个时候身体恢复得怎么样？有跟妈妈讲吗？

婷婷：那个时候好像也没其他什么感觉，我觉得也是年轻，恢复时间不长就跟好人一样了，不过我也有注意月经和生活习惯，说对未来没担心那是假的，我才20出头，但是转念一想难不成还真把孩子生下来？就觉得想那么多也没什么用，只能自己以后多注意身体了。当时真的很忙，毕业作品、论文什么的，好像当时我妈学校也挺忙没怎么有机会长谈，就拖着没说，后来结婚以后才跟我妈说。我妈听了很生气，不过那个时候跟林在一起也是脑袋一热，一个女生在异地实习，左右也没个人能聊出主意的，我也就能想出那么一个办法，也知道自己可能不对，就没主动跟我妈说。要不是已经结婚了，我也没想好什么时候跟她说，她生气也没什么办法。

3. 第二次意外怀孕走进婚姻："医生建议我把孩子打掉"

问：结婚多久了？和丈夫相处怎么样？他了解你之前的经历吗？

婷婷：我 2014 年年末经别人介绍认识的我老公，2015 年我们觉得相处不错就结婚了。这不大学毕业之后我就回老家了，开始找工作，找了几个工作觉着不喜欢就都没干多久，在家待业了小半年吧，有一回一个朋友张罗着说有合适的男生要给我介绍，说是公务员，家里也是本地的，我想也没什么事就约着一起吃了个饭。见了面觉得这个人还不错，看着挺老实也挺正经的，是父母长辈会喜欢的那种，我也没反对，同意相处看看。相处过程中两个人感情很稳定，都奔着过日子的方向处，不像以前谈恋爱那么浮，大概两个月的时候就互相见了家长，双方家长也都比较满意，也是在两个多月三个月的时候就和老公发生关系了，大家都是成年人了，这些都是增进感情自然而然的事，他也没什么古板思想，我们也谁也没问过谁之前都怎么怎么样，两个人觉得各方面都合适，就很顺利地谈着。说到决定结婚，也是因为又碰上个意外怀孕，我之前虽然也遇到过这种事，我和老公之间也一直有安全措施，只是偶尔计算个安全期也一直挺准的没什么特殊情况，结果一大意，我觉得跟自己放松警惕也有关系，觉得我们都是想往结婚发展的就也没太担心。当时是有一个月月经没准时，平时我对自己的身体情况都比较了解，正好遇上得了感冒，盘算着可能影响了周期，准备等感冒好了再看看。一周左右感冒好得差不多了，月经还是没来，觉着不对劲就去医院挂号查一查，结果发现怀孕了。发现怀孕了我就给老公打电话了，他当天就请假来陪我到医院检查了，开始我俩也想左右也是想结婚的，不行就抓紧领证，提前把婚结了就完事了，排队等检查的时候我俩也在商量要是结婚要怎么安排之类的，正准备跟两家父母通知这个事的时候，检查结果出来，医生问我之前有没吃什么药之类的，我想半天说没吃避孕药，医生说你这个 B 超检查结果不太对，之前有没感冒或者发烧之类的想一想，我一惊说是感冒刚刚好，之间吃了阿莫西林，医生说阿莫西林对孕妇是慎用药，能不吃最好不吃，现在看结果胎儿有畸形可能，又问了我们是不是有计划备孕，戒烟戒酒锻炼什么的，老公说没，意外怀孕的，这期间在家里也跟平时一样有抽烟，医生当时特别严肃地跟我们说，建议我们把孩子打了，因为从片子上来看胎儿发育不是很健全，听了我们的情况，还是建议趁早决定，毕竟两个人还年轻，恢复好以后还有机会。我和老公当时刚刚决定要结婚生孩子，一下子来了一个晴天霹雳，两个人都有点傻了，不知道该怎么办，还有双方父母那边怎么解释。

问：这个孩子很有可能左右你们能不能结成这个婚？

婷婷：太对了，当时真的是想遇上这么一个想结婚生子的人也不容易，双方家里也都很满意，一切都非常顺利，结果这么一档子事让双方都非常尴尬了。当时我自己还有一个心思，虽然没说出来，但是我和我妈都有那么些后怕，想之前流产过一次是不是没恢复好，加上吃药这些才造成这种情况。老公回去之后也跟父母把我们的情况详细地说了，他父母虽然没说什么责怪我们的话，但是也挺伤心的，本来结完婚就能很快抱上孙子的事成了伤心事。我父母这面肯定是心疼我更多，着急想让我早点做了好早点恢复，但是也不能单方面决定，考虑要是把孩子打掉的话我们还能不能在一起。后来两家人坐在一起商量，我公公婆婆也知道这事不能全怪我，还让我放宽心安慰我，让我和父母都挺舒心的，最后给我个保票，说让我们这几天抓紧领证，然后听医生的就做了去吧。

问：婆家还是很明事理。后来你们遵医嘱了？

婷婷：肯定的，要不然孩子生下来有问题，对两家对孩子都是不负责任。我们没几天就先领证了，两家抓紧时间把我送医院安排手术，怕错过最佳时期，当时手术的时候是我父母和公公婆婆一家都在，能这么支持我们我家都很感动。流产之后他们也没让我当天出院，在病房养了几天，接回家后我妈和我婆婆也都看着我给我煲汤什么的让我调理身体，身体好得差不多才正式准备的婚礼。

问：结婚快一年了，身体恢复得怎么样？准备再要孩子了吗？

婷婷：流产之后，我的经期就紊乱了，而且原来月经期没什么不适，现在每月来月经那么几天有时候有阵痛，有时候全身都不舒服还说不上来哪里，心里总有种担心，怕会不会恢复不好万一再没孩子了怎么办，估计也是电视剧看多了，之后去医院复查说流产恢复得不错，没什么大碍了，不会影响以后生育，才放心不少，可是也不知道是生理原因还是心理原因，我总是怕身体恢复不好，更加注意和老公的安全措施，他也没催我，现阶段还没准备备孕。但是这回要是再准备要孩子，前期工作肯定会非常注意，定期做身体检查。

总结婷婷的未婚妊娠生命历程，简言之，现年 24 岁的她，历经初中时初恋的发生、高中时初恋的发展、大一下的初次性行为、异地恋持续到大学毕业；实习时外围环境的变化下，她先出轨、后了断了 10 年的初恋，与实习公司的直接上司发生了非意愿妊娠，并在男方与家长等任何亲友都不知情的情况下独自去进行了流产。毕业回所在省会城市工作，经媒妁结婚。婚前非意愿妊娠却疑为出生缺陷胎儿，奉子成婚并遵医嘱流产。现婚后一年，即将备孕。

其中，婷婷个案的特殊性还在于，她拥有与母亲良好的互动，通过家庭性教育在首次性行为前后已经掌握了避孕知识。然而正如其他个案的非意愿妊娠的发生之不可预料一样，婷婷不可预料地发生了先身体出轨后感情出轨的事件。事情的直接起因在于因实习而带来的外在环境的变化。

结合婷婷在整个叙述的过程中的情绪反应，她语调轻松，尤其在谈到出轨、流产比较敏感的话题时也没特别难过或者犹豫，可以感受到本人性格开朗，思想也比较开放的一些特质，家庭教育和环境对她的成长有深刻的影响，能坦然面对意外和困难，离不开家庭和婆家的支持。

这些因素揭示了一个现象，婷婷作为一个拥有良好家庭性教育、稳定两性关系的大学生，终而发生非意愿妊娠。她可谓拥有难得的优良的微系统和中系统，但外系统尤其是宏系统是一个明显压力大、节奏快、竞争激烈的大都市环境，诱发孤身在外求事业发展的未婚青少年对安全感的追寻。

她比前文"葬情铜臭"（受当下享乐主义社会价值观的宏系统影响并时而与其同伴互动，从而置身于不良的中系统的葬身享乐）的艺术大学生娜娜（C3LC）更能说明，未婚青少年行为系统是一个相互影响的网络，任何一个子系统发生问题都可能导致不良后果。

从对婷婷的个案分析中启示了对未婚青少年的社会支持网的创建将极大促进未婚青少年发展。这呼吁基于企事业单位或行业的青少年社会工作的推行。

四　小结：时机决定未婚妊娠结局

个案研究表明，首先，未婚妊娠发生原因嵌入了未婚青少年所处的特定时间和地点之中。如前述诸多个案所示，未婚妊娠及系列行为事件对未婚青少年个体发展的影响，尤其是其生活技能的影响取决于该行为事件在未婚青少年个体生命过程中发生的时间。通常的情况是：

首先，未婚妊娠是否发生与未婚青少年所处的人生阶段有直接关系。高考等人生重大任务阶段是未婚青少年免于发生性行为或至少免于发生妊娠的直接保护性因素，如婷婷（C7JH），与初恋男友相处7年，直到进入大学后发生性行为并非意愿妊娠。这与定量研究中全国抽样调查数据中关于年龄与妊娠风险的研究发现一致。需要强调的是，人生阶段在这里更重要的是人生时点而不是年龄。婷婷是因为此前处于朝大学学堂门奋进的人生阶段（并不是因为年龄小），而所以没有发生性行为。这一点可以对照15岁开始同居后非意愿妊娠并流产的打工妹、农村姑娘小妮（C1LC）。

其次，未婚妊娠在何时发生甚至比这一事件本身更有影响，这一点在航航（C3HJ）身上体现得尤其突出。航航在医学大五毕业前夕非意愿妊娠，到其如期毕业时将接近孕晚期。这一未婚妊娠能走向奉子成婚很大程度在于时间上正好能支持起航航在经济上实现独立。

再次，未婚妊娠发生在一定的社会网中。时点上看是个体的行为系统包括家庭、朋友等，如沾染享乐主义习气的娜娜（C3LC）；时期上看是社会的文化网包括社会文化、社会伦理和社会价值观等，如追求性别平等的阿青（C6LC）。

最后，未婚青少年在遭遇未婚妊娠及系列行为事件时所表现出来的知识、态度和行为，尤其是其是否能够进行选择和应对，如无知无力的小黎（C5DQ），直接影响了其生活技能（life skills），从而进一步影响其未来的生命旅程。

本研究还尝试探讨了未婚妊娠青少年在生殖健康方面遭遇的四重歧视。未婚女性青少年一旦发生非意愿妊娠，从阿青（C6LC）的案例中集中体现出其作为女性所遭遇的初级歧视、作为青少年所遭遇的次级歧视、作为未婚者所遭遇的第三级歧视，以及作为未婚妊娠时所遭遇的第四级歧视。当四重歧视袭来，对当事人是一种巨大的现实冲击。其中，初级歧视是根本性的，是带着文化烙印的广泛存在，是社会性别歧视的社会建构。其他歧视则是表浅的或基于资源稀缺或基于社会规范而形成的制度性不平等。

第四节　主要研究结论

本研究依据 2009 年中国青少年（15—24 岁）生殖健康全国抽样调查数据与相应质性访谈材料及二手资料，参照假想队列研究思路基于风险人群采用现况描述、随机森林数据挖掘与质性研究等方法对中国未婚女性青少年妊娠及其保护性因素、妊娠结局与自然流产保护性因素，流产服务利用与机构外流产保护性因素，及流产机构选择与公立医疗机构流产影响因素进行了探讨。

一　基于人群的研究发现

（一）我国未婚青少年妊娠结局不容乐观

从人群研究来看，2009 年中国 15—24 岁未婚女性青少年中的 19.2% 有性行为；有性行为者中 21.3% 有妊娠经历，其中 4.9% 多次妊娠；未婚妊娠者中 90.9% 有人工流产经历，其中 19.0% 多次流产；过去一年内 2.5% 未婚女性青少年有流产服务需要，其中 38.9% 未去医疗机构寻求流产服务。形象地看，未婚女性青少年中，每 5 人即有 1 人有性行为；有性行为者中每 20 人即有 4 人曾有妊娠经历，其中 1 人多次妊娠；有妊娠经历者中每 10 人即有 9 人曾有流产经历，其中 2 人多次流产；每 40 人中即有 1 人报告过去一年内有流产服务需要。报告有流产服务需要的未婚女性青少年中每 10 人仅 6 人去了医疗机构寻求流产服务，另有 4 人因为害怕被嘲笑、自认为问题不严重或觉得费用太高而未去医疗机构寻求流产服务。公立医院"看病难看病贵"的刻板印象影响了未婚女性青少年流产服务利用，加上她们害怕隐私被公开，倾向于选择臆想中便宜便利的"便利店"式的私立医疗机构寻求流产服务，其中不乏有人遭遇流产失败，生命健康受到严重威胁①。

---

① 参见郑晓瑛、杨蓉蓉、陈华、谈玲芳、陈功《中国未婚女青年妊娠及流产需要与实现》，《妇女研究论丛》2011 年第 6 期。同时参见郑晓瑛、陈功《中国青少年生殖健康可及性调查基础数据报告》，《人口与发展》2010 年第 16 期。

进一步从人群推总来看，2009 年中国未婚女性青少年超过 8000 万人①。由此可知，2009 年中国 8000 万人 15—24 岁未婚女性青少年中，304—358 万人曾未婚先孕，292—310 万人曾流产，62—90 万人曾多次妊娠，51—75 万人曾多次流产。同时过去一年内，176—223 万人未婚女性青少年有流产服务需要，其中 110—133 万人去了医疗机构寻求流产服务，66—89 万人未去医疗机构寻求流产服务。即使保守地看，即考虑妊娠结局的多种可能（如自然流产），故按 90.9% 的未婚女性青少年妊娠后实施了流产来估计未满足的流产服务需要，亦有 35.4%（置信区间为 29.5%—40.9%，即 59—82 万人）报告有流产服务需要的未婚女性青少年未去医疗机构寻求流产服务②。

（二）未婚青少年粗怀孕率为 20.33‰，位于全球中低水平

结合发展生态学与社会心理能力框架，本研究进一步从中国未婚女性青少年妊娠系列行为事件的各阶段的数据挖掘模型来探讨未婚妊娠结局保护性因素。

中国未婚女性青少年妊娠及其保护性因素研究发现，2009 年中国未婚青少年粗怀孕率为 20.33‰。全球范围来看，20 岁以下青少年怀孕率③（类似于本研究中界定的未婚青少年粗怀孕率Ⅰ）从撒哈拉以南地区的 143‰ 到韩国的 2.9‰④，其中美国为 74.3‰⑤，英国为 60.3‰⑥。对比分析表明，中国未婚青少年粗怀孕率位于世界中低水平。

（三）适宜的家庭社会经济地位是免于未婚妊娠的主要因素，但个人年龄最关键

从个人、家庭、社会三个维度对未婚性活跃女性青少年未妊娠进行

---

① 参见郑晓瑛、陈功《中国青少年生殖健康可及性调查基础数据报告》，《人口与发展》2010 年第 16 期。

② 参见郑晓瑛、杨蓉蓉、陈华、谈玲芳、陈功《中国未婚女青年妊娠及流产需要与实现》，《妇女研究论丛》2011 年第 6 期。

③ Leridon H, *Human Fertility: The Basic Components*, Chicago: University of Chicago Press, 1977. 青少年怀孕率指每年每 1000 名 15—19 岁女孩的妊娠数。

④ Treffers P, "Teenage Pregnancy, A Worldwide Problem", *Nederlands Tijdschrift voor Geneeskunde*, Vol. 147, No. 47, 2003.

⑤ Kost K, Henshaw S, Carlin L, *US Teenage Pregnancies, Births and Abortions: National and State Trends and Trends by Race and Ethnicity*, Guttmacher Institute, 2010.

⑥ Arai L, *Teenage Pregnancy: The Making and Unmaking of a Problem*, Bristol: The Policy Press, 2009.

预测，随机森林模型准确率为 88.9%，且敏感性很高而特异性较低。整体上，家庭社会经济地位对未婚性活跃青少年不发生妊娠的影响更大，其次为社会发展与个人社会经济地位。

但从关键保护性因素来看，家庭社会经济地位是未婚青少年妊娠的主要保护性因素。家庭人均年收入低于 5 万元时，未婚性活跃女性青少年对家庭人均年收入的积极作用极为敏感。父母亲为机关、企事业单位管理者或专业技术人员，未婚青少年不发生妊娠的可能性较大。

同时，未婚妊娠的关键保护性因素中年龄的影响最大；年龄对未婚性活跃女性青少年未妊娠的积极影响表现为中间高、两头低的近似倒"U"字形模式。

此外，私立医疗机构过度宣传流产服务对未婚青少年的妊娠发生带来消极影响。

（四）未婚青少年粗人工流产率为 16.59‰

中国未婚女性青少年妊娠结局与自然流产保护性因素研究发现，2009 年中国未婚妊娠青少年中人工流产的人数和人次比例都远高于其他国家。2009 年中国每 1000 名 15—24 岁未婚女性青少年中人工流产数约为 17 次，未婚青少年粗人工流产率为 16.59‰。

（五）适度的社会发展是免于自然流产的主要因素，但家庭收入最关键

从个人、家庭、社会三个维度对未婚妊娠青少年实现人工流产进行预测，随机森林模型准确率为 93.6%，且敏感性很高而特异性较低。整体上，社会发展与家庭社会经济地位对未婚妊娠女性青少年实现人工流产的影响更大，其次为个人社会经济地位。

但从关键保护性因素来看，社会发展是未婚青少年自然流产的主要保护性因素。社会发展方面总的来说北京、上海、天津三地未婚青少年妊娠后实现人工流产免于自然流产的可能性最小。

同时，家庭人均年收入是最关键变量，家庭人均年收入低于 5 万元时以 1.5 万元为峰值拐点对未婚妊娠女性青少年实现人工流产的可能性带来显著影响。

（六）未婚青少年机构外流产的比例为 7%

中国未婚女性青少年流产服务利用与机构外流产保护性因素研究发现，2009 年中国未婚青少年机构外流产的比例为 7%。

（七）适度的社会发展是免于机构外流产的主要因素，但家庭收入最关键

从个人、家庭、社会三个维度对未婚流产青少年医疗机构内流产进行预测，随机森林模型准确率为 94.0%，且敏感性很高而特异性较低。整体上，社会发展对当地未婚流产者实现机构内流产的影响更大，其次为家庭社会经济地位。

从关键保护性因素来看，社会发展是未婚青少年机构外流产的主要保护性因素。其中未婚机构外流产的关键保护性因素中人类发展指数影响最大；人类发展状况以 0.76—0.78 为临界域对当地未婚流产者机构内流产的积极影响表现为前低后高两段式模式。相反，人口健康公平状况以 0.27—0.30π 为临界域对当地未婚流产者机构内流产的积极影响表现为前高后低两段式模式。而社会性别差异状况对未婚流产者机构内流产的积极影响表现为中间高、两头低的模式。

同时，家庭人均年收入也是关键因素。家庭人均年收入以 2 万元为临界值对未婚流产者机构内流产的积极影响也表现为前低后高的两段式模式。

此外，生殖健康教育不足导致未婚青少年的沉默流产需要，深刻反映了未婚青少年流产需求的存在与生殖健康教育不足的现状。

这里需要重点总结机构外流产服务保护性因素模型研究发现的关于与亲生父母住在一起的未婚妊娠女性青少年的尴尬。

控制年龄影响后未与亲生父母居住在一起（相对于与亲生父母居住在一起而言）的未婚流产女性青少年实现机构内流产的可能性更大。尽管这一差异没有显著意义，但提示未婚流产服务利用的特殊性。那些与亲生父母居住在一起的未婚妊娠女性青少年流产时没有去医疗机构，她们是如何进行流产的？以往报告显示，有 30% 的未婚女性妊娠后选择自己购买流产药物或在私人诊所里终止妊娠[1]。很可能本研究中这些与亲生父母住在一起的未婚妊娠女性青少年会采取同样的办法，令人担忧的是，正如本研究揭示的那样，她们有可能流产失败，有的情况甚至危

---

[1]　参见高尔生、楼超华《中国青少年性和生殖健康发展轨迹》，社会科学文献出版社 2008 年版。

及生命①。根据人群推总，这样的风险人群有近百万人，她们有流产服务需求，但由于害怕被嘲笑、自认为问题不严重或觉得费用太高等原因而未去医疗机构寻求流产服务。

（八）未婚青少年去公立医疗机构流产的比例为 74.5%

中国未婚女性青少年流产机构选择与公立医疗机构流产影响因素研究发现，2009 年中国未婚青少年去公立医疗机构流产的比例为 74.5%，去私立医疗机构流产的比例为 25.5%。

（九）适宜的个人社会经济地位是免于私立机构流产的主要因素，家庭人收入也很关键

从个人、家庭、社会三个维度对最近一次去医疗机构流产者选择公立医疗机构进行预测，随机森林模型准确率为 78.4%，且敏感性很高而特异性较低。整体上个人因素和社会发展对未婚青少年最近一次去医疗机构流产时选择公立医疗机构的影响更大，其次为家庭社会经济地位。

但从关键保护性因素来看，个人因素是未婚青少年选择去公立医疗机构流产的主要影响因素，其中年龄的影响最大；年龄为 20—23 岁的未婚青少年最近一次去医疗机构流产时选择公立医疗机构的可能性最大，约为年龄较小的 7 倍、年龄最大的 4 倍。

同时家庭人均年收入也是关键因素。家庭人均年收入约为 1.5 万元的未婚妊娠者选择公立医疗机构进行流产的可能性最大，约为家庭人均年收入较低的 2.5 倍、最高的 7 倍。

二　质性研究的进一步刻画

（一）个人前途是否笃定是未婚妊娠结局的决定性影响因素

案例对比研究表明，未婚青少年的个人前途主要关注个人感情归属和个人事业走向两个维度，正好表现为主要决定未婚妊娠后奉子成婚的主导因素：感情成熟与经济独立。当这两个因素同时具备——哪怕只是一方感情有归属感（尤其是女方）或只有一方经济上独立（一般是男方）——既感情成熟又经济独立，是未婚妊娠走向奉子成婚的必要条件。

一方面，相比感情上成熟，经济上独立是未婚先孕后能走向婚姻的

---

① 参见郑晓瑛、杨蓉蓉、陈华、谈玲芳、陈功《中国未婚女青年妊娠及流产需要与实现》，《妇女研究论丛》2011 年第 6 期。

更为必要的条件；另一方面，对绝大部分未婚妊娠者而言，他们通常是由于生育与个人发展规划相冲突因而选择了流产；换言之，个人前途未定是未婚先孕后诉诸流产的充分条件。当感情成熟与经济独立其中一个因素未定时，未婚妊娠则很有可能以流产而告终。从人群来看，经济独立但感情不成熟主要发生在就业青年中，感情成熟但经济不独立主要发生在学生群体尤其是大学生及以上的青年学生中。

进一步来看，一旦妊娠后决定流产，则公立医院刻板印象下未婚妊娠青少年常选择了臆想中"便利店"式的私立医疗机构，而公立医院常以流产失败急救者身份出现。

由此，从干预的可行性来说，对未婚青少年尤其是个人前途未定的大学生进行性教育显得尤为必要。因此，第九章"理论思考与出路"部分将重点讨论针对未婚青少年尤其是大学生的性教育问题。

（二）时与机：定局未婚妊娠结局

个案研究表明，未婚妊娠发生原因嵌入了未婚青少年所处的特定时点和地点之中。未婚妊娠及系列行为事件对未婚青少年个体发展的影响尤其是其生活技能的影响，取决于该行为事件在未婚青少年个体生命过程中发生的时间。

首先，未婚妊娠是否发生与未婚青少年所处的人生阶段有直接关系。需要强调的是，人生阶段在这里更重要的是人生时点（如高考前的人生时点）而不是年龄。

其次，未婚妊娠在何时发生甚至比这一事件本身更有影响，未婚妊娠能否走向奉子成婚很大程度在于时间上是否能同时实现经济独立。

再次，未婚妊娠发生在一定的社会网中。时点上看是个体的行为系统包括家庭、朋友等；时期上看是社会的文化网包括社会文化、社会伦理和社会价值观等。

最后，未婚青少年在遭遇未婚妊娠及系列行为事件时所表现出来的知识、态度和行为尤其是其是否能够进行选择和应对，直接影响了其生活技能（life skills），从而进一步影响其未来的生命旅程。

（三）个案对未婚妊娠女性青少年四重歧视的反思

本研究还尝试刻画了个案阿青（C6LC）作为未婚妊娠女性青少年之身份所背负的生殖健康四重歧视。在其深刻的自我反思中，研究对象之个案提示，未婚女性青少年一旦发生非意愿妊娠，作为女性所遭遇的初级歧视、作为青少年所遭遇的次级歧视、作为未婚者所遭遇的第三级歧视以及作为未婚妊娠时所遭遇的第四级歧视，将一并袭来。当四重歧视来袭，对当事人是一种巨大的现实冲击。

这种状况在阿青（C6LC）的个案研究中有集中体现，初级歧视是根本性的。正如阿青的结论，"生育是女性的最能拿出手的贡献"，可见，性别歧视是带着文化烙印的广泛存在的社会建构。不过，本研究由于资料所限未能对性别歧视做出进一步的分析。仅仅通过建构理论来透视未婚妊娠女性青少年时借由其反思提出了一点探索性发现。至于其他歧视，本研究中的10位未婚妊娠青少年事例初步揭示，基于资源稀缺（包括物质上的和政策上的），我国未婚女妊娠青少年面对的是制度性的不平等。

三　总结

总的来看，与以往的研究不同的是，本研究：（1）关注了未婚女性青少年；（2）关注降低未婚女性青少年不良妊娠结局发生的可能性、缓解不良妊娠结局后果的行为背后的因素即保护性因素；（3）参照假想队列研究思路，对不同阶段妊娠结局的保护性因素进行了系统的研究；（4）基于人群进行风险规避能力评估。

这一研究设计下的中国未婚女性青少年妊娠结局保护性因素研究表明，未婚女性青少年年龄、家庭人均年收入、父母工作类型、当地社会发展状况对未婚女性青少年妊娠结局有显著影响。综上所述，家庭社会经济地位是未婚青少年妊娠的主要保护性因素，但个人年龄是最关键因素；社会发展是未婚青少年自然流产的主要保护性因素，但家庭人均年收入是最关键因素；社会发展是未婚青少年机构外流产的主要保护性因素，同时家庭人均年收入也是关键因素；个人因素是未婚青少年选择去公立医疗机构流产的主要影响因素，同时家庭人均年收入也是关键因素。进一步总结如下：

（一）行为系统最有利与最不利的未婚青少年妊娠结局相似

通常，各方面条件和状况适中的未婚女性青少年所获得的保护性因素积极效果相对最好。而各方面条件最差与最好的人群在结果上表现出一定的相似性，但显然她们所受到的外界因素的影响和相应的行为模式是不同的。主要有：

（1）年龄对妊娠结局风险规避的积极作用主要表现为中间高（18—20岁）、两头低的近似倒"U"字形模式，不同阶段妊娠结局影响程度有差异。即相对于其他年龄而言，18—20岁的未婚女性青少年免于妊娠的可能性最大。

（2）家庭人均年收入在较低水平时未婚女性青少年妊娠结局风险规避能力对家庭人均年收入的增加的积极影响极为敏感，一般以1.5万元为拐点，但不同阶段妊娠结局风险规避的拐点有所不同。

（3）相对于工、农业领域从业人员而言，父母亲工作类型为社会地位更高的专业技术人员或机关事业单位管理者对未婚女性青少年妊娠结局的积极影响更明显，但不同阶段妊娠结局影响程度有差异。

（4）社会发展对未婚女性青少年妊娠结局风险规避的积极影响复杂。类似于年龄因素，一方面社会发展对妊娠结局的积极影响的趋势并不一致；另一方面相对于社会发展处于适宜的中间阶段的省份而言，社会发展更好的地区（北京、上海、天津）与更差的地区（西南地区）对未婚女性青少年妊娠结局的影响的结果更为相似，但理论上社会发展最好与最差背后的影响机制是不同的。

（二）家庭社会经济地位对各阶段妊娠结局有显著的影响

与个人因素和社会因素相比，家庭社会经济地位对未婚青少年各阶段妊娠结局有着一贯而显著的影响。

（三）"生物性"结局受中微系统影响，"社会性"结局受外系统影响

相对于个人社会经济地位对性活跃者未妊娠与妊娠后实现人工流产（两者可视为"生物性"妊娠结局）的显著影响而言，机构内流产与公立医疗机构流产（两者可视为"社会性"妊娠结局）更多地受社会发展的影响。其中，诸如"无痛人流"广告的负面引导与纵容的影响不可估量。可见行为系统中微系统和中系统对"生物性"妊娠结局的影响更大，而外系统对"社会性"妊娠结局的影响更大。

总之，未婚女性青少年年龄、家庭人均年收入、父母工作类型、当地社会发展状况对未婚女性青少年妊娠结局有显著的影响。但无论是哪一种显著性影响因素，其影响模式都表现为非线性的阶梯多段式或近似倒"U"字形。通常，各方面条件和状况适中的未婚女性青少年所获得的保护性因素积极效果相对最好。而各方面条件最差与最好的人群在结

果上表现出一定的相似性，但显然她们所受到的外界因素影响和相应的行为模式是不同的。此外，从不同阶段妊娠结局风险而言，一方面，家庭社会经济地位对未婚青少年各阶段妊娠结局有显著的影响；另一方面，相对于个人社会经济地位对性活跃者未妊娠与妊娠后实现人工流产（两者可视为"生物性"妊娠结局）的显著影响而言，机构内流产与公立医疗机构流产（两者可视为"社会性"妊娠结局）更多地受社会发展的影响。

四 讨论

（一）本研究发展了时间系统模型：时机决定结局

本研究与以往重大研究证据①②③相比，发掘了具有实际干预意义的未婚青少年妊娠结局的时机因素，回应了新的社会变化。"时机决定结局"观点正是受发展生态学的时间系统④的启发。本研究利用了该理论中提出的时间系统的最简单形式，即在研究中关注青少年的人生转折点（points of transition），尤其是其中被称为正常的转折点（如高考入学）。利用该理论，本研究还意识到，上述转变发生于青少年整个人生之中，常常成为其发展的直接推动力；而且，这些转变或者说"时机"也会通过影响其家庭进程，进而对青少年个体发展产生间接影响。具体来看，参照时间系统模型所强调的"人—过程—环境—时间"路径⑤，本研究在个案研究中考察了时间变迁下的未婚青少年生活的环境与其个体发展变化的互动关系，通过关注未婚妊娠系列行为事件发生的时刻，以及该时刻未婚青少年在与其有关的社会背景的互动关系中所处的人生阶段，来考察"时

---

① Unit S, "Teenage pregnancy", *London: Stationery Office*, Vol. 6, 1999.

② Kirby D, Lepore G, Ryan J, *Sexual risk and protective factors-Factors affecting Teen Sexual Behavior, Pregnancy, Childbearing, and Sexually Transmitted Disease: Which Are Important*, ETR Associates, 2005.

③ Imamura M, Tucker J, Hannaford P, Da Silva M, Astin M, Wyness L, et al., "Factors Associated with Teenage Pregnancy in the European Union Countries: A Systematic Review", *The European Journal of Public Health*, Vol. 17, No. 6, 2007.

④ Bronfenbrenner U, "Ecology of the Family as a Context of Human Development: Research Perspectives", *Developmental Psychology*, Vol. 22, No. 6, 1986. 转引自席居哲《儿童心理健康发展的家庭生态系统研究》，博士学位论文，华东师范大学，2003 年，第 18 页。

⑤ 参见席居哲《儿童心理健康发展的家庭生态系统研究》，博士学位论文，华东师范大学，2003 年，第 18 页。

机"作为一个系统对未婚青少年个体发展的短期、中期和长期影响。

　　同时，本研究把发展生态学的时间系统推进了一步，考察了未婚青少年的个体能力（生活技能）在未婚妊娠系列行为事件中的决定性作用。

　　一方面，发展生态学中经典的时间系统所考察的是宏大的外显时间，如暴露在整个家庭甚至家族的时机［如前所述，包括正常的（如入学、青春期、参加工作、结婚、退休）和非正常的（如家庭中有人去世或重病、离异、迁居、彩票中奖）］。这种时机的外显性与未婚青少年妊娠系列行为事件的发生时的隐秘性与发生后的紧迫相继性这两大特性相悖。

　　另一方面，如前所述，理论上而言未婚青少年的关键信息人应包括其父母、老师、同学或同龄同伴（peer）、社区服务提供者及民众、流产服务提供者、政策制定者等。但在本研究尝试采用中国未婚青少年生殖健康可及性政策研究中业已完成的父母、老师、学校管理者（如校长）、社区服务提供者（如校医）、政策制定者的访谈材料[①]时，发现上述理论上的关键信息人对未婚青少年妊娠系列行为事件的过程与影响的实情知之甚少，基本上处于以传统心态为主（如认为"孩子长大后慢慢自己就知道了"[②]）兼受报端新闻冲击的状况（如获知有关少女怀孕的事实时会感到震惊；但会认为"我家的孩子还好"[③]）；父母、老师等在未婚青少年妊娠系列行为事件上他们极有可能缺席，未见暗流涌动。因而本研究采用未婚妊娠青少年专题访谈来关注其在未婚妊娠系统行为事件中的决策，发现在一定生活技能条件下，未婚妊娠系列行为事件发生的时机（尤其是是否处于前途笃定的人生阶段）极大程度地决定了妊娠结局。这种决定性比发展生态学时间系统效应更直接。

　　（二）本研究更新了环境因素的界定：无痛人流广告的负面影响

　　当然，本研究并没有陷入微观不能自拔。由于妊娠必须公开处理——所谓公开，指必须诉诸社会力量来解决个人行为的后果，那么提供流产服务的医务人员是重要的信息渠道，来反映未婚青少年妊娠系列

---

　　① 针对未婚青少年父母、老师、学校管理者、社区服务提供者访谈由中国未婚青少年生殖健康可及性政策研究核心成员胡玉坤老师完成，政策制定者访谈材料由笔者完成。

　　② 引用自中国未婚青少年生殖健康可及性政策研究项目所开展的未婚青少年父母的访谈。

　　③ 同上。

行为事件的状况与结局。从而本研究的视角顺利地实现了从微观个体到宏观社会的转换，并揭示了当下泛滥的无痛人流广告的负面影响。这一研究发现更新了传统研究中关于未婚青少年不利环境①②③的界定。

（三）本研究初步研究了生殖健康四重歧视的个案

本研究通过刻画个案阿青（C6LC）对其未婚妊娠女性青少年之身份所遭遇的生殖健康四重歧视的反思，即可能遭遇着作为女性所遭遇的初级歧视、作为青少年所遭遇的次级歧视、作为未婚者所遭遇的第三级歧视以及作为未婚妊娠者所遭遇的第四级歧视。其中，初级歧视是根本性的，是带着文化烙印的广泛存在的社会建构。其他歧视主要出于物质上的和政策上的资源稀缺而在制度上存在着人群不平等。这一初步探索，有赖于后续有关研究加以检验和发展。

---

①　Unit S, "Teenage Pregnancy", *London: Stationery Office*, Vol. 6, 1999.

②　Kirby D, Lepore G, Ryan J, *Sexual Risk and Protective Factors-Factors Affecting Teen Sexual Behavior, Pregnancy, Childbearing, and Sexually Transmitted Disease: Which Are Important*, ETR Associates, 2005.

③　Imamura M, Tucker J, Hannaford P, Da Silva M, Astin M, Wyness L, et al. , "Factors Associated with Teenage Pregnancy in the European Union Countries: A Systematic Review", *The European Journal of Public Health*, Vol. 17, No. 6, 2007.

第九章　理论思考与出路

第一节　保护性因素理论思考

接下来对上述未婚青少年妊娠结局关键保护性因素的影响模式进行理论解读，以进一步了解未婚青少年不良妊娠结局作用机制，为风险规避策略提供理论支持。有关青少年生殖健康研究的理论研究表明，问题行为理论、社会学习理论、人类发展生态学模型、生活技能框架、社会支持网络等对青少年风险性行为有一定的解释力。下面讨论这些理论对本研究结论的适用性，并对建构主义理论加以运用与发展，以更好解读本研究中未婚青少年妊娠结局及其保护性因素。

问题行为理论：该理论认为人的行为是人们与其环境相互作用的产物；该理论进一步认为青少年各种行为背后有一个共同点——心理社会因素，使得问题不是孤立存在，问题总是相伴而生[①]。这个理论对青少年问题行为具有重要的解释力和预测力，但该理论关注的是一个阶段上的问题行为，而与本研究所讨论的多阶段风险规避在理论解释上契合不够。

社会学习理论：该理论认为个人知识、经历、行为、环境之间是相互作用的，行为是个体因素和环境因素共同作用的结果[②]。该理论与前文中关于青少年妊娠结局保护性因素的文献研究发现相互印证。社会学习理论对本研究的主要贡献在于对研究发现加以概括并予以一定的解释，但对结论背后的作用机制未有涉及。

---

① Donovan JE, Jessor R, "Structure of Problem Behavior in Adolescence and Young Adulthood", *Journal of Consulting and Clinical Psychology*, Vol. 53, No. 6, 1985.

② Bandura A, Walters RH, "Social Learning and Personality Development", 1963.

　　（人类）发展生态学：这是本研究的主要理论框架。基于社会学习理论等理论发展而来，发展生态学认为儿童青少年发展的生态环境由若干相互嵌套在一起的系统（包括微观系统、中系统、外系统和宏系统）组成，这些系统均与儿童青少年有着直接或间接的联系①。这一理论以更完备的视角对青少年问题行为进行解读，为本研究的结论提供了很好的理论支持。但该理论没有强调人在上述直接或间接联系中的主体作用。

　　建构主义理论：正是因为实证主义方法论下人类发展生态学一方面强调了未婚青少年妊娠系列行为事件所处的客观的行为系统；但另一方面对未婚青少年主体作用的认识不够，因而本研究主要采用建构主义理论来指导质性资料的分析。在解释主义方法论下，建构主义理论认为人们的世界及其所认知到的世界是由特定社会历史条件与个人情景决定的②。虽然该理论同样未对人的主体作用给予足够的重视。但相比前述理论簇而言，建构主义理论强调了世界的客观存在与主观认知两个维度，更为真实地反映了青少年妊娠结局及其保护性因素作用机制。

　　上述从研究方法层面探讨了本研究的理论取舍，接下来从研究内容层面进一步讨论对本研究设计及发现具有一定解释力的理论。

　　生活技能（社会心理能力）：该框架指个人调适自我适应外界与社会时的自我观、世界观与行为观，包括自我效能与自信、他信和积极主动的应对等③。更具体地，生活技能指有助于青少年提高自我效能（self-efficacy），包括解决问题、诚实坦率地与人交流、取得和保持社会支持，以及控制情绪和个体感受等方面的能力④。基于这一概念框架，本研究以未婚青少年主体视角选取青少年性与生殖健康信息控制能力、风险控制能力与行为控制能力三个方面来研究未婚流产服务利用保护性

　　① Bronfenbrenner U, *The Ecology of Human Development*: *Experiments by Nature and Design*, Harvard University Press, 1979. 参见余小鸣《未婚怀孕青少年生殖健康综合干预研究》，北京大学医学出版社 2009 年版，第 153—156 页。

　　② Kuper A, Reeves S, Levinson W, "An Introduction to Reading and Appraising Qualitative Research", *Bmj*, Vol. 337, No. 7666, 2008.

　　③ FB T, "Individual Psychosocial Competence: A Personality Configuration", *Educational and Psychological Measurement*, Vol. 38, No. 2, 1978.

　　④ Gilchrist LD, Schinke SP, Maxwell JS, "Life Skills Counseling for Preventing Problems in Adolescence", *Journal of Social Service Research*, Vol. 10, No. 2, 1987.

因素，从微观层面弥补了本研究的主要理论框架发展生态学的不足。

由于横截面数据所提供的时期指标所限，本研究进一步引入人口学经典研究思路假想队列来回应妊娠系列行为事件的先后更替性，即事件时点、过程与影响。但假想队列研究思路一般要求大量的细致的时期指标数据。研究者考虑跳出实证主义罗圈，从方法论的高度结合解释主义方法论还原行为事件发生的过程事实，关注过程与影响，并进一步基于生命历程理论来探讨不同阶段妊娠系列行为事件中未婚青少年妊娠结局保护性因素。

生命历程理论：生命历程指的是一种社会界定的按年龄分级的事件和角色模式，这种模式受文化和社会结构的历史性变迁的影响①。从20世纪60年代开始迅速发展起来的生命历程理论，目前可以总结为五个范式性原则（principle）。一是发展的生命谱系（life-span）原则：人类发展和老化是一个终生过程（长时段视角）；二是行动主体（agency）原则：个体在历史和社会环境所赋予的机遇和制约中建构自身的生命历程；三是时空原则（time and place）：个体生命历程镶嵌于一生所经历的历史时段和地域，并被其所塑形；四是时机（timing）原则：生活转变及生命事件对个体发展经历的影响取决于它们发生在个体生命中的时机；五是生命相互关联原则（linked lives）：社会—历史影响通过我们相互依赖的生命经历中建立的共享关系表现出来②。

按照生命历程理论，本研究在基础研究部分基于解释主义方法论采用生命历程理论，对不同阶段妊娠系列行为事件中未婚青少年的生活技能状况进行探讨，以弥补在大量细致的时期指标不足而造成假想队列研究思路受限的不足。

本研究将未婚青少年的与妊娠系列行为事件有关的生命历程嵌入了其所经历的事件之中，同时认为未婚青少年的性与生殖健康知识、态度和行为又被这些事件塑造着。进一步来看，本研究关注了（1）未婚青少年的妊娠系列行为事件的影响取决于妊娠系列行为事件是什么时候发

---

① 对于生命历程概念的解释，转引自郭于华、常爱书《生命周期与社会保障》，《中国社会科学》2005年第5期，也可以参照李强等《社会变迁与个人发展：生命历程研究的范式与方法》，《社会学研究》1999年第6期。

② Elder GH, Johnson MK, Crosnoe R, *The Emergence and Development of Life Course Theory*, New York：Springer, 2003, pp. 3 - 19.

生于这个人的生活中（比如是否是法定婚龄前发生）；（2）未婚青少年又是如何通过自身的选择和行动，利用所拥有的机会，克服环境的制约，提高生活技能，从而建构自身的生命历程的。

社会支持：上述生活技能与生命历程理论更多侧重在未婚青少年的微系统，因而研究对相对宏观（如中系统、外系统和宏系统）的行为系统的理论回应不够。同时在生活技能框架下针对未婚女性青少年流产服务需要的实现进行探索时发现，未婚女性青少年社会心理能力是当其有流产服务需要从而去医疗机构寻求流产服务的重要保护性因素，其中又以其生殖健康行为控制能力最为关键。同时，未婚女性青少年年龄对其是否去医疗机构寻求流产服务有独立影响，并受法定结婚年龄等外在因素的间接影响而在寻求流产服务方面呈现不同的模式。

因而需要进一步借助能更细致关注家庭、制度、社会等因素的理论框架来解读未婚妊娠结局的年龄模式，社会支持理论能较好地回应这一理论需求。由于性更多的是私领域话题，对于未婚青少年避孕与流产等妊娠系列行为事件更是隐性的需求，一方面这种需求是"沉默的需求"；另一方面社会对这一需求是否需要回应以及如何回应都存在争议，这一需求通常是"被"沉默的需求。

总之，建构主义理论认为人们的世界及其所认知到的世界是由特定社会历史条件与个人情景决定的[1]。虽然该理论同样未对人的主体作用给予应有的重视。但相比前述理论簇而言，建构主义理论强调了世界的客观存在与主观认知两个维度，更为真实地反映了青少年妊娠结局及其保护性因素作用机制。

因此，本研究在实证主义方法论下基于发展生态学理论对客观行为系统对未婚青少年的影响进行了定量研究；同时在解释主义方法论指导下，基于建构主义理论对未婚青少年生活技能与生命历程进行建构与阐释；最后主要采用社会支持理论进行家庭、制度、社会等因素进行阐释与对策应用研究。

本研究认为，未婚青少年年龄、家庭人均年收入、父母工作类型、当地社会发展状况等特定的社会历史条件与个人情景决定了未婚女性青

---

① Kuper A, Reeves S, Levinson W, "An Introduction to Reading and Appraising Qualitative Research", *Bmj*, Vol. 337, No. 7666, 2008.

少年妊娠结局及其保护性因素，也决定了未婚女性青少年对这一风险及其保护性因素的认知。未婚女性青少年基于其对妊娠结局及其保护性因素的认知来处理现实风险，进行自我保护的决策。

虽然目前没有哪一种理论能完全解释青少年性行为及妊娠结局，但上述理论探讨与建构主义理论发展为未婚青少年妊娠结局风险规避提供了较好的理论支持。

第二节　未婚妊娠结局风险规避

在婚前性行为像流行病一样存在[①]的情况下，对中国未婚青少年而言，种种研究与现象都表明，"狼"真的来了。他们面临着此消彼长的各种性与生殖风险已成为一种新常态[②]，未婚青少年妊娠结局风险规避必要而紧迫。

目前中国人群生殖健康医疗服务尤其是免费流产服务在实际工作中主要面向已婚育龄妇女[③]，未婚女性青少年作为一个群体其生殖健康医疗需求仍被忽视。回应上述两个基本问题，必须首先高度重视未婚女性青少年妊娠和流产。同时应多方努力，宣传与妊娠相关的生殖健康知识，减少无保护性行为的发生，并为有流产服务需要的未婚女性青少年提供安全适宜的服务。如访谈对象所言，"如果我们不做，都对不住下一辈，也对不住当代！"（所长，江苏某县妇幼保健所）[④]

结合未婚妊娠不同阶段结局的关键保护性因素与建构主义理论分析

---

① Institute AG, 11 *Million Teenagers – What Can be Done About the Epidemic of Adolescent Pregnancies in the United States*, New York：Alan Guttmacher Institute, 1976.

② 参见胡玉坤《庞大群体的生殖健康危机——中国人工流产低龄化问题透视》，《社会科学论坛》2015年第11期。

③ 《中华人民共和国人口与计划生育法》，2001年12月29日第九届全国人民代表大会常务委员会第二十五次会议通过，2002年9月1日起施行（www.gov.cn/banshi/2005-08/21/content_25059.htm）。参见郑晓瑛、杨蓉蓉、陈华、谈玲芳、陈功《中国未婚女青年妊娠及流产需要与实现》，《妇女研究论丛》2011年第6期。参见2015年12月27日第十二届全国人民代表大会常务委员会第十八次会议《关于修改〈中华人民共和国人口与计划生育法〉的决定》修正：《中华人民共和国人口与计划生育法（2015年修订）》，2015年12月27日（http://www.gov.cn/xinwen/2015-12/28/content_5028414.htm）。

④ 郑晓瑛、杨蓉蓉、陈华、谈玲芳、陈功：《中国未婚女青年妊娠及流产需要与实现》，《妇女研究论丛》2011年第6期。

框架，本研究认为未婚青少年妊娠结局风险规避应遵循动态原则。应针对不同阶段的关键保护性因素及可能的作用机制，通过培养那些能降低未婚妊娠结局风险、缓解不良结局后果的行为的因素来构筑安全网，为未婚女性青少年提供动态的保护性因素策略支持。这需要多部门的联合努力与协调配合，提高未婚青少年对妊娠结局的风险及保护性因素的认知水平，促进妊娠结局保护性因素的形成，实现未婚青少年应对不良妊娠结局风险的决策优化。

从青少年发展①的角度来看，青少年发展与健康要素包括信息与技能、安全与支持性环境、参与与成长及医疗与咨询②。青少年缺乏必要的知识与技能，家庭社会经济地位较低，使其处于相对贫困的境地，妨碍其全面发展。

因此回应未婚女性青少年未满足的生殖健康需要，可从上述四个方面着手。如甄别并应对未婚青少年在获取相关信息，获得可接受、可负担得起的服务等方面的机制性的障碍。这四个方面的根本出路在于青少年赋能，需要对赋能机制的缺失与形成进行深入研究，并在实践中探索青少年尤其是未婚女性青少年赋权增能的形式③。

具体来看，应首先做到以下两点：（1）加强青少年性与生殖健康教育，促进未婚青少年性与生殖健康行为的改变，以提高未婚青少年生活技能；（2）从信息与技能、安全与支持性环境、参与与成长及医疗与咨询等几个方面入手倡导青少年构建青少年社会支持网络，实现赋权增能，促进青少年健康发展。换言之，要通过性教育提供未婚青少年生活技能，通过着力于机制体制建设构建青少年社会支持网络，从而从内因与外因两个方面促进我国未婚青少年性与生殖健康，实现青少年健康发展。

---

① 参见世界卫生组织网站 *What do Adolescents Need to Grow and Develop in Good Health*？World Health Organization（http：//www. who. int/child_ adolescent_ health/topics/prevention_ care/adolescent/grow/en/index. html）.

② WHO, *What do Adolescents Need to Grow and Develop in Good Health*？：World Health Organization（http：//www. who. int/maternal_ child_ adolescent/topics/adolescence/grow/en/）.

③ 参见郑晓瑛、杨蓉蓉、陈华、谈玲芳、陈功《中国未婚女青年妊娠及流产需要与实现》，《妇女研究论丛》2011 年第 6 期。

一　加强青少年性与生殖健康教育

（一）加强学校性教育的必要性

从以往的实证研究来看，无论是青春期知识、生殖系统知识，还是如何与异性相处，青少年生殖健康知识的五大重要来源都是书/杂志、同学/朋友、学校老师、网络以及电影/电视（见表9－1—表9－3）。

表9－1　　　**青春期知识最广泛、最重要和最希望的知识来源**①　　　单位:%

知识来源	实际渠道	排序	希望渠道	排序
书/杂志	81.2	1	24	1
同学/朋友	68.5	2	13.4	3
学校老师	66.2	3	17.8	2
网络	58	4	13.1	4
电影/电视	57.8	5	7.1	6
母亲	37.4	6	8.3	5
宣传册	33.4	7	2.1	9
宣传栏/板报	31.1	8	1.8	11
医生/护士	23.3	9	5.3	7
兄弟/姐妹	22.1	10	2.3	8
父亲	16.8	11	1.9	10
其他家庭成员	15.8	12	1.6	12
药店	6.5	13	0.2	14
不了解	5.3	14	1.6	13
其他	0.3	15	0.1	15

注：百分比表示所占被调查者的比例②。表9－2和表9－3同。

---

① 参见北京大学人口研究所《中国青少年生殖健康可及性调查报告基础报告（首次发布）》，2010年。

② 调查时，先询问被调查者其性与生殖健康实际来源渠道有哪些（可多选），然后问最希望渠道（可多选）。填答时首先由被调查者自己回答，调查员填写相应选项；对被调查者没有提及的选项，调查员逐一提示后填写。采取这样的填答办法可避免由于选项过多导致最先听到或看到的选项往往更可能被选中的情况。表9－1中报告的为经提示后所全部填写的数据。

表9-2　　　生殖系统知识最广泛、最重要和最希望的知识来源①　　　单位:%

知识来源	实际渠道	排序	希望渠道	排序
书/杂志	79	1	26.3	1
同学/朋友	58.7	2	11.7	4
学校老师	56.3	3	15.7	2
网络	55.9	4	14.3	3
电影/电视	51.6	5	6.6	6
宣传册	32	6	2.9	9
宣传栏/板报	30	7	1.9	11
医生/护士	28.2	8	7.8	5
母亲	22.3	9	4.5	7
兄弟/姐妹	16.1	10	2	10
不了解	12.3	11	3.5	8
其他家庭成员	12.1	12	1.5	13
父亲	10.8	13	1.6	12
药店	4.7	14	0.2	14
其他	0.3	15	0.1	15

表9-3　　如何与异性相处知识最广泛、最重要和最希望的知识来源②　　　单位:%

知识来源	实际渠道	排序	希望渠道	排序
同学/朋友	78.1	1	24.6	1
书/杂志	77.3	2	21.6	2
电影/电视	59.9	3	8.5	5
网络	59.1	4	12	3
学校老师	48.1	5	10.3	4
母亲	41.3	6	8.1	6
兄弟/姐妹	27.9	7	3.5	7
宣传栏/板报	25.9	8	1.2	13

---

①　参见北京大学人口研究所《中国青少年生殖健康可及性调查报告基础报告（首次发布）》，2010 年。

②　同上。

续表

知识来源	实际渠道	排序	希望渠道	排序
宣传册	25	9	1.6	12
父亲	23.4	10	2.4	9
其他家庭成员	20	11	1.7	10
医生/护士	17.5	12	2.9	8
不了解	5.3	13	1.7	11
药店	3.5	14	0.2	14
其他	0.4	15	0.2	15

　　下面基于表9-1至表9-3三个表格对我国未婚青少年性与生殖健康知识来源与评价及可干预的方式进行分析。

　　1. 知识来源与评价：自学为主

　　在"学校教师"途径下，青少年主要通过老师授课、上课学习来接受知识，是学校性教育的主要方式。而在"书/杂志、同学/朋友、网络以及电影/电视"途径下，青少年主要通过自己阅读、交流、讨论和观看的方式来获取知识，可谓自学的方式。自学的方式无论在数量上，还是在实际来源排序上都处于首要地位，成为青少年获取生殖健康知识的主要方式[①]。

　　如果将学校老师作为中国教育体制内向青少年传递性与生殖健康知识的规范化途径，那么，书/杂志、同学/朋友、网络和电影/电视则更多地处于一种非规范化的状态。从各类知识的来源来看，四种非规范化的知识来源在青少年获取性与生殖健康知识的过程中，处于更为重要的地位。

　　那么，目前这样的性与生殖健康知识来源所产生的效果怎么样呢？

　　以无保护性行为应对措施知晓情况为例，在调查中，询问青少年"如果不小心发生了无保护性行为，该如何避免怀孕？"结果显示，只有48.3%的青少年知道正确的应对方法——72小时内服用紧急避孕药。暂且不讨论这些知晓紧急避孕方法的青少年是不是能正确操作，48.3%的知晓率意味着超过一半的青少年不清楚一旦发生无保护性行为后，该

---

　　① 参见北京大学人口研究所《中国青少年生殖健康可及性调查报告基础报告（首次发布）》，2010年。

如何避免非意愿的妊娠①。

再进一步以本研究所揭示的未婚青少年粗怀孕率来看，2009 年中国每 1000 名过去 12 个月有性行为的 15—24 岁未婚女性青少年发生的妊娠数约为 20 次，即未婚青少年粗怀孕率 I 为 20.33‰，处于全球中低范围。

可见从青少年较低的生殖健康知识知晓率和前述未婚怀孕率可以反映出，未婚青少年目前赖以获得的性与生殖健康知识的非规范化途径（自学方式）是不可靠的②。

2. 可干预的方式：学校性教育、家庭性教育

对表 9-1 至表 9-3 三个表格进行信息重组后（表 9-4）发现：（1）学校老师是未婚青少年性与生殖健康知识主要来源之一，同时青少年希望加强学校性教育。（2）互联网也是未婚青少年主要的并希望予以加强的性与生殖健康知识渠道。（3）母亲也是青少年比较重要的性与生殖健康知识来源，且青少年希望从母亲那里获得更多的性教育。父亲虽然目前不是青少年性与生殖健康知识的主要来源，但青少年也希望能从父亲那里获得更多的相关知识。

与此相对应地，同学/朋友、电影/电视是未婚青少年目前的性与生殖健康知识主要来源之一，但未婚青少年实际上并不希望这些非规范化的方式如目前那般重要。

结合未婚青少年希望予以加强的方式来看，未婚青少年希望获得更多的学校性教育。而这可以借助目前信息化技术，通过网络的方式完成学校性教育部分内容。其次是家庭性教育。

表 9-4　　　　　　未婚青少年性与生殖健康知识来源

知识来源	青春期		生殖系统		与异性相处	
	实际	希望	实际	希望	实际	希望
书/杂志	1	1	1	1	2	2
同学/朋友	2	3	2	4	1	1

---

① 参见北京大学人口研究所《中国青少年生殖健康可及性调查报告基础报告（首次发布）》，2010 年。

② 同上。

知识来源	青春期		生殖系统		与异性相处	
	实际	希望	实际	希望	实际	希望
学校老师*	3	2	3	2	5	4
网络*	4	4	4	3	4	3
电影/电视	5	6	5	6	3	5
母亲*	6	5	9	7	6	6
宣传册	7	9	6	9	9	12
宣传栏/板报	8	11	7	11	8	13
医生/护士*	9	7	8	5	12	8
兄弟/姐妹*	10	8	10	10	7	7
父亲*	11	10	13	12	10	9
其他家庭成员	12	12	12	13	11	10
药店	13	14	14	14	14	14
不了解*	14	13	11	8	13	11
其他	15	15	15	15	15	15

注：表中数字表示重要性排序。带"＊"号的知识来源是未婚青少年希望比目前要发挥更大作用的来源。

那么谁最应该承担性教育的主要责任呢？根据中国青年报社会调查中心 2010 年通过民意中国网进行的调查①，75.6% 的受访者认为青少年受到与性有关的伤害在于学校未能有效开展性教育，81.8% 的受访者认为学校最应该承担青少年性教育的主要责任；另外，64.5% 的受访者认为青少年受到与性有关的伤害在于家长没有承担起性教育的责任，78.9% 的受访者认为家长最应该承担青少年性教育的主要责任。

综上所述，不论是从未婚青少年主体视角下来看，还是从社会民意主体视角下来看，学校性教育都是最为希望的青少年性与生殖健康教育

① 这一调查面向民意中国网的网络调查用户开展，由网络的访问者自愿参与调查。调查数据不能推论总体。民意中国网（www. minyi. net. cn）由中国青年报社会调查中心和中青在线共同开发；是一家主要为网民提供意见表达机会的调查网站，同时提供相关新闻、民意动态等信息。（1）中国青年报社会调查中心创立于 1993 年，是一家集民意调查、市场研究与媒体传播功能于一身的研究咨询机构，隶属于中国青年报社。（2）中国青年报是一家以邮发订阅为主的全国性综合类主流日报，在国内和国外都拥有较高知名度。

方式。其次是家庭性教育。

（二）加强学校性教育的可行性

以上论述了学校性教育的必要性，接下来对其可行性进行分析。

如前所述，推行青少年性教育已经成为社会共识，但本研究中未婚青少年妊娠保护性因素的年龄模式及沉默流产需要深刻反映了青少年尤其是未成年青少年性与生殖健康教育的严重不足。青少年性与生殖健康教育亟待加强。

以往研究一致认为，学校是正面性教育的最佳场所，也是赋权青少年保护其性与生殖健康的主阵地①。从学龄的角度看，假定按《义务教育法》规定 6 周岁入学，6—11 岁应处于小学阶段，12—14 岁为初中，15—17 岁高中，18—22 岁年龄组应处于大学本科阶段。早在 20 世纪 80 年代，性教育的议题就被重拾起来。1984 年，教育部、卫生部和国家计划生育委员会联合颁布了《关于改进和加强中学生理卫生知识教育的通知》。1988 年，国家教委和国家计划生育委员会联合下达了《关于在中学开展青春期教育的通知》。1990 年，国家教育委员会和卫生部又联合发布了《学校卫生工作条例》。到了 20 世纪 90 年代，在艾滋病时疫不断蔓延的催逼下，更多公共政策涉及性教育主题。例如，1996 年国家教委等下发了《关于在普通中学进一步开展人口与青春期教育的通知》。

跨入 21 世纪之后，更多有关性教育的政策纷纷出台，并逐渐融入了更多国际元素。例如，2001 年颁布的《人口与计划生育法》（第 13 条）规定："学校应当在学生中，以符合受教育者特征的适当方式，有计划地开展生理卫生教育、青春期教育或者性健康教育。"2006 年修订的《未成年人保护法》（第 19 条）也载明："学校应当根据未成年学生身心发展的特点，对他们进行社会生活指导、心理健康辅导和青春期教育。"2008 年，教育部专门制定了《中小学健康教育指导纲要》，进一步就健康教育的目的、内容及教学方法等做出了一系列新规定，其中很多内容都涉及性教育的主题。

（三）加强学校性教育的做法

那么，如何推行学校性教育呢？本研究从模式上做一些探讨。

---

① 参见胡玉坤《庞大群体的生殖健康危机——中国人工流产低龄化问题透视》，《社会科学论坛》2015 年第 11 期。

根据以往研究的梳理，接下来先对比分析一下国际上（学校）性教育理念。文献表明，目前主要包括禁欲型性教育模式、综合型性教育模式和瑞典型性教育模式（又被称为欧洲性教育模式）这三种①。

其中，禁欲型（abstinence-only education）强调婚前性行为的危害性，提倡婚前禁欲，而综合型（comprehensive sex education）则认为性行为是正常的、自然的、健康的生活的一部分。20 世纪美国的性教育经历了五个阶段，大致就是在这两个模式之间摇摆。目前来看，综合型性教育得到了更多的认可②。

目前除了少数学校开展了试点类似综合型性教育③外，我国的青少年性教育整体上基本属于禁欲型。即基本不涉及性行为的具体细节（包括避孕措施），只有必要的两性生理知识讲解；在价值取向上更多地强调婚前性行为的危害性，告诫青少年不要尝试婚前性行为④。

但从美国之在同一国土实施两类不同性教育模式的经验来看，效果评估表明，从减少少女怀孕和预防性传播疾病的公共健康目标来看，几乎没有证据证明，禁欲型性教育会对青少年的性行为产生积极影响。可以说，推行禁欲型性教育缺乏科学依据，也无益于公众健康。而综合型性教育在降低青少年危险性行为方面更为有效，其效果也得到了实证研究结果的支持，受到了联邦政府的资助，也逐渐为越来越多的州政府所支持，这又直接推动了全面性教育在美国的发展⑤。

我国最新的调查数据也表明，目前中国推行的性教育的效果堪忧。如通过全国 126 所不同类型高校大学生（样本量 1611 人）的调查表明，有 20.9％的大学生没有接受过任何形式的性教育；在表示接受过某种渠道性教育的大学生中，33.1％是通过黄色网站或书刊获得性知识的，

---

① 参见方刚《性权与性别平等：学校性教育的新理念与新方法》，东方出版社 2012 年版。

② 参见陈亚亚《论当代青少年性教育模式之转型》，《中国青年研究》2011 年第 8 期。岳盼、刘文利：《美国两大性教育模式的效果比较与政策发展》，《比较教育研究》2014 年第 1 期。

③ 参见赖珍珍、胡玥、刘文利、马迎华《小学三年级流动儿童性教育课程效果评价》，《中国学校卫生》2015 年第 8 期。

④ 参见陈亚亚《论当代青少年性教育模式之转型》，《中国青年研究》2011 年第 8 期。

⑤ 参见岳盼、刘文利《美国两大性教育模式的效果比较与政策发展》，《比较教育研究》2014 年第 1 期。

只有 32.7% 的大学生提到学校课堂曾是其获得性知识的途径之一[1]。性教育对性健康的影响显著。大量调查表明，色情书籍和音像制品等是青少年过早发生性行为的危险因素[2]。而最近一项针对南昌市小学四至六年级的学生（样本量 873 人）及其家长（668）与教师（142）的调查表明，小学生性生理发育有提前的倾向；而家长和教师缺乏对小学生的性教育，且对于性教育的责任问题，家长和学校之间有相互推诿的倾向[3]。

因此亟须加强我国学校性教育。针对如何开展学校性教育，我国专家的研究成果[4]亟须深入转化。扼要地说，要分阶段各有侧重地进行。

二 改变公立医院刻板印象促进未婚青少年知情选择

医疗服务是国际公认的改善青少年性与生殖健康的重要基础[5]。没有医疗服务的支持，青少年就不可能充分地获得生殖健康服务[6]。而青少年所需要的是可用的、可及的、可接受的和适宜的服务[7]。这首先在于改变公众尤其是未婚女性青少年对公立医院"看病难看病贵"的刻板印象。因此应当：

（1）致力于改变公众对公立医院"看病难看病贵"的刻板印象，促使公立医院在青少年流产服务及生殖健康医疗服务方面承担主导角色。要结合青少年提供友好服务框架[8]，在现有设置基础上增强未婚女

---

[1]　参见程化琴、丁胜云、庄明科、阮航清、刘永博、何瑾等《大学生性教育：怎样才是有效和适宜的？——基于性教育的"市场"理论》，《教育学术月刊》2015 年第 11 期。

[2]　参见聂少萍《青少年健康相关危险行为》，载方小衡等主编《学校卫生与健康促进》，广东高等教育出版社 2010 年版，第 376 页。

[3]　参见郑治国、刘建平、郑巧《南昌市四—六年级小学生性心理健康及性教育现状》，《中国学校卫生》2016 年第 1 期。

[4]　参见季成叶《学校性教育的性质、目标和任务》，《中国学校卫生》2005 年第 7 期。

[5]　WHO, *Strengthening the Health Sector Response to Adolescent Health and Development*, Geneva: World Health Organization, 2009.

[6]　参见《投资未来——促进青少年性与生殖健康行动框架》，余小鸣主译，科学普及出版社 2008 年版。

[7]　Bearinger LH, Sieving RE, Ferguson J, Sharma V, "Global Perspectives on the Sexual and Reproductive Health of Adolescents: Patterns, Prevention, and Potential", *The Lancet*, Vol. 369, No. 9568, 2007.

[8]　WHO, *Adolescent Friendly Health Services: An Agenda for Change*, Geneva: World Health Organization, 2003.

性青少年流产及生殖健康医疗服务能力。

（2）针对"怀孕3个月以上的流产服务需要出示计划生育相关证明"这样的规定，可授权公立医院以更切合未婚青少年实际的方式进行适当调整，如开设未婚青少年流产专门诊室或深入推行青少年生殖健康门诊。

（3）推行公立医院流产服务信息公开，帮助未婚女性青少年在寻求流产服务时做到知情选择。访谈中我们了解到，上级主管部门对公立医院流产费用有明确规定，公立医院对此也严格执行。但显然这种明确、公开的价格信息并没有有效覆盖流产服务利用人群[1]。而在流产服务价格方面，医疗服务价格是未婚青少年首要考虑的因素，没有可及的信息支持如价格信息，难以帮助未婚青少年克服公立医院刻板印象，做出合理选择。这埋下了对她们自身及其家庭与社会而言无法估量的短期和长期健康延误与经济损失[2]隐患。因此建议卫生主管部门与公立医院在医疗改革进程中促进信息网络化建设，推行生殖健康服务尤其是流产服务价格信息公开，促进未婚青少年知情选择，以更好地满足未婚女性青少年流产服务需要，改善未婚女性青少年流产服务利用效果。

未婚女性青少年所需的是可用、可及、可接受的服务包括服务信息。否则，如本研究所表明的那样，她们自身及其家庭与社会将承受无法估量的短期和长期健康延误与经济损失。

三　加强流产医疗机构资质监管规范流产服务宣传

私立医疗机构的生殖保健服务是对公立医疗机构服务的有益补充。研究发现私立医疗机构鱼龙混杂，不少机构在利益驱动下使用未获得资质的医务人员提供不安全流产服务，导致手术失败，对青少年身心健康造成极大损害。因此需要：（1）加强流产医疗机构资质的审核与监管，确保有流产需求的青少年能获得安全适宜的服务；（2）规范流产服务宣传，取缔不良宣传，让青少年对流产有科学客观的认知。

---

[1]　参见郑晓瑛、杨蓉蓉、陈华、谈玲芳、陈功《中国未婚女青年妊娠及流产需要与实现》，《妇女研究论丛》2011年第6期。

[2]　Bearinger LH, Sieving RE, Ferguson J, Sharma V, "Global Perspectives on the Sexual and Reproductive Health of Adolescents: Patterns, Prevention, and Potential", *The Lancet*, Vol. 369, No. 9568, 2007.

四 基于制度公平等视角开展未婚青少年不良妊娠结局零级预防

中国未婚青少年妊娠结局关键保护性因素（未婚青少年年龄、家庭人均年收入、父母工作类型及当地社会发展状况）仅为使不良结局可能性降低的行为背后的因素，而根本性的风险规避策略需要同时关注能降低不良结局可能性的行为背后因素的原因，即应对"原因的原因"。具体来看，也可以一定程度回应本研究初步提示的未婚妊娠女性青少年四重歧视。这需要：（1）多部门联合开展未婚青少年不良妊娠结局零级预防①，促进未婚青少年生殖健康。一些国家的实践证明零级预防是一个行之有效的策略。如英国将社会排斥视为青少年妊娠的根源之一②，将以往单纯应对青少年怀孕率拓展到社会多方面，致力于青少年妊娠的根源社会排斥等，逆转了飙升的青少年怀孕率③；（2）以各级政府为责任主体，以家庭为载体，结合未婚青少年妊娠关键保护性因素，营造未婚青少年健康发展的支持性环境，实施未婚青少年妊娠结局风险规避，促进未婚青少年发展，尤其倡导未婚女性青少年的生殖健康多部门（教育部、卫生与计划生育委员会、共青团、公安部、文化部、全国妇联、财政部等）在促进青少年生殖健康方面进行联合努力与协调配合，并开展更全面的协作以实施未婚妊娠预防。

个案研究表明，未婚妊娠发生在一定的社会网中。时点上看是个体的行为系统包括家庭、朋友等；时期上看是社会的文化网包括社会文化、社会伦理和社会价值观等。因此可以有针对性地开展风险防范零级预防。

以"出轨—流产—媒人—奉子成婚时遵医嘱流产—备孕"的婷婷（C7LC）为例，她来自中部地区省会城市，就读于浙江某著名大学，父亲经营连锁饭店生意，母亲为大学教授，家庭经济水平在当地（中部地区省会城市）属较高水平。若依据前述全国代表性数据的定量研究结

---

① "零级预防"一词较早由流行病学专家曾光教授提出，指以政府为责任主体，防止可能引发重大突发公共卫生事件的因子出现。曾光呼吁建立"零级预防"概念，政府有责任防止可能引发重大突发公卫事件的因子出现。

② Unit S, "Teenage Pregnancy", London: Stationery Office, Vol. 6, 1999.

③ Arai L, *Teenage Pregnancy: The Making and Unmaking of a Problem*, Bristol: The Policy Press, 2009.

果，家庭社会经济地位高是未婚青少年免于妊娠的最主要保护性因素，同时也是后续各风险行为事件能尽可能避免发生的稳定的保护性因素。但拥有这样良好家庭背景即保护性微系统的婷婷，哪怕她个人还拥有着历时近 10 年的稳定的恋情，她还是在当身处一个压力巨大的外在工作环境中时通过出轨而导致后续非意愿妊娠。可见本研究中个案研究揭示了一个非常重要的信息，外在社会环境即人类发展的生态系统中的宏系统在发挥着左右结局的重大影响。

在避免发生未婚妊娠方面，婷婷（C7LC）可谓拥有着万无一失的稳健保护系统，微系统、中系统甚至外系统都是支持她朝着理想的方向发展的；但当她即将走进社会、迈向经济独立的毕业前夕，由于她只身侵染到一个生活节奏快、竞争激烈的陌生环境中，宏系统中的人情冷漠、竞争至上的社会形态与价值取向，逐渐将备感孤寂的她推向了发生健康风险的境地。

必须认识到的是，人们很难在短期内改变社会宏系统；但有办法改变青少年成长环境中的外围环境。本个案揭示了通过企业社会工作、积极的青年社会组织能帮助未婚青少年获得支持性的外系统。因此，开展未婚青少年不良妊娠结局零级预防尤其针对脱离熟悉校园即将正式投入社会生活的青少年，通过青少年社会工作等令其在身份转变带来的压力中找到平衡与归属感。

第三节　研究贡献

一　研究发现上的贡献

总的来看，在研究内容上，本研究：（1）关注了未婚女性青少年；（2）关注降低未婚女性青少年不良妊娠结局发生的可能性、缓解不良妊娠结局后果的行为背后的因素即保护性因素；（3）参照假想队列研究思路，对不同阶段妊娠结局的保护性因素进行了系统的研究；（4）基于人群进行风险规避能力评估。这一研究设计下的中国未婚女性青少年妊娠结局保护性因素研究表明：

第一，行为系统最有利与最不利的未婚青少年妊娠结局相似且堪忧。

未婚女性青少年年龄、家庭人均年收入、父母工作类型、当地社会发展状况对未婚女性青少年妊娠结局有显著影响。但无论是哪一种显著性影响因素，其影响模式都表现为非线性的阶梯多段式或近似倒"U"字形。

（1）年龄对妊娠结局风险规避的积极作用主要表现为中间高（18—20岁）、两头低的近似倒"U"字形模式，不同阶段妊娠结局影响程度有差异。（2）家庭人均年收入在较低水平时未婚女性青少年妊娠结局风险规避能力对家庭人均年收入的增加的积极影响极为敏感，一般以1.5万元为拐点，但不同阶段妊娠结局风险规避的拐点有所不同。（3）相对于工、农业领域从业人员而言，父母亲工作类型为社会地位更高的专业技术人员或机关事业单位管理者对未婚女性青少年妊娠结局的积极影响更明显，但不同阶段妊娠结局影响程度有差异。（4）社会发展对未婚女性青少年妊娠结局风险规避的积极影响复杂。类似于年龄因素，一方面社会发展对妊娠结局的积极影响的趋势并不一致；另一方面相对于社会发展处于适宜的中间阶段的省份而言，社会发展更好的地区（北京、上海、天津）与更差的地区（西南地区）对未婚女性青少年妊娠结局的影响的结果更为相似，但理论上社会发展最好与最差背后的影响机制是不同的。

可见，各方面条件和状况适中的未婚女性青少年所获得的保护性因素积极效果相对最好。而各方面条件最差与最好的人群在结果上表现出一定的相似性，但显然她们所受到的外界因素影响和相应的行为模式是不同的。

第二，从不同阶段妊娠结局风险而言，家庭社会经济地位对未婚青少年各阶段妊娠结局有显著的影响。

与个人因素和社会因素相比，家庭社会经济地位对未婚青少年各阶段妊娠结局有着一贯而显著的影响。

第三，行为系统中的微系统和中系统对"生物性"妊娠结局影响更大，而外系统对"社会性"妊娠结局影响更大。

一方面，时点上来看，未婚青少年自我对个人前途是否笃定的判断影响了其如何在流产与生育之间选择妊娠结局。时间序列上即时期上看，未婚青少年的人生时点即所处的个人与社会某种关系的时机决定了不同阶段妊娠结局。换言之，未婚妊娠发生原因嵌在了未婚青少年所处的特定时间和地点之中，未婚妊娠及系列行为事件对未婚青少年个体发展的影响尤其是其生活技能的影响，取决于该行为事件在未婚青少年个体生命过程中发生的时间。通常的情况是，首先，未婚妊娠是否发生与未婚青少年所处的人生阶段有直接关系。需要强调的是，人生阶段在这里更重要的是人生时点（如高考前的人生时点）而不是年龄。其次，未婚妊娠在何时发生甚至比这一事件本身更有影响，未婚妊娠能否走向奉子成婚很大程度在于时间上是否能同时实现经济独立。再者，未婚妊娠发生在一定的社会网中。时点上看是个体的行为系统包括家庭、朋友等；时期上看是社会的文化网包括社会文化、社会伦理和社会价值观等。最后，未婚青少年在遭遇未婚妊娠及系列行为事件时所表现出来的知识、态度和行为尤其是其是否能够进行选择和应对，直接影响了其生活技能（life skills），从而进一步影响其未来的生命旅程。

而另一方面，相对于个人社会经济地位对性活跃者未妊娠与妊娠后实现人工流产（两者可视为"生物性"妊娠结局）的显著影响而言，机构内流产与公立医疗机构流产（两者可视为"社会性"妊娠结局）更多地受社会发展的影响。其中，诸如"无痛人流"广告的负面引导与纵容的影响不可估量。

可以说，内容上，本研究对以往大量基于医疗机构的研究具有极为重要的完善作用。而且本研究首次对中国未婚妊娠结局风险因素的另一面即保护性因素加以研究，以独到的视角填补了未婚青少年妊娠结局研究空白。研究首先完善了中国未婚青少年妊娠结局研究，填补了中国未婚青少年保护性因素研究空白；其次首次计算了中国未婚青少年粗怀孕率、中国未婚青少年粗人工流产率核心指标，为中国未婚青少年生殖健康干预提供了必要的基线数据；最后关于中国未婚青少年流产服务利用情况与不安全流产研究丰富了中国未婚青少年妊娠结局学术对话实证数据。

二　研究思路与方法上的贡献

本研究主要参照生态系统理论基于人群探讨不同阶段妊娠结局中的保护性因素。首先，本研究以中国未婚青少年生殖健康第一次全国代表性数据为主要数据来源，并结合深度专题访谈的个案研究等，在研究方法上确立了定量质性相结合的研究范式。

其次，思路上，本研究参照假想队列研究思路，追踪未婚青少年可能遭遇的不良妊娠结局的时间逻辑，探求不同阶段妊娠结局的关键保护

性因素，使得这一基于横截面数据的研究具有了动态跟踪研究的生命
力，提出了妊娠结局风险动态规避原则。

再次，在具体研究方法上，本研究首创性地将新近应用于基因筛选
等前沿领域的随机森林数据挖掘方法引入人口健康领域的研究，并以变
量重要性因子值之上四分位为临界值①确定关键变量；同时，借助质性
分析软件 NVivo② 完成的质性研究对定量研究发现进行了深入解读并做
重要补充与阐释。

最后，依据比对研究对中国未婚青少年妊娠结局及其保护性因素与
变动进行了定位，探讨了未婚青少年妊娠系列行为事件相关的生命历
程。这些研究方法的运用使得本研究结果具有很好的稳健性，也体现了
研究思路方法的创新。

总之，本研究参照假想队列研究思路基于风险人群探讨未婚女性青
少年不同阶段妊娠结局及其关键保护性因素与变动，研究具有一定的科
学创新。

三　研究贡献总结

（一）立体化的研究场景

研究首先系统报告了横截面定量研究数据发现，随后深入讨论了质
性访谈资料发现。更进一步而言，在质性访谈资料方面，通过知情人与
当事人信息两条主线、相互印证的方式展开。上述两类首要关键信息人
所提供的信息各有侧重，与未婚青少年主体信息互为补充。以质性研究
中的两类信息来源为例，（1）公立医疗机构医务人员在未婚青少年妊
娠系列行为事件的重大节点上出现，当他们接诊一个又一个未婚流产
者，这些信息构成了重要的时期视角，从横截面数据角度来反映未婚流
产的状况，尤其可通过人群比较，在未婚流产人群中揭示最弱势的群
体，呼应定量研究发现。（2）未婚妊娠青少年陈述未婚妊娠系列行为
事件的发生到结束，这些信息构成了难得的队列视角，从跟踪数据角度

---

① Jeucken M, *Sustainability in Finance: Banking on the Planet*, Eburon Publishers, Delft, 2004, p. 307.

② Welsh, Elaine, "*Dealing with Data: Using NVivo in the Qualitative Data Analysis Process*", *Forum: Qualitative Social Research*, Vol. 3, No. 2, Art. 26 (http://nbn-resolving.de/urn: nbn: de: 0114 - fqs0202260), 2002.

来反映未婚妊娠系列行为事件的过程与影响，反映未婚妊娠系列行为事件的不同阶段中未婚青少年的社会心理能力状况，捕获了未婚青少年妊娠相关的生命历程，与定量研究发现相互补充。

总之，两类研究资料、两类质性资料纵横交错，时空穿梭，构筑了本研究立体化研究取向。

（二）比较分析方法

总览整个研究工作，比较分析方法贯穿全文。从定量研究总的人群比较，到质性研究中保护性因素探讨，都是基于对数据资料进行充分的分类后，加以比较分析，并前后印证、比较，从而得出本研究的研究发现。其中，以下几点研究发现是本研究在比较分析方法视角下的重要发现：

（1）家庭社会经济地位是未婚妊娠各阶段行为事件的最主要保护性因素。较好的家庭社会经济地位，未婚青少年在妊娠系列行为事件中免于风险的可能性较大。

（2）各方面条件居中的未婚青少年发生避免未婚妊娠系列行为事件的可能性较大。各方面条件较差与较好的相比，其未婚妊娠相关结局相似，但发生模式有别。整体上，各因素的影响模式表现为非线性的多阶梯多段式或近似倒"U"字形。

（3）"生物性"妊娠结局受个人社会经济地位的影响显著，而"社会性"妊娠结局受社会发展的影响显著。

（4）未婚青少年行为系统中的任何一个出现障碍都预示着未婚妊娠。未婚妊娠发生在一定的社会网中。时点上看是个体的行为系统包括家庭、朋友等；时期上看是社会的文化网包括社会文化、社会伦理和社会价值观等。进一步而言，任何一点发生故障，都直接预示了未婚妊娠系列行为事件的发生。

（5）未婚妊娠发生的时机决定结局。未婚妊娠发生原因嵌入了未婚青少年所处的特定时间和地点之中。通常的情况是，未婚妊娠在何时发生甚至比这一事件本身更有影响。

（6）个人前途未定是未婚妊娠后诉诸流产的充分条件。一方面，相比感情上成熟，经济上独立是未婚先孕后能走向婚姻的更为必要的条件；另一方面，对绝大部分未婚妊娠者而言，她们是通常由于生育与个人发展规划相冲突因而选择了流产；换言之，个人前途未定是未婚先孕后诉诸流产的充分条件。当感情成熟与经济独立其中一个因素未定时，未婚妊娠则很有可能以流产而告终。需要重点针对这部分人群加强保护网建构。

（7）未婚青少年在遭遇未婚妊娠及系列行为事件时所表现出来的知识、态度和行为尤其是其能否选择和应对，直接影响了其生活技能（life skills）的提高，从而进一步影响其未来的生命旅程。

（三）动态视角

本研究的假想队列研究设计、关注生命历程的个案研究等体现了研究的动态视角，构建了立体化的研究场景。

由于妊娠所带来的生命成长性，未婚青少年妊娠系列行为事件的发生的顺序是确定的。这就好比一个人必须先成长到 0 岁，才可能成长到 1 岁、2 岁……

这样，虽然未婚妊娠系列行为事件的时点与影响不可知，但妊娠系列各行为事件的结果（如是否发生妊娠、是否进行了人口流产、是否去公立机构寻求了流产服务等）是可以调查的，研究者可以通过行为事件的结果来推断行为事件的确发生。比如，虽然很难直接获知研究对象什么时候发生了首次性行为，但根据目前获得的已经发生了妊娠这样一个调查信息，必然可以得知：研究对象在发生妊娠之前一定已经发生了首次性行为。

根据时期调查中不同研究个体的未婚妊娠行为事件的结果，假想队列研究思路假想如果有一个队列的未婚青少年发生妊娠，先后通过年龄考察未婚妊娠系列行为事件的发生时点，通过描述不同阶段的心理社会能力考察前一行为事件的后续影响，可以说，基于假想队列研究思路可恰当地探求未婚妊娠系列行为事件的时点与影响。

研究还进一步基于生命历程理论来探讨不同阶段妊娠系列行为事件中未婚青少年的生活技能状况，以弥补在大量细致的时期指标不够充分而造成假想队列研究思路受限的不足。研究将未婚青少年的与妊娠系列行为事件有关的生命历程嵌入了其所经历的事件之中，同时认为未婚青少年的性与生殖健康知识、态度和行为又被这些事件塑造着。

总之，本研究通过假想队列研究思路和关注生命历程的个案研究对未婚青少年妊娠结局及保护性因素进行实证主义和解释主义的动态研究。

第四节　不足与展望

本研究的主要不足在于研究抽样与数据可获得性带来的研究不足。

一　问卷调查对象所限带来的问题与实地研究的弥补

本研究目标为未婚青少年妊娠结局，但实际在定量研究中所研究的是抽样调查时点上未婚的青少年的妊娠结局。理论上后者的人群范畴比目标人群要小，实际上亦是如此。以往的研究表明，中国结婚队列婚前妊娠的比例逐渐升高；从婚前妊娠的结局看，虽然流产的比例在不同结婚队列波动较大，但时间最近的队列流产的比例明显高于以往的队列，同时婚前妊娠导致生育的比例总体上呈上升趋势①。这种已婚妇女婚前妊娠及其结局应属于未婚妊娠及其结局研究范畴。但本研究在问卷调查中基于数据可得性，在定量研究的研究对象中排除了这部分未婚妊娠但"奉子成婚"的青少年。因而定量研究发现仅适用于对目前仍保持未婚身份的青少年。同时，在实地研究部分通过目的性抽样对上述定量研究数据限制进行了弥补。

二　行为事件的隐蔽性带来的调查对象身份的模糊

本研究所使用的抽样调查数据的抽样框为未婚青少年总体，并非以本研究中的研究对象即有性经历的（或有妊娠经历的，或有流产服务需要的，或最近一次去医疗机构流产的）未婚女性青少年为抽样框，故研究结论仅能对研究目标人群做近似统计推断。也就是说，由于调查是对未婚青少年总体进行随机抽样，在以过去 12 个月有性行为的（或同上）未婚女性青少年为研究对象时，我们只能假设该研究对象的样本数据同样为随机抽样数据。然而这种近似随机抽样数据的权数是无法获知的，故研究中凡以过去 12 个月有性行为女性（或同上）为研究对象的分析，使用未加权的样本数据，仅在以未婚青少年为研究总体时使用加权数。这样对本研究具体研究人群即有性经历未婚女性青少年与有妊娠经历女

①　参见徐莉《中国 7 省市女性婚前怀孕变动趋势、后果即影响因素》，《人口研究》1998 年第 1 期。

性青少年的总体估计不充分。此外，本研究中基于人群的调查数据，纵使使用各种质量控制方法，但不可避免地存在一定程度的漏报。这也是类似调查所通常存在的问题①。本研究未对数据进行调整，一定程度上低估了妊娠结局。

以未婚妊娠保护性因素模型为例，这部分的研究对象实质是未婚性活跃女性青少年。在定量分析中的模型分析中，本研究舍弃了性活跃未婚女性青少年总体，而从更大调查总体中（中国未婚青少年总体）的随机样本中筛选出一部分（其中性活跃的女性青少年这一部分），根据是否有性行为筛选出符合条件的样本来对未婚青少年妊娠结局进行模型分析。因为本研究并没有针对未婚性活跃女性青少年总体进行抽样，而是针对未婚青少年总体所进行的随机抽样，所以本研究的模型分析中所用的样本数据实际上很可能不能完全代表样本背后的总体。即调查的总体与研究的总体可能存在选择性偏误②，更为细致的研究可基于赫克曼选择模型加以分析③。

三　研究中时间范畴与人群规定不能严格匹配

一方面，如前文所述研究中涉及过去 12 个月的测量时，行文中视为对 2009 年的相关情况的测量，并以调查所推算的 2009 年未婚青少年年中人口数为基准来计算粗怀孕率、粗人工流产率；另一方面，研究中对未婚青少年的人群规定不严格。年龄上看，理论上确切年龄为 15—24 岁时称为青少年，本研究中将这一范围附近的少量调查对象也视为研究样本。从研究人群上看，人群筛选是以过去 12 个月报告有流产需要为基准，结合调查对象过去 12 个月的性伴侣数来确定性活跃者，结合曾有的妊娠经历来确定过去 12 个月的妊娠发生情况，结合妊娠经历者所报告的流产经历来确定过去 12 个月的流产者，结合最近一次去医

---

① Rossier C, "Estimating Induced Abortion Rates: A Review", *Studies in Family Planning*, Vol. 34, No. 2, 2003.

② Heckman JJ, "The Common Structure of Statistical Models of Truncation, Sample Selection and Limited Dependentvariables and a Simple Estimator for Such Models", *Annals of Economic and Social Measurement*, Vol. 5, No. 4, 1976. Heckman JJ, "Sample Selection bias as a Specification Error", *Econometrica*, Vol. 47, 1979.

③ 参见郭未《中国未婚青年首次性行为时的避孕选择——基于赫克曼选择模型的分析》，《学海》2014 年第 1 期。

疗机构流产时流产机构的选择情况来确定最近 12 个月流产机构选择的研究人群。上述问题与解决办法也提示今后类似调查或可改进之处。

四 横截面调查对因果推断的束缚与个案研究的弥补

本研究的主要研究内容为基于横截面定量调查数据展开未婚妊娠结局的保护性因素的分析。这为保护性因素因果模型的建立带来很大研究风险。研究中选择模型解释变量时虽然尽可能从影响因素角度出发，将那些更可能发生在妊娠结局之前、文献表明对妊娠结局有影响的因素作为可能的保护性因素纳入模型，但在中国未婚青少年错综复杂的外部环境与内化环境中，研究不能断定这些保护性因素与妊娠结局之间为理想的因果关系。同时，虽然大量研究表明青少年生殖健康知识、态度和行为及行为结果之间存在因果关联[1]，但本研究的横截面调查数据很难分辨调查对象的生殖健康知识态度与行为（即知信行）与行为结果之间的时间顺序，故未将青少年知识、态度和行为变量纳入模型，为今后相关课题的研究留下了很大的空间。这一研究不足在本研究中主要借助平行式多个案的专题个案研究[2]进行了一定程度的弥补。

五 贫困对未婚妊娠结局的影响有待进一步研究

此外，本研究发现各方面条件和状况适中的未婚女性青少年所获得的保护性因素积极效果相对最好。而各方面条件最差与最好的人群在结果上表现出一定的相似性，其在未婚妊娠结局方面处境更不利。因此后续研究应尤其关注贫困对未婚妊娠结局的影响。一方面，对出身于社会发展较落后、家庭社会经济地位较低、个人社会经济地位较低的贫困者而言，其与富庶者显然所受到的外界因素影响和相应的行为模式都有不同，需要进一步研究这种不同；另一方面，今后还应致力于有针对性的政策研究来回应上述不同。

---

① Fisher JD, Fisher WA, "Changing AIDS-risk Behavior", *Psychological Bulletin*, Vol. 111, No. 3, 1992. Ajzen I, *Attitudes*, *Personality and Behavior*, Open Univ Pr, 2005.

② 参见［澳］戴维·德沃斯《社会研究中的研究设计》，郝大海等译，中国人民大学出版社 2008 年版，第 195 页。

附　　录

附录 1　2009 年中国青少年（15—24 岁）生殖健康全国抽样调查详情[①]

2009 年北京大学人口研究所开展了我国首次"中国青少年生殖健康可及性调查"。调查分为定量调查与质性访谈两部分。问卷调查即2009 年中国青少年（15—24 岁）生殖健康全国抽样调查于 2009 年 10月 20 日至 11 月 30 日间展开，调查对象是在中国大陆 30 个省（自治区/直辖市）[②] 居住、年龄在 15—24 岁的未婚青少年，问卷名为《青少年生殖健康信息与服务需求调查问卷》。中国青少年生殖健康可及性调查通过了北京大学医学部伦理审查委员会的伦理审查。该调查从设计、立项、实施到数据的整理和分析，历时近两年时间；期间受到了国务院妇女儿童工作委员会办公室的指导和联合国人口基金的支持，得到了众多国内外著名专家、各部委和专业机构的帮助和支持。

一　目标群体

青少年群体虽然年龄跨度较小，但在生活状态上具有多样性的特点。因此，进一步将调查对象细分为三类子总体：（1）学校青少年群

[①]　参见北京大学人口研究所《2009 年中国青少年生殖健康调查技术报告》，2010 年。北京大学人口研究所：《中国青少年生殖健康可及性调查报告基础报告（首次发布）》，2010 年。

[②]　未包括西藏自治区。2009 年西藏人口不到全国总人口的 2‰（参见 Guo W，Wu Z，Qiu Y，Chen G，Zheng X，"The Timing of Sexual Debut Among Chinese Youth"，*International Perspectives on Sexual and Reproductive Health*，Vol. 38，No. 4，2012.）

体：目前正在校读书的青少年群体，不区分住校还是走读（住在学校或其他地址如住在家）。从年级上看，涉及初中生到研究生。（2）家庭户工作/待业青少年群体：在家居住，有工作或者目前正在待业的青少年群体。根据属地原则，调查时不区分常住人口和流动人口。（3）集体户工作青少年群体：具有集体居住性质且有工作的青少年群体（居住在企业集体宿舍）。

二　抽样方法与样本量确定

调查对三类子总体均采用分层多阶段和概率比例规模抽样（PPS）相结合的抽样方法。在具体某一阶段的分层与抽样方法方面根据总体特征略有调整。

样本量的确定考虑了可允许的抽样误差、经费预算、时间计划、数据汇总的需要等方面。综合以上因素，本次调查设定抽样绝对误差 $\Delta <$ 3% 即可满足研究的要求。最终设计样本量为 21960 份（见附表1）。

附表1　　　　三类子总体样本量分配和抽样误差估计

子总体	设计样本量（人）	比例 P 的绝对误差（%）
在校青少年	12000	0.89
家庭户工作/待业青少年	8000	1.10
集体户工作青少年	1960	2.21
合计	21960	

在抽样中，我们将不同城市按其所在的地域和特征分成七大层，每个大层可单独推总。其中，第一大层的北京、上海、广州三个城市是必调查城市，为自我代表层。其余大层按传统的地域和经济文化发展水平进行划分：华北地区包括河北、山西、内蒙古、天津；东北地区包括辽宁、吉林、黑龙江；华东地区包括山东、浙江、江苏、福建、江西、安徽；中南地区包括河南、湖北、湖南、广东、广西、海南；西南地区包括重庆、四川、云南、贵州；西北地区包括陕西、甘肃、宁夏、青海、新疆。其后，根据三类子总体的特征，分别设定具体的抽样单位及所需的抽样框（见附表2—附表4）。

附表 2 在校青少年的抽样单元及抽样框准备

阶段	抽样单元	抽样框准备
第一阶段	地级以上城市	2007 年《中国城市年鉴》 2008 年《中国行政区划》
第二阶段	学校	教育部编制的《中国普通高等学校名录》及各省份教育管理部门编制的高中/中专/技校/职高与大学/大专名录等
第三阶段	班级	各学校班级名录
第四阶段	学生	班级学生名录

附表 3 家庭户工作/待业青少年的抽样单元及抽样框准备

阶段	抽样单元	抽样框
第一阶段	地级及以上城市	2005 年《全国 1%人口抽样调查》 2007 年《中国城市统计年鉴》
第二阶段	区、县级单位	2005 年《全国 1%人口抽样调查》 2007 年《中国城市统计年鉴》
第三阶段	居委会、村委会	区县所辖的居、村委会名单
第四阶段	家庭户	根据"属地原则"构造的抽样框,包括常住人口及流动人口

附表 4 集体户工作青少年的抽样单元及抽样框准备

阶段	抽样单元	抽样框
第一阶段	地级及以上城市	2005 年《全国 1%人口抽样调查》 2007 年《中国城市统计年鉴》
第二阶段	区、县级单位	2005 年《全国 1%人口抽样调查》 2007 年《中国城市统计年鉴》
第三阶段	地图块	在抽中的区、县内,根据街道、河流等划分的地图块
第四阶段	集体宿舍的青少年	抽中的地图块内,所有居住在企业集体宿舍的青少年

三 问卷设计及前测

秉着了解中国青少年性与生殖健康的真实情况,以及确保国际可比性的原则,项目组利用 1 年零 2 个月的时间完成了此次调查问卷的设计过程。设计既参考了 WHO 青少年生殖健康调查核心问卷的内容,也吸取了迄今为止中国的相关调查问卷的经验。

项目组通过多种渠道,努力增强问卷的有效性和可行性:(1)专家视角。调项目组先后组织了 6 次国内资深专家讨论会、对具有青少年性与生殖健康实际调查经验的 5 位专家进行了深入访谈，同时也征求了联合国专家的修改意见。（2）性别视角。项目组在北京市和河北省张家口市共进行了 8 组分性别的青少年焦点小组访谈。（3）问卷前测。同时，2009 年 5 月，调查小组在西安、武汉、上海、昆明、兰州等地分别对大学生、中学生、家庭户未婚青少年群体进行了问卷前测。

修订后的问卷包括六部分，内容涉及个人背景信息、生殖健康知识及信息、性传播疾病及艾滋病知识、生殖健康服务利用、两性交往、避孕措施使用以及妊娠经历等多方面内容。

四　调查实施

调查主要以面访的方式进行。在涉及性经历、避孕以及妊娠情况的附加部分，采取被访人自填的方式。同时，鉴于青少年性与生殖健康调查本身的特殊性。我们在调查中也采取了一系列措施以保障青少年的隐私以及获得真实的信息等。如下：（1）社会性别视角：采取女访问员对女被访人进行访问，男访问员对男被访人进行访问的方式，避免性别原因造成的被访者对敏感问题反感或回避。（2）对敏感问题的处理：①营造独立的访问环境：访问中，被访人的老师/同学/家人/同事等均不可围观，需位于调查地点 5 米之外。②确保匿名和隐私：所有问卷都无须被访人留下姓名和联系方式；极为敏感的部分自填；以投票箱的方式回收问卷。

同时，为了避免拒访、废卷可能造成的样本不足等问题，调查适当提高了样本的实际发放量，由 21960 份提高到 22535 份。在调查中，针对 24.9% 的拒访率，我们采取了一些应对措施。若抽中的样本拒绝访问，或者无法接触，或者样本户中没有 15—24 岁的家庭成员时，我们实施以样本点为中心左右震荡 5 个元素的主要办法实行样本替换。最终，我们回收问卷 22465 份。经过数据清理后，得到有效问卷 22288 份，有效率为 99.2%。

尽管没有对拒访原因进行量化统计，访问员和现场督导总结了拒访的主要原因：（1）访问内容涉及敏感问题，担心隐私被泄露或者不好意思回答；（2）问卷太长；（3）没有时间；（4）家人反对或妨碍调查；

（5）怀疑访问的目的，不相信访问员的身份。问卷的完成情况以及在全国的分布情况如附表5和附图1所示。

附表5　　　　　　　　　　　问卷完成情况　　　　　　　　（单位：人）

子总体	设计样本量	有效样本量
在校青少年	12000	12042
家庭户工作/待业青少年	8000	8282
集体户工作青少年	1960	1964
合计	21960	22288

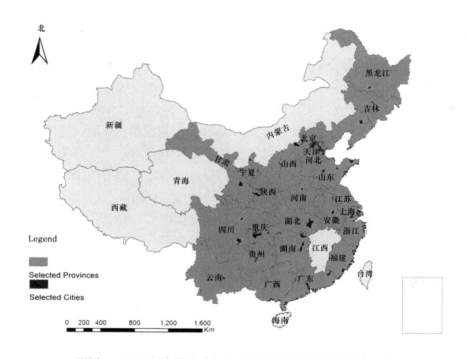

附图1　2009年中国青少年生殖健康全国抽样调查样本分布

五　数据加权处理

由于我国公开发布的人口数据没有各省份调查人群的详细数据，例如，各地级以上城市15—24岁人口的总数、已婚比例、在校比例以及城乡比例。因此，调查无法在事前为每一个样本确定抽中的概率。这样，我们在加权的过程中采取了事后分层和赋权的方式。

在调查群体的划分上，前文中说明调查分为在校青少年、家庭户工作/待业青少年以及集体户工作青少年三个子总体，这主要是从调查实际操作的可行性考虑。在计算权重的过程中，由于集体户工作青少年这个子总体没有具体的总体数据，因而将该子总体与家庭户工作/待业青少年子总体合并在一起，统称为工作/待业青少年子总体。于是，在权重计算过程中的四部分为：（1）工作/待业青少年群体（城镇）；（2）工作/待业青少年群体（农村）；（3）在校青少年群体（城镇）；（4）在校青少年群体（农村）。

在统计局等机构的大力协助下，我们获得了部分2005年全国1%人口抽样调查数据的原始数据库。分两步来计算权重：

首先，计算推断总体目标量的绝对权重 ω_h ［见式（1）］。在假设2005年与2009年人口结构基本保持不变的情况下，2009年全国共有15—24岁未婚青少年164719905人。

$$\omega_h = \frac{N_h}{n_h} \tag{1}$$

式中：n_h 为第 h 层的样本量；N_h 为第 h 层的总体量。

其次，计算用于数据分析的相对权重 $\omega_h *$ ［见式（2）］。该权重既根据2005年全国1%人口抽样调查数据调整了样本的数据结构，也使加权后的样本量仍然保持在22288的规模。除特别声明，本研究均基于该权重。

$$\omega_h * = \omega_h \times \frac{n}{N} = \omega_h \times \frac{22288}{164719905} \tag{2}$$

式中：n 为本次调查的样本总量；N 为本次调查目标群体的总体量，即全国15—24岁未婚青少年的总数。

六　调查数据评估

附表6显示了本次调查加权数据和2000年全国人口普查数据、2008年全国1‰人口变动抽样调查数据，在年龄、性别、受教育程度三方面之间的对比结果。值得注意的是，在可得的全国数据中，15—24

岁青少年中既包括未婚青少年，也包括已婚青少年，而本次调查仅针对未婚青少年的情况。考虑婚姻状态对数据特征的影响，加权数据与全国数据之间，在年龄、性别、受教育程度三方面都存在着较好的一致性。本次调查数据对中国大陆15—24岁未婚青少年群体具有良好的代表性。

附表6　　　　　　　　　**调查加权数据与全国数据的比较**　　　　　　单位:%

比较指标		2000 年	2008 年	调查加权数据
年龄均值（岁）		19.4	19.3	19.2
年龄结构	15—19 岁	52.1	54.4	55.7
	20—24 岁	47.9	45.6	44.3
	合计	100.0	100.0	100.0
性别构成（男性比例）	15—19 岁	51.3	54.3	49.1
	20—24 岁	50.7	49.4	52.9
	合计	51.0	52.1	50.8
受教育程度	未上过学	1.1	—	0.2
	扫盲班	0.2	—	—
	小学	15.4	—	0.8
	初中	54.6	—	17.3
	高中 + 中专	22.7	—	56.4
	大学专科	3.4	—	8.2
	大学本科	2.4	—	16.8
	研究生	0.1	—	0.4
	合计	100.0	—	100.0

注：2000年数据来自中国统计局网站公布的"五普"数据（http：//www.stats.gov.cn/tjsj/pcsj/）；2008年数据来自国家统计局人口和就业统计司编《中国人口和就业统计年鉴（2009）》。

同时，对于一些关键性指标（如青少年中发生过性行为的比例、首次性行为中的避孕套使用率等），我们也邀请了本领域的专家学者进行讨论，并与以往的调查、研究结果进行比较分析，认为本次调查数据比较客观地反映了中国青少年的性与生殖健康的现状，调查结果准确可信。

附录2 中国未婚青少年妊娠结局保护性因素研究的结果变量与问卷相关内容

附表7　　　　　　　　　　　本研究的结果变量与问卷相关内容

结果变量	问卷（主要部分）
妊娠	你曾经有过性行为吗（无论是与你现在的/以前的女/男朋友或是其他人）？ 男性：你共造成了多少次怀孕？ 女性：你共经历过多少次怀孕？ 过去12个月，你共与多少人发生过性关系？
结局	这些怀孕最后的结局？ （1）仍在怀孕；（2）自然流产；（3）人工流产；（4）引产； （5）活产；（6）死产；（7）不清楚
流产服务利用	在过去12个月中你是否有流产问题想到医疗机构或向医生/护士寻求治疗？ 你是否就这一问题到医疗机构或向医生/护士寻求服务？ 信息控制： 3.5 你知道哪里可以获得避孕套吗？如果知道，具体是？ （1）知道（请填写）：_____ （2）不知道 4.1 你知道有哪些途径可以去咨询性和生殖健康方面的问题？ （1）医疗机构；（2）计划生育机构；（3）学校；（4）单独青少年生殖健康中心 （1）面访；（2）热线电话；（3）网络互动 如果有人得了性传播疾病，你知道可以去哪里治疗吗？ （1）知道（请填写）：_____　（2）不知道 行为控制： 3.6 如果你需要避孕套时，你能得到吗？①否；②不知道；③是 6.2 你第一次性行为是否是有准备的？①无准备的；②有准备的 6.4 你是否曾与她/他讨论过避孕？如果是，是在第一次性行为之前还是在之后？ （1）从未；（2）首次性行为之后；（3）首次性行为之前 风险控制： 6.8 谁决定是否使用避孕措施？ （1）我的决定；（2）她/他的决定；（3）共同的决定 3.3 STIs/AIDs风险控制： （1）只与一个没有其他性伴，且没有感染艾滋病的人发生性关系可以减少艾滋病感染的风险吗？ （2）每次性交都使用避孕套可减少感染艾滋病的风险吗？ （3）一个看起来健康的人会携带艾滋病病毒吗？ （4）蚊子叮咬会传播艾滋病吗？ （5）与艾滋病感染者共餐会感染艾滋病吗？

结果变量	问卷（主要部分）
流产机构选择	最近一次流产，你去的是哪类机构？ （1）公立医院；（2）社区卫生服务机构（中心、站）/门诊部； （3）乡镇卫生院；（4）私立医院；（5）私人诊所；（6）计划生育服务站； （7）其他

附录3 中国未婚青少年妊娠结局保护性因素研究的解释变量表—变量名与变量简要说明

附表8　　　　　　　　**本研究的变量名及其简要说明**

个人因素

个人社会经济地位

收入：5分类：将在校青少年—过去12个月零用钱总额、家庭户/集体户青少年—过去12个月总收入分别由低至高5分类：（1）低收入；（2）较低收入；（3）中等收入；（4）较高收入；（5）高收入。

受教育水平：11分类：（1）小学以下；（2）小学；（3）初中未毕业；（4）初中毕业；（5）高中/中专未毕业；（6）高中/中专毕业；（7）大学专科未毕业；（8）大学专科毕业；（9）大学本科未毕业；（10）大学本科毕业；（11）硕士及以上。

工作类型：12分类：（1）无工作；（2）管理者；（3）专业技术人员；（4）一般办事人员；（5）商业/服务业员工；（6）个体工商户；（7）非农产业工人；（8）从事非农流动的农民；（9）农业劳动者；（10）军人/警察；（11）其他；（12）在校学生。

基本情况

年龄：确切年龄，15—24岁。

校外非流动/校外流动：二分类：以乡、镇、街道为界，离开户籍所在地6个月以上：（1）校外非流动青少年；（2）校外流动青少年

家庭因素

家庭社会经济地位

家庭人均年收入：2008年家庭人均年收入　　元。

父亲受教育水平：8分类：（1）小学以下；（2）小学；（3）初中；（4）高中/中专；（5）大学专科；（6）大学本科；（7）硕士及以上；（8）不知道。

母亲受教育水平：同父亲受教育水平分类。

父亲工作类型：11分类：1—11同个人工作类型分类。

母亲工作类型：同父亲工作类型分类。

家庭规模：家庭人口数　　人。

居住安排：二分类：是否同时拥有亲生父母：（1）否；（2）是

社会因素

分省社会发展指标

人类发展指数：2008 年分省之出生预期寿命、教育、实际人均国内生产总值三个分指数的算术平均值，0—1 之间取值，值越大，人类发展状况越好。

人口健康不公平指数：2003 年分省人口健康产出指标合成指数，0π—1π 之间取值，值越小，人口健康产出的公平性越好。

社会性别差异指数：2004 年分省各领域性别平等与妇女发展综合指数，0—100 之间取值，值越大，社会性别差异越小，性别平等与妇女发展状况越好。

城乡居住地：二分类：现在你家住在城镇还是农村？（1）城镇；（2）农村

附录4 中国未婚青少年妊娠结局保护性 因素随机森林模型分析思路详解

结合变量特征与研究目标，本研究运用随机森林①方法对未婚妊娠、结局、医疗机构流产服务利用及流产机构选择四个阶段的影响因素，即上述几个阶段中的风险事件的保护性因素进行数据挖掘。随机森林数据挖掘需要基于统计分析软件 R 中"随机森林"软件包 RandomForest 来运行。本研究采用 R2.9.2 版本（R Version 2.9.2）（R Development Core Team 2009）。

接下来对本研究中的模型分析的思路进行说明。

一　随机森林特征

随机森林是基于决策树的组合方法。它将所有样本随机分为训练集与测试集，通过对训练集进行多次自助法（bootstrap）放回抽样，对训练样本做多次（比如 k 次）放回抽样，每次抽取和测试集样本量同样的观测值；产生 k 个不同的样本。然后对每个样本生成一棵决策树。这样，每棵树都对一个新的观测值产生一个预测。在生成树的时候，在每个节点都仅仅在随机选出的少数变量中选择。因此，不但样本是随机的，每棵树、每个节点的产生都有很大的随机性，而且每棵树尽量增长而不进行修剪。这些树的分类结局的多数（或称为众数）产生研究所需的分类。

本研究采用随机森林方法，在于它比其他（它产生以前的）所有的

① Breiman L, "Random Forests", *Machine Learning*, Vol. 45, No. 1, 2001. Breiman L, Culter A, *Random Forests*, 2004（http：//www. stat. berkeley. edu/users/breiman/RandomForests/）.

分类方法更精确；能给出分类中各个变量的重要性；随着森林的增长，能产生一个内部无偏的一般误差的估计；有一个有效的方法来估计缺失值，同时在很大比例数据缺失时仍然保持精确；能高效率地处理超大数据库；能处理极多维的数据，即使是数千变量，也不必对变量加以删除。

二　缺失值与奇异值处理

（一）缺失值处理

在前文变量描述及相关分析中，每次分析所涉及的变量单一，分析中主要采取了常用的缺失值默认处理方法即剔除法。在模型分析中，同时使用多个变量，需要对缺失值采取谨慎处理，使之一方面尽量符合变量内在的概率分布；另一方面在绝大多数变量存在不同程度的缺失值时保留所有变量和所有样本。本研究使用的随机森林缺失值处理算法主要分两步：单个变量中缺失值填回、基于整个数据库相似矩阵对前一处理进行改进。本研究中设定数据迭代次数为 5 次，每次迭代进行 500 次决策树算法。

（二）奇异值查找与处理

随机森林是在多棵决策树基础上的组合，每个决策树算法中，随机森林根据参数设置在每个节点上随机抽样一定数量的变量。将两个观测值在每棵树的同一节点上出现的频率来衡量该两个观测值的相似程度或两个观测值属于同一类的概率。决策树算法不断重复，直到达到一定数目且每一棵树都建立好，随机森林便相应得到基于整个数据库的相似矩阵。数据中可能的奇异值正是相似矩阵中包括较多接近零元素的行所对应的观测值，即相似度较小的观测值。

本研究中的奇异值处理原则为：参照单一变量奇异值处理盖帽原则①，首先找到相似矩阵中 99 分位值，将大于 99 分位值 4 倍的数据实施盖帽，用 4×99 分位数替代，目的是尽可能减少变量分布的大幅度波动对模型效果的影响。

---

① 参见姚志勇《SAS 编程与数据挖掘商业案例》，机械工业出版社 2010 年版，第256 页。

三　参数的设置

模型参数（参数的详细定义见以下"袋外误差率部分"）设置不同，模型袋外误差及模型效果略有不同。

（一）树节点随机选取的变量数 mtry

首先以模型给出的节点处随机选取的变量数 mtry 的默认值（变量个数的平方根）为中心，向左右两边滑动，寻找使得模型袋外误差最小的 mtry 参数值。此外，经验表明在变量较多同时研究的目标在于确定关键变量时，可尝试将 mtry 取默认值的两倍[1]。本研究根据模型效果最后确定上述两种方法选出节点处随机选取的变量数。

（二）随机森林中决策树的数目 ntree

随后，研究中通过构建模型袋外误判率与参数 ntree 即随机森林中树的数目（默认值为 500）的关系图，以确定使得袋外误差最小时树的数目 ntree 的值。

（三）树的终端节点最少包含的观测值个数 nodesize

此外，树的终端节点最少包含的观测值个数 nodesize 也是影响模型效果的重要参数。nodesize 较大，则树较小，运行时间较少。运用随机森林进行分类时，nodesize 默认值为 1。本研究中 nodeside 取 1。

四　OOB 袋外误差率与混淆矩阵

随机森林从原始训练数据中，应用 bootstrap 法放回抽样，随机抽取样本量一定的 k 个新的训练集，每次未被抽到的样本组成了 k 个袋外数据（out-of-bag，OOB）。针对每一个训练集，随机森林在树节点随机抽取 m 个变量（参数 mtry，决策树节点随机抽取的变量数），运用分类回归树 CART 方法[2]构建一个无限生长即不剪枝的决策树。形象地来看，这 k 棵树（参数 ntree，树的数目）组成一个随机森林模型。

---

① Liaw A, Wiener M, "Classification and Regression by random Forest", *R news*, Vol. 2, No. 3, 2002.

② Breiman L, *Classification and Regression Trees*, Chapman & Hall/CRC, 1984.

由于随机森林不假定总体分布，是非参数统计模型，所以可以利用袋外数据进行分类误差的无偏估计[1]。决策树构建时，对袋外样本中每一个观测值进行测试，得到每个观测值的测试结果。随机森林构建完成后，对袋外数据测试结果进行汇总，依据少数服从多数的投票原则来确定每一个观测值的分类，并与观测值的真实类属进行比较，得到袋外样本中所有观测值被错误分类的比例。这个对袋外数据进行测试得到的分类错误率被称为随机森林袋外误判率，是模型效果的直接参数。

最后，随机森林模型以矩阵形式将观测值真实类属与模型判断分类结果（称为随机森林混淆矩阵）进行类比，以提供模型的敏感性与特异性。

五 模型分类的可信度

随机森林对每个观测值进行分类的正确率与最大误判率之差决定模型总体正确率。差值为正数说明该观测值被正确归类，为负数则说明该观测值被错误归类。同时，分类的可信度表现在，一个观测值在随机森林多棵决策树的判断中被正确归类的比例与被错误归类的最大比例之差越接近 1，表明观测值被正确分类的把握越大；而越接近 –1 则越可能被误判；靠近 0 附录的值的分类则存在一定的偶然性。

六 相似矩阵与模型效果多维定标图

相似性是随机森林中的核心概念，从缺失值的处理到确定观测值的重要程度、分类或回归都需要基于由随机森林产生的相似矩阵而进行。所谓相似矩阵是线性代数的范畴，指存在相似关系的矩阵，是一个对称且对角线元素为 1 的正交矩阵，其第 n 行第 k 列的元素可定义为观测值 n 与观测值 k 的相似度[2]。采用多维定标来演示本研究中的随机森林相似矩阵，可以直观地考察模型效果与观测值聚类属性。

---

[1] Breiman L, "Random forests", *Machine Learning*, Vol. 45, No. 1, 2001.

[2] Upton G, Cook I, *A Dictionary of Statistics*, Oxford University Press, USA, 2008, p. 314.

七　变量相对重要性因子值

随机森林还可导出每个变量的相对重要因子值。值越大，变量相对越重要。随机森林提供了两种重要性测度方法。第一种根据随机变换袋外数据的变量，考察改变后 OOB 数据中正确类型的数目与改变前正确类型的数目之差的平均值。这一平均值除以标准误得到 Z 分值即变量重要性得分（标准误差为 0 时变量重要性得分为 0）。另一种方法是计算分割变量时的纯度改变量。各节点关于同一个变量的纯度递减量之和即为该变量的重要性因子值，在分类中用 Gini 纯度表示。本研究中主要依据第二种方法确定关键变量。

八　关键变量的筛选

变量的相对重要性因子值排序后，以上四分位值为阈值确定关键变量①，变量重要性因子值大于上四分位的变量确定为关键变量。

九　基于随机森林的偏相关分析

关键变量确定后，利用随机森林分别拟合关键变量与结果变量之间的函数关系，并以偏相关图形演示，以探讨控制研究中的所有其他变量后，关键的解释变量对结果变量的影响。

偏相关图形为控制研究中的其他变量后，关键变量对为保护性因素所期望的结果可能性的边际效应。这些可能性分别为：关键变量之于未婚妊娠风险规避中不发生妊娠的可能性、未婚自然流产风险规避中进行人工流产的可能性、未婚医疗机构外流产风险规避中去医疗机构流产的可能性、未婚私立医疗机构流产风险规避中去公立医疗机构的可能性。偏相关函数为：

---

① Jeucken M, *Sustainability in Finance：Banking on the Planet*, Eburon Publishers, Delft, 2004, p. 307.

$$\tilde{f}(x) = \frac{1}{n}\sum_{i=1}^{n}f(x,x_{iC})$$

式中：x 为关键变量之一；x_{iC} 为研究中其他所有变量。函数为观测值 i 在随机森林诸决策树中被正确分类的比例 logits 的期望：

$$f(x) = \log p_k(x) - \frac{1}{K}\sum_{j=1}^{K}\log p_j(x)$$

式中：K 为结果变量中可能结果数；k 为所研究的结果类别；p_j 为决策树判断为结果 j 的比例。

　　需要说明的是，类似于人口学研究中年龄结构对死亡率的影响，偏相关曲线受取值范围中观测值的多少的影响，同时变量之间的相关也值得关注。虽然如此，偏相关分析对深入把握变量之间的关系有重要的提示作用。

附录 5 中国未婚青少年妊娠结局保护性 因素模型中数据缺失值处理方法 与相似性释义

第四章至第七章模型分析使用随机森林缺失值处理算法，主要分两步：单个变量中缺失值填回、基于整个数据库相似矩阵对前一处理进行改进。本研究中设定数据迭代次数为 5 次，每次迭代进行 500 次决策树算法。而变量描述及相关分析中，每次分析所涉及的变量单一，分析中主要采取了常用的缺失值默认处理方法即剔除法。

数据中可能的奇异值为随机森林相似矩阵中包括较多接近零元素的行所对应的观测值，即相似性较小的观测值。

两个观测值的相似性即相似性质指，随机森林各决策树根据参数设置在每个节点随机抽样一定量的变量时，两个观测值在每棵树的同一节点出现频率的衡量（两个观测值属于同一类的概率）。决策树算法不断重复，直到达到一定的数目且每一棵树都建立好，随机森林便相应得到基于整个数据库的相似矩阵。本研究中的奇异值处理原则为：参照单一变量奇异值处理盖帽原则[1]，首先找到相似矩阵中 99 分位值，将大于 99 分位值 4 倍的数据实施盖帽，用 4×99 分位数替代，目的是尽可能减少变量分布的大幅度波动对模型效果的影响。

---

[1] 参见姚志勇《SAS 编程与数据挖掘商业案例》，机械工业出版社 2010 年版，第 256 页。

附录6 中国未婚青少年妊娠结局保护性
因素随机森林模型参数设置方法

第四章至第七章随机森林模型分析中，模型参数设置不同，模型袋外误差及模型效果略有不同。

（一）树节点随机选取的变量数 mtry（参数 mtry 表示：树节点随机选取的变量数）

首先以模型给出的节点处随机选取的变量数 mtry 的默认值（变量个数的平方根，本研究中 16 个解释变量，mtry 默认值为 4）为中心，向左右两边滑动，寻找使得模型袋外误差最小的 mtry 参数值。此外，经验表明在变量较多同时研究的目标在于确定关键变量时，可尝试将 mtry 取默认值的两倍[①]。本研究根据模型效果最后确定上述两种方法选出节点处随机选取的变量数。

（二）随机森林中决策树的数目 ntree（参数 ntree 表示：决策树的棵树）

随后，研究中通过构建模型袋外误判率与参数 ntree 即随机森林中树的数目（默认值为 500）的关系图，以确定使得袋外误差最小时树的数目 ntree 的值。

第四章 1777 个案例的模型中 mtry 即树节点随机选取的变量数为 4，ntree 决策树的棵树为 500。第五章中 149 个案例 189 条记录的模型中 mtry 即树节点随机选取的变量数为 3，ntree 决策树的棵树为 500。第六章中 100 个案例的模型中 mtry 即树节点随机选取的变量数为 3，ntree 决策树的棵树为 500。第七章中 106 个案例的模型中 mtry 即树节点随机选

[①] Liaw A, Wiener M, "Classification and Regression by random Forest", *R news*, Vol. 2, No. 3, 2002.

取的变量数为 6，ntree 决策树的棵树为 500。

（三）树的终端节点最少包含的观测值个数 nodesize

此外，树的终端节点最少包含的观测值个数 nodesize 也是影响模型效果的重要参数。nodesize 较大，则树较小，运行时间较少。运用随机森林进行分类时，nodesize 默认值为 1。本研究中 nodesize 取 1。

附录7 中国未婚青少年妊娠结局保护性因素模型中数据预处理结果与随机森林模型参数设置结果

运用随机森林进行未婚青少年妊娠结局保护性因素研究时，按行文章节对模型参数的设置结果报告如下。

一 第四章中的参数设置与结果

（一）查找、处理奇异值

基于随机森林实施盖帽原则①下，本章中奇异值检验发现奇异值个数为0（见附图2）。

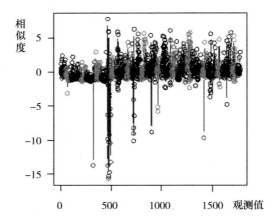

附图2 妊娠保护性因素模型中观测值异常尺度分布

---

① 参见姚志勇《SAS 编程与数据挖掘商业案例》，机械工业出版社 2010 年版，第 256 页。

（二）确定随机森林未婚妊娠保护性因素模型中的参数

如前所述，模型参数设置不同，模型袋外误差及模型效果略有不同。第四章未婚妊娠保护性因素研究中 1777 个案例 16 个解释变量的情况下，随机森林中重要参数决策树节点中随机选取的变量数 mtry 默认值为 4。下面以此为中心向左右两边滑动寻找使得袋外误差最小的 mtry 参数值（见附图 3）。

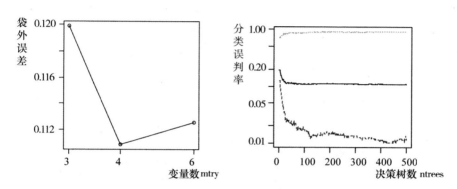

附图3　随机森林树节点随机抽取的变量数、树的数目与模型总体误差关系（一）

如附图 3 所示，当节点随机选取的变量数 mtry = 4 时，模型总体袋外误差较低。此外，尝试将变量数 mtry 取默认值的两倍①，发现模型效果改善不大。因而本章中随机森林参数 mtry 即树节点随机选取的变量数为 4。

同时，随机森林中另一个重要参数决策树的数目 ntree 达到 500 个时，模型袋外误判较低较稳定，这也是随机森林模型参数的默认值。故将随机森林决策树的数目 ntree 参数设置为 500。

---

① Liaw A, Wiener M, "Classification and Regression by random Forest", *R news*, Vol. 2, No. 3, 2002.

二 第五章中的参数设置与结果

（一）查找、处理奇异值

基于随机森林实施盖帽原则[1]下，本章中奇异值检验发现奇异值个数为0（见附图4）。

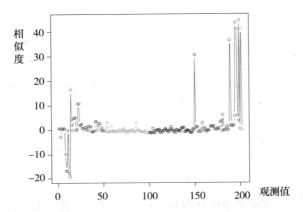

附图4 未婚自然流产保护性因素模型中观测值异常尺度分布

（二）确定随机森林未婚自然流产保护性因素模型的参数

如前所述，模型参数设置不同，模型袋外误差及模型效果略有不同。第五章自然流产保护性因素研究中149个案例189条记录16个解释变量的情况下，随机森林中重要参数决策树节点中随机选取的变量数mtry默认值为4。下面以此为中心向左右两边滑动寻找使得袋外误差最小的mtry参数值（见附图5）。

如附图5所示，当节点随机选取的变量数mtry＝3时，模型总体袋外误差较低。此外，尝试将变量数mtry取默认值的两倍[2]，发现模型效果改善不大。因而本章中随机森林参数mtry即树节点随机选取的变量数为3。

同时，随机森林中另一个重要参数决策树的数目ntree达到500个时，模型袋外误判较低较稳定，这也是随机森林模型参数的默认值。故

---

① 参见姚志勇《SAS编程与数据挖掘商业案例》，机械工业出版社2010年版，第256页。
② Liaw A，Wiener M，"Classification and Regression by randomForest"，*R news*，Vol. 2，No. 3，2002.

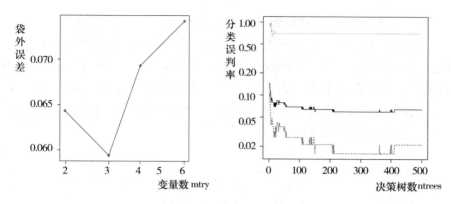

**附图 5　随机森林树节点随机抽取的变量数、树的数目
与模型总体误差关系（二）**

将随机森林决策树的数目 ntree 参数设置为 500。

三　第六章中的参数设置与结果

（一）查找、处理奇异值

基于随机森林实施盖帽原则①下，本章中奇异值检验发现奇异值个数为 0（见附图 6）。

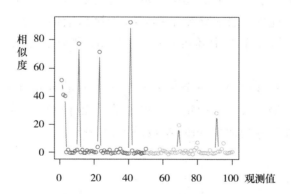

附图 6　未婚机构外流产保护性因素模型中观测值异常尺度分布

---

① 参见姚志勇《SAS 编程与数据挖掘商业案例》，机械工业出版社 2010 年版，第 256 页。

（二）确定随机森林机构外流产保护性因素模型中的参数

如前所述，模型参数设置不同，模型袋外误差及模型效果略有不同。第六章机构外流产保护性因素研究中 100 个案例 16 个解释变量的情况下，随机森林中重要参数决策树节点中随机选取的变量数 mtry 默认值为 4。下面以此为中心向左右两边滑动寻找使得袋外误差最小的mtry 参数值（见附图 7）。

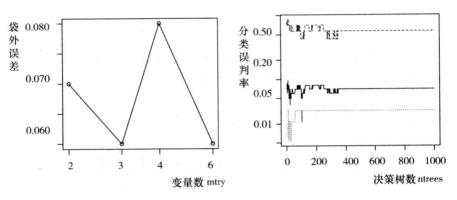

附图 7　随机森林树节点随机抽取的变量数、树的数目
与模型总体误差关系（三）

如附图 7 所示，当节点随机选取的变量数 mtry = 3 时，模型总体袋外误差较低。此外，尝试将变量数 mtry 取默认值的两倍[①]，发现模型效果改善不大。因而本章中随机森林参数 mtry 即树节点随机选取的变量数为 3。

同时，随机森林中另一个重要参数决策树的数目 ntree 达到 500 个时，模型袋外误判较低较稳定，这也是随机森林模型参数的默认值。故将随机森林决策树的数目 ntree 参数设置为 500。

---

① Liaw A, Wiener M, "Classification and Regression by random Forest", *R news*, Vol. 2, No. 3, 2002.

四　第七章中的参数设置与结果

（一）查找、处理奇异值

基于随机森林实施盖帽原则[①]下，本章中奇异值检验发现奇异值个数为 0（见附图 8）。

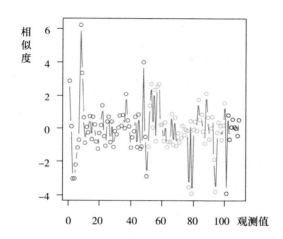

附图 8　公立医疗机构未婚流产影响因素模型中观测值异常尺度分布

（二）确定随机森林公立医疗机构流产影响因素模型中的参数

如前所述，模型参数设置不同，模型袋外误差及模型效果略有不同。第七章公立医疗机构流产影响因素研究中 106 个案例 16 个解释变量的情况下，随机森林中重要参数决策树节点中随机选取的变量数 mtry 默认值为 4。下面以此为中心向左右两边滑动寻找使得袋外误差最小的 mtry 参数值（见附图 9）。

如附图 9 所示，当节点随机选取的变量数 mtry ＝6 时，模型总体袋外误差较低。此外，尝试将变量数 mtry 取默认值的两倍[②]，发现模型效果改善不大。因而本章中随机森林参数 mtry 即树节点随机选取的变量

---

① 参见姚志勇《SAS 编程与数据挖掘商业案例》，机械工业出版社 2010 年版，第 256 页。

② Liaw A，Wiener M，"Classification and Regression by random Forest"，*R news*，Vol. 2，No. 3，2002.

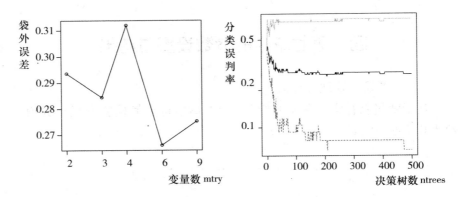

附图 9　随机森林树节点随机抽取的变量数、树的数目
与模型总体误差关系（四）

数为 6。

　　同时，随机森林中另一个重要参数决策树的数目 ntree 达到 500 个时，模型袋外误判较低较稳定，这也是随机森林模型参数的默认值。故将随机森林决策树的数目 ntree 参数设置为 500。

附录8　中国未婚青少年妊娠结局保护性因素模型随机森林程序编写

　　运用随机森林进行未婚青少年妊娠结局保护性因素研究时，按模型研究思路编程。同样第四章到第七章，因为模型研究的思路一致，所以编程时只是更换了研究变量（因变量）。接下来，以第四章未婚青少年妊娠保护性因素模型研究为例，对模型程序报告如下。

一　缺失值处理

#pfinal 是样本量为 1777 的未婚性活跃女性青少年数据库

pfinal = read. csv （"f：/PhD/PhD Thesis/data analyses/pfinal. csv"）#read the table

pfinal. imputed < – rfImpute （pregY2 ~ . , pfinal, iter = 5, ntree = 500）#impute the missing values

二　奇异值查找与处理

library （randomForest）#get the function

set. seed （222）

pregnew = pfinal. imputed

names （pregnew）

> return the names of variables: pregY2 is the dependent variable, the rest are the independents.
> [1] "pregY2"　　"resid"　　　"age"　　　　"income5"　　"edu"　　　　"job"
> [7] "avgHInc"　"eduf"　　　"edum"　　　"jobf"　　　"jobm"　　　"flt6m3c"
> [13] "famiSize" "parents"　"HDI"　　　"IHI"　　　"IGG"

dim (pregnew)

> return the dimention of the database
> [1] 1777　17

pregnew. rf = pfinal. rf

#pfinal
outlier < − outlier (pfinal. rf) #get the outlier matrix
outlier # view it

plot (outlier, type = "h", col = c ("red", "green", "blue") [as. numeric (iris $ Species)]) #plot outliers, lines

plot (outlier, type = "b", xlab = "observed value", col = c ("red", "green", "blue") [as. numeric (iris $ Species)]) #plot outliers, lines + round

quantile (outlier, probs = c (99) /100) #return the 99 quantile
#got4. 107776

(iO < − which (outlier < (−4. 107776) ∗ 4)) #return the index of outliers meeting the set. 17 in total.

(iO < − which (outlier > (4. 107776) ∗ 4)) #return the index of outliers meeting the set. 17 in total.

#no outlier according to 99q ∗ 4
print (preg. rf)

三　参数的设置

参数的设置如下。

（1）树节点随机选取的变量数 mtry。

（2）随机森林中决策树的数目 ntree。

（3）树的终端节点最少包含的观测值个数 nodesize。

四　OOB 袋外误差率与混淆矩阵及模型分类的可信度

#p final

pfinal. rf < – randomForest（pregY2 ~ . , mtry = 4, pregnew, ntree = 500, importance = T, prox = T, keep. forest = T）

names（pregnew. rf）# is there a "y"?

plot（pfinal. rf, log = "y", main = "Parameter ntree and corresponding OOB"）#Is it a suitable ntree?

#Identify the suitable parermeters according to the plot.

print（pfinal. rf）

```
return the results of the model
Call:
randomForest（formula = pregY2 ~ . , data = pregnew, mtry = 4,          ntree = 500,
importance = T, prox = T, keep. forest = T）
                    Type of random forest: classification
                         Number of trees: 500
No. of variables tried at each split: 4


        OOB estimate of   error rate: 11. 14%
Confusion matrix:
     N    Y   class. error
N  1559   9   0. 012017185
Y   179   20  0. 8994295
```


#MDSplot the prox matirx of overall model

#round points:

MDSplot（pregnew. rf, pregnew $ pregY2, xlab = " ", ylab = " ",
main = "MDS of proximity matrix"）

\# Using different symbols for the classes:

MDSplot（pregnew. rf, pregnew $ pregY2, xlab = " ", ylab = " ",
pch = as. numeric（pregnew $ pregY2））

pregnew. rf = pfinal. rf

五　相似矩阵与模型效果多维定标图

\#\#view classifer margin, i. e., the margin of observations fm the rf classifier.

plot（margin（pregnew85000. rf）, xlab = " ", ylab = " "）

六　变量相对重要性因子值

\#\#return importance, from most important, v1, v2···

round（importance（pfinal. rf）, 2）\# Look at variable importance

N	Y	MeanDecreaseAccuracy	MeanDecreaseGini
age	0. 17 0. 58	0. 23	45. 74
avgHInc	0. 36 0. 19	0. 34	37. 12
jobm	0. 62 0. 38	0. 59	31. 86
eduf	0. 58 0. 23	0. 56	30. 72
......			

varImpPlot（pregnew. rf）

\# plot the variables according to the Gini importance

七　关键变量的筛选

\#since there is a title by default, should change it. and sort it. varImpPlot

（pfinal. rf，sort＝T，n. var＝16，main＝"Relative importance and ordering of predictors"）

varUsed（pregnew. rf）# the statistics of number used for each variables in the model to get the importance.

[1]	4744 22822 12187 11954 13248 21375 11297 11519 14162 13825　6490 13073
[13]	2695 11752 11435 11315

#then selected the key variables above 75%

八　基于随机森林的偏相关分析

#pfinal
pregnew. rf＝pfinal. rf
pregnew＝pfinal. imputed

partialPlot（pregnew. rf，pregnew，age，"Y"）
partialPlot（pregnew. rf，pregnew，avgHInc，"Y"）
partialPlot（pregnew. rf，pregnew，jobf，"Y"）
partialPlot（pregnew. rf，pregnew，job，"Y"）

#return the plot of partial correlations between the key variables and the rest, respectively
#the end.

参 考 文 献

Adler N, Boyce T, Chesney M, Cohen S, Folkman S, Kahn R, et al. , "Socioeconomic status and health", *American Psychologist*, Vol. 49, No. 1, 1994.

Adler N, Ostrove J, "Socioeconomic status and health: what we know and what we don't", *Annals of the New York Academy of Sciences*, Vol. 896, No. 1, 1999.

Agresti A, *Categorical data analysis*, Wiley-interscience, 2003.

Ajzen I, *Attitudes, personality and behavior*, Open Univ Pr, 2005.

Allen E, Bonell C, Strange V, Copas A, Stephenson J, Johnson A, et al. , "Does the UK government's teenage pregnancy strategy deal with the correct risk factors? Findings from a secondary analysis of data from a randomised trial of sex education and their implications for policy", *Journal of epidemiology and community health*, Vol. 61, No. 1, 2007.

Andersen R, "A behavioral model of families' use of health services", *Research Series*, Vol. 25, 1968.

Andersen R, Newman JF, "Societal and Individual Determinants of Medical Care Utilization in the United States", *The Milbank Quarterly*, Vol. 83, No. 4, 2005.

Antonovsky A, "Social class, life expectancy and overall mortality", *The Milbank Memorial Fund Quarterly*, Vol. 45, No. 2, 1967.

Arai L, *Teenage pregnancy: the making and unmaking of a problem*, Bristol: The Policy Press, 2009.

Babbie E, *The practice of social research*, Wadsworth Pub Co, 2007.

Bandura A, Walters RH, "Social learning and personality development",

1963.

Bearinger LH, Sieving RE, Ferguson J, Sharma V, "Global perspectives on the sexual and reproductive health of adolescents: patterns, prevention, and potential", *The Lancet*, Vol. 369, No. 9568, 2007.

Bedford T, Cooke R, *Probabilistic risk analysis: foundations and methods*, Cambridge University Press, 2001.

Bohua L, Jiuling W, Fengmin Z, *UNFPA/CHINA Quality of Care in Reproductive Health/Family Planning Project, Fifth Country Programme, Quantitative Evaluation Report*, 2003 – 05: *Key Findings*, China Population & Development Research Centre, National Centre for Women and Children Health, Chinese Centre for Disease Control and Prevention, and Southampton Statistical Sciences Research Insitute, UK, 2006.

Breiman L, "Random forests", *Machine learning*, Vol. 45, No. 1, 2001.

Breiman L, *Classification and regression trees*, Chapman & Hall/CRC, 1984.

Breiman L, Culter A, *Random Forests*, 2004 (http://www. stat. berkeley. edu/users/breiman/RandomForests/).

Bronfenbrenner U, "Ecology of the family as a context of human development: Research perspectives", *Developmental psychology*, Vol. 22, No. 6, 1986.

Bronfenbrenner U, J. GS, *Heredity, environment and the question "How"? A new theoretical perspective for the 1990s*, American Psychological Association, 1993.

Bronfenbrenner U, *The ecology of human development: Experiments by nature and design*, Harvard University Press, 1979.

Bryk A, Raudenbush S, *Hierarchical linear models: applications and data analysis methods (Second Edition)*, Thousand Oaks: Sage Publications, 2002.

Buston K, Williamson L, Hart G, "Young women under 16 years with experience of sexual intercourse: who becomes pregnant?", *British Medical Journal*, Vol. 61, No. 3, 2007.

Cavenaghi S, Alves JED: *Fertility and contraception in Latin America: historical trends, recent patterns*, Population Association of America? Detroit

2009.

Chambers JM, Cleveland WS, Kleiner B, Tukey PA, *Graphical methods for data analysis*, New York: Chapman and Hall, 1983.

Chandra A, Martino SC, Collins RL, Elliott MN, Berry SH, Kanouse DE, et al. , "Does watching sex on television predict teen pregnancy? Findings from a national longitudinal survey of youth", *Pediatrics*, Vol. 122, No. 5, 2008.

Chewning B, Douglas J, Kokotailo PK, LaCourt J, Clair DS, Wilson D, "Protective factors associated with American Indian adolescents' safer sexual patterns", *Maternal and Child Health Journal*, Vol. 5, No. 4, 2001.

Chiang C, *The life table and its applications*, Krieger Malabar, Florida, 1984.

Clopper C, Pearson ES, "The use of confidence or fiducial limits illustrated in the case of the binomial", *Biometrika*, Vol. 26, No. 4, 1934.

Cohen J, *Applied multiple regression/correlation analysis for the behavioral sciences*, Lawrence Erlbaum, 2003.

Covello V, Merkhofer M, *Risk assessment methods: approaches for assessing health and environmental risks*, Springer Us, 1993.

D'Agostino R, Belanger A, D'Agostino Jr R, "A suggestion for using powerful and informative tests of normality", *American Statistician*, Vol. 44, No. 4, 1990.

Dahl R, "Adolescent brain development: a period of vulnerabilities and opportunities. Keynote address", *Annals of the New York Academy of Sciences*, Vol. 1021, No. Adolescent Brain Development: Vulnerabilities and Opportunities, 2004.

Davis K, Blake J, "Social structure and fertility: An analytic framework", *Economic development and cultural change*, 1956.

Dehne K, Riedner G, "Adolescence: A dynamic concept", *Reproductive Health Matters*, Vol. 9, No. 17, 2001.

Dennison C, Agency NHD, *Teenage pregnancy: an overview of the research evidence*, Health Development Agency, 2004.

Donovan JE, Jessor R, "Structure of problem behavior in adolescence and young adulthood", *Journal of Consulting and Clinical Psychology*, Vol. 53, No. 6, 1985.

Welsh, Elaine, "*Dealing with Data: Using NVivo in the Qualitative Data Analysis Process*", *Forum: Qualitative Social Research*, Vol. 3, No. 2, Art. 26 (http://nbn-resolving. de/urn: nbn: de: 0114 - fqs0202260), 2002.

Elder GH, Johnson MK, Crosnoe R, *The Emergence and Development of Life Course Theory*, New York: Springer, 2003.

Ellis BJ, Bates JE, Dodge KA, Fergusson DM, John Horwood L, Pettit GS, et al. , "Does father absence place daughters at special risk for early sexual activity andteenage pregnancy?" *Child development*, Vol. 74, No. 3, 2003.

FB T, "Individual psychosocial competence: A personality configuration", *Educational and Psychological Measurement*, Vol. 38, No. 2, 1978.

Feinstein J, "The relationship between socioeconomic status and health: a review of the literature", *The Milbank Quarterly*, Vol. 71, No. 2, 1993.

Finer LB, Henshaw SK, "Disparities in rates of unintended pregnancy in the United States, 1994 and 2001", *Perspectives on Sexual and Reproductive Health*, Vol. 38, No. 2, 2006.

Fisher JD, Fisher WA, "Changing AIDS-risk behavior", *Psychological bulletin*, Vol. 111, No. 3, 1992.

Geronimus AT, "Damned if you do: culture, identity, privilege, and teenage childbearing in the United States", *Social Science & Medicine*, Vol. 57, No. 5, 2003.

Gilchrist LD, Schinke SP, Maxwell JS, "Life skills counseling for preventing problems in adolescence", *Journal of Social Service Research*, Vol. 10, No. 2, 1987.

Guo W, Wu Z, Qiu Y, Chen G, Zheng X, "The Timing of Sexual Debut Among Chinese Youth", *International Perspectives on Sexual and Reproductive Health*, Vol. 38, No. 4, 2012.

Hausmann R, Tyson L, Zahidi S, *The global gender gap report* 2009, Geneva: World Economic Forum, 2009.

Hausmann R, Tyson L, Zahidi S, *The Global Gender Gap Report* 2010, Geneva: World Economic Forum, 2010.

Hawkins JD, Catalano RF, Miller JY, "Risk and protective factors for alcohol and other drug problems in adolescence and early adulthood: Implications for substance abuse prevention", *Psychological bulletin*, Vol. 112, No. 1, 1992.

Hayes C, *Risking the future: Adolescent sexuality, pregnancy, and childbearing*, National Academy Press, 1987.

Heckman JJ, "Sample selection bias as a specification error", *Econometrica*, Vol. 47, 1979.

Heckman JJ, "The common structure of statistical models of truncation, sample selection and limited dependent variables and a simple estimator for such models", *Annals of Economic and Social Measurement*, Vol. 5, No. 4, 1976.

Henshaw SK, "Unintended pregnancy in the United States", *Family Planning Perspectives*, Vol. 30, No. 1, 1998.

Hogan DP, Kitagawa EM, "The impact of social status, family structure, and neighborhood on the fertility of black adolescents", *The American journal of sociology*, Vol. 90, No. 4, 1985.

Imamura M, Tucker J, Hannaford P, Da Silva M, Astin M, Wyness L, et al., "Factors associated with teenage pregnancy in the European Union countries: a systematic review", *The European Journal of Public Health*, Vol. 17, No. 6, 2007.

Institute AG, 11 *Million Teenagers-What Can be Done About the Epidemic of Adolescent Pregnancies in the United States*, New York: Alan Guttmacher Institute, 1976.

J R, L S, *Qualitative data analysis for applied policy research*, London: Routledge, 2002.

Jeucken M, *Sustainability in finance: banking on the planet*, Eburon Publishers, Delft, 2004.

Jones E, Forrest J, Goldman N, Henshaw S, Lincoln R, Rosoff J, et al., "Teenage pregnancy in developed countries: Determinants and policy implications", *Family Planning Perspectives*, 1985.

Kaplan S, Garrick B, "On the quantitative definition of risk", *Risk analysis*, Vol. 1, No. 1, 1981.

Kasperson R, Renn O, Slovic P, Brown H, Emel J, Goble R, et al., "The social amplification of risk: A conceptual framework", *Risk analysis*, Vol. 8, No. 2, 1988.

Kawachi I, Kennedy B, Glass R, "Social capital and self-rated health: a contextual analysis", *American journal of public health*, Vol. 89, No. 8, 1999.

Kessler R, Berglund P, Foster C, Saunders W, Stang P, Walters E, "Social consequences of psychiatric disorders, II: Teenage parenthood", *American Journal of Psychiatry*, Vol. 154, No. 10, 1997.

Kirby D, Lepore G, Ryan J, *Sexual risk and protective factors-Factors affecting Teen Sexual Behavior, Pregnancy, Childbearing, and Sexually Transmitted Disease: Which Are Important*, ETR Associates, 2005.

Kline R, *Principles and practice of structural equation modeling*, The Guilford Press, 2010.

Kohler HP, Billari FC, Ortega JA, "The Emergence of Lowest© \ Low Fertility in Europe During the 1990s", *Population and Development Review*, Vol. 28, No. 4, 2002.

Kost K, Henshaw S, Carlin L, *US teenage pregnancies, births and abortions: National and state trends and trends by race and ethnicity*, Guttmacher Institute, 2010.

Kuper A, Reeves S, Levinson W, "An introduction to reading and appraising qualitative research", *Bmj*, Vol. 337, No. 7666, 2008.

Leridon H, *Human fertility: the basic components*, Chicago: University of Chicago Press, 1977.

Liaw A, Wiener M, "Classification and Regression by randomForest", *R news*, Vol. 2, No. 3, 2002.

Life skills: unicef (http://www.unicef.org/lifeskills/index_ 4105.html).

Macionis JJ, Gerber LM, *Sociology*, Pearson Education Canada, 2008.

McLeod A, "Changing patterns of teenage pregnancy: population based study of small areas", *Bmj*, Vol. 323, No. 7306, 2001.

MDG Monitor, *Tacking the Millennium Developmet Goals*, 2015 (http: //
www. mdgmonitor. org/mdg – 5-improve-maternal-health/).

Mead M, *Sex and temperament in three primitive societies*, London, George
Routledge & Sons, 1935.

Mmari K, Blum R, "Risk and protective factors that affect adolescent repro-
ductive health in developing countries: A structured literature review",
Global Public Health, Vol. 4, No. 4, 2009.

Nations U, *The Millennium Development Goals Report* 2008, New York, Unit-
ed Nations, 2008.

Oakes J, Rossi P, "The measurement of SES in health research: current prac-
tice and steps toward a new approach", *Social Science & Medicine*,
Vol. 56, No. 4, 2003.

Portney L, Watkins M, Library R, *Foundations of clinical research: applica-
tions to practice*, Prentice Hall Upper Saddle River, NJ, 2000.

Risch HA, Weiss NS, Aileen Clarke E, Miller AB, "Risk factors for sponta-
neous abortion and its recurrence", *American Journal of Epidemiology*,
Vol. 128, No. 2, 1988.

Ross C, Mirowsky J, Goldsteen K, "The impact of the family on health: The
decade in review", *Journal of Marriage and the Family*, Vol. 52, No. 4,
1990.

Rossier C, "Estimating induced abortion rates: a review", *Studies in Family
Planning*, Vol. 34, No. 2, 2003.

Rutter M, "Protective factors in children's responses to stress and disadvan-
tage", *Annals of the Academy of Medicine*, *Singapore*, Vol. 8, No. 3,
1979.

Shapiro S, Wilk M, "An analysis of variance test for normality (complete
samples)", *Biometrika*, Vol. 52, No. 3 – 4, 1965.

Silverman JG, Raj A, Mucci LA, Hathaway JE, "Dating violence against ad-
olescent girls and associated substance use, unhealthy weight control, sexual
risk behavior, pregnancy, and suicidality", *JAMA: the journal of the Amer-
ican Medical Association*, Vol. 286, No. 5, 2001.

Singh S, "Global consequences of unsafe abortion", *Women's Health*,

Vol. 6, No. 6, 2010.

Singh S, Darroch JE, Frost JJ, "Socioeconomic disadvantage and adolescent women's sexual and reproductive behavior: the case of five developed countries", *Family Planning Perspectives*, Vol. 33, No. 6, 2001.

Smith D, Elander J, "Effects of area and family deprivation on risk factorsfor teenage pregnancy among 13 – 15-year-old girls", *Psychology, health & medicine*, Vol. 11, No. 4, 2006.

Smith T, "Influence of socioeconomic factors on attaining targets for reducing teenage pregnancies", *British Medical Journal*, Vol. 306, No. 6887, 1993.

Sorlie PD, Backlund E, Johnson NJ, Rogot E, "Mortality by Hispanic status in the United States", *Jama*, Vol. 270, No. 20, 1993.

Swann C, Bowe K, McCormick G, Kosmin M, "Teenage pregnancy and parenthood: a review of reviews. Evidence briefing", *London: Health Development Agency*, 2003.

Swartz JL, Martin WE, Swartz-Kulstad JL, *Applied Ecological Psychology for Schools Within Communities: Assessment and Intervention*, Routledge, 1997.

Thomas RM, *Recent Theories of Human Development*, Sage Publications, 2000.

Treffers P, "Teenage pregnancy, a worldwide problem", *Nederlands tijdschrift voor geneeskunde*, Vol. 147, No. 47, 2003.

Unit S, "Teenage pregnancy", *London: Stationery Office*, Vol. 6, 1999.

Upton G, Cook I, *A dictionary of statistics*, Oxford University Press, USA, 2008.

Vasta R, *Six Theories of Child Development: Revised Formulations and Current Issues*, Jessica Kingsley Publishers, Reprint, 1992.

Veenstra G, "Social capital, SES and health: an individual-level analysis", *Social Science and Medicine*, Vol. 50, No. 5, 2000.

Walpole R, Myers R, Myers S, *Probability and statistics for engineers and scientists*, Pearson Prentice Hall, 2006.

WHO, *Adolescent friendly health services: an agenda for change*, Geneva:

World Health Organization, 2003.

WHO, *Adolescent pregnancy-Unmet needs and undone deeds: A review of the literature and programmes*, World Health Organization, 2007.

WHO, *Helping parents in developing countries improve adolescents' health*, Geneva: World Health Organization, 2007.

WHO, *Life skills education in schools (WHO/MNH/PSF/93.7A. Rev. 2)*, Geneva: Division of Mental Health and Prevention of Substance Abuse, World Health Organization, 1997 (Reprint).

WHO, *Strengthening the health sector response to adolescent health and development*, Geneva: World Health Organization, 2009.

WHO, *The prevention and management of unsafe abortion: report of a techinical working group (WHO/MSM/92.5)*, Geneva: World Health Organization, 1992.

WHO, *What do adolescents need to grow and develop in good health?* World Health Organization (http://www.who.int/maternal_ child_ adolescent/topics/adolescence/grow/en/).

北京大学人口研究所:《2009 年中国青少年生殖健康调查技术报告》，2010 年。

北京大学人口研究所:《中国青少年生殖健康可及性调查报告基础报告（首次发布)》，2010 年。

查瑞传、沈益民、乔晓春:《人口普查资料分析技术》，中国人口出版社 1991 年版。

柴旭健:《从母权制到处女情结看女权的衰落》，《乐山师范学院学报》2008 年第 6 期。

常春梅、李玲:《生命历程理论下的男童性侵犯事件——关于 H 的个案研究》，《中国青年政治学院学报》2010 年第 5 期。

陈波:《逻辑学是什么》，北京大学出版社 2003 年版，第 93 页。

陈锡宽、武俊青、高尔生、陶建国:《上海市婚检青年对婚前妊娠和人工流产的态度分析》，《中国公共卫生》2002 年第 2 期。

陈向明:《质的研究方法与社会科学研究》，教育科学出版社 2000 年版。

陈亚亚:《论当代青少年性教育模式之转型》,《中国青年研究》2011
　年第 8 期。

程化琴、丁胜云、庄明科、阮航清、刘永博、何瑾等:《大学生性教育:
　怎样才是有效和适宜的?——基于性教育的"市场"理论》,《教育
　学术月刊》2015 年第 11 期。

程怡民、王潇滟、吕岩红、蔡雅梅、李颖、郭欣等:《三城市未婚青少
　年重复人工流产影响因素研究》,《中华流行病学杂志》2006 年第
　8 期。

崔念、李民享、田爱平、谢黎、罗世媛、陈晓勤:《成都市未婚流动人
　群性和生殖健康状况与需求调查》,《中国计划生育学杂志》2004 年
　第 3 期。

[澳] 戴维·德沃斯:《社会研究中的研究设计》,郝大海等译,中国人
　民大学出版社 2008 年版。

[法] E. 迪尔凯姆:《社会学方法的准则》,狄玉明译,商务印书馆
　1995 年版。

方刚:《性权与性别平等:学校性教育的新理念与新方法》,东方出版
　社 2012 年版。

费孝通:《乡土中国》,上海人民出版社 2007 年版。

风笑天:《社会研究方法》,中国人民大学出版社 2013 年版。

高尔生、楼超华:《中国青少年性和生殖健康发展轨迹》,社会科学文
　献出版社 2008 年版。

高尔生、涂晓雯、楼超华:《中国未婚青年的生殖健康状况》,《中国人
　口科学》1999 年第 6 期。

高莹莹、张开宁:《青少年性与生殖健康服务面临的新挑战和新任务》,
　《中国计划生育学杂志》2008 年第 12 期。

郭未:《中国未婚青年首次性行为时的避孕选择———基于赫克曼选择
　模型的分析》,《学海》2014 年第 1 期。

胡玉坤、郑晓瑛、陈功、王曼:《厘清"青少年"和"青年"概念的分
　野——国际政策举措与中国实证依据》,《青年研究》2011 年第 4 期。

胡玉坤:《庞大群体的生殖健康危机——中国人工流产低龄化问题透
　视》,《社会科学论坛》2015 年第 11 期。

季成叶:《学校性教育的性质、目标和任务》,《中国学校卫生》2005

年第 7 期。

《紧急避孕药——毓婷与女性的经期》，《中国药店》2002 年第 8 期。

赖珍珍、胡玥、刘文利、马迎华：《小学三年级流动儿童性教育课程效果评价》，《中国学校卫生》2015 年第 8 期。

李建民：《中国的人口转变完成了吗?》，《南方人口》2000 年第 2 期。

李鲁、吴群红：《社会医学》，人民卫生出版社 2012 年版。

联合国开发计划署：《中国人类发展报告 2009/10：迈向低碳经济和社会的可持续未来》，中国对外翻译出版公司 2010 年版。

梁红、钱序：《我国青少年性与生殖健康的研究进展》，《中国妇幼保健》2003 年第 2 期。

刘庆武、胡志艳：《如何用 SPSS、SAS 统计软件进行正态性检验》，《湖南学院学报》（自然科学版）2005 年第 3 期。

龙迪：《性之耻，还是伤之痛：中国家外儿童性侵犯家庭经验探索性研究》，广西师范大学出版社 2007 年版。

楼超华、王筱金、涂晓雯、高尔生：《生活技能培训对职校生生殖健康认知的影响》，《生殖与避孕》2009 年第 1 期。

陆士桢、其其格：《儿童性侵犯及其影响——以六位女性为例》，《中国青年政治学院学报》2010 年第 5 期。

马力、桂江丰：《中国特色的人口转变》，《人口研究》2012 年第 1 期。

马迎华、季成叶：《学校生活技能教育与艾滋病预防》，《中国学校卫生》2004 年第 4 期。

马迎华、王凤清、胡佩瑾、宋逸：《〈生活技能教育心理健康促进〉课程教学模式研究与效果评估》，《中国学校卫生》2007 年第 11 期。

聂少萍：《青少年健康相关危险行为》，载方小衡等主编《学校卫生与健康促进》，广东高等教育出版社 2010 年版。

钱序：《上海、广东外来未婚女工生殖健康行为的生态学因素及干预探索研究》，博士学位论文，复旦大学，2008 年。

［越南］阮清雄：《越南高中学生生活技能及其培养研究》，博士学位论文，湖南师范大学，2014 年。

桑地：《涩果：中国少年性问题纪实》，中国社会科学出版社 2003 年版。

王康主编：《实证主义社会学》，《社会学词典》，山东人民出版社 1988

年版。

世界卫生组织：《世界卫生统计 2010》，2010（http：//www. who. int/ whosis/whostat/ZH_ WHS10_ Full. pdf）。

世界卫生组织联合国儿童基金会、联合国人口基金：《投资未来——促进青少年性与生殖健康行动框架》，余小鸣主译，科学普及出版社 2008 年版。

世界银行、亚洲开发银行、英国国际发展部：《中国社会性别差异与扶贫研究报告》2006 年第 2 期。

孙云晓、张引墨：《藏在书包里的玫瑰——校园性问题访谈实录》，北京出版社 2004 年版。

孙云晓：《阳光法性教育》，江苏教育出版社 2007 年版。

佟新：《人口社会学》，北京大学出版社 2010 年版。

涂晓雯、楼超华、陶建国、高尔生：《上海市婚检妇女婚前妊娠情况及其影响因素分析》，《医学与社会》1998 年第 5 期。

卫薇、余小鸣、宫露霞、孔美荣、冯琼、关玉施等：《769 名未婚怀孕青少年相关心理社会能力研究》，《中华医学会首届国际行为医学学术大会暨第九次全国行为医学学术会议论文汇编》，2007 年。

吴久玲、Rauyajin O、Good S、Pasandha-Natorn V、王临虹：《北京市未婚人工流产女青年避孕知识、态度、行为的调查研究》，《中华流行病学杂志》2001 年第 3 期。

吴久玲、郭素芳、渠川琰：《中国北方部分城市人口流产妇女家庭暴力相关因素初探》，《妇女研究论丛》2006 年第 1 期。

吴喜之：《统计学：从数据到结论》，中国统计出版社 2009 年版。

吴小英：《"他者"的经验和价值——西方女性主义社会学的尝试》，《中国社会科学》2002 年第 6 期。

吴擢春、顾杏元、高尔生：《青少年妊娠的全球性趋势及其影响因素》，《国外医学》（社会医学分册）1989 年第 1 期。

席居哲：《儿童心理健康发展的家庭生态系统研究》，博士学位论文，华东师范大学，2003 年。

徐芳：《未婚先孕的诸因素分析》，《青年研究》1987 年第 4 期。

徐莉：《中国 7 省市女性婚前怀孕变动趋势、后果即影响因素》，《人口研究》1998 年第 1 期。

姚志勇：《SAS 编程与数据挖掘商业案例》，机械工业出版社 2010 年版。

余小鸣、卫薇、高素红：《青少年未婚妊娠的多因素分析》，《中国妇幼保健》2010 年第 1 期。

余小鸣：《未婚怀孕青少年生殖健康综合干预研究》，北京大学医学出版社 2009 年版。

［美］约翰·W. 克里斯韦尔：《质的研究及其设计——方法与选择》，余东升译，中国海洋大学出版社 2009 年版。

岳盼、刘文利：《美国两大性教育模式的效果比较与政策发展》，《比较教育研究》2014 年第 1 期。

张红霞、常春、吕姿之、孙昕霙、高源：《北京市中专学生性交行为危险因素研究》，《中国学校卫生》2003 年第 4 期。

张建端、炼武、时俊新、贾桂珍、石淑华、段建华等：《广州市未婚流动人口人工流产状况及影响因素分析》，《中国计划生育学杂志》2006 年第 11 期。

张立英、沈永华、周连福、由家惠、孔璐、赵进顺等：《未婚青少年性行为及避孕服务的可获得性》，《中国计划生育学杂志》2002 年第 10 期。

张敏、高博、张力文、陈锐、李宁秀：《基于“健康中国 2020”目标的二维人口健康不公平指数研究》，《西北人口》2010 年第 3 期。

张雪梅：《对儿童性侵犯的有关探讨》，《妇女研究论丛》2005 年第 S1 期。

赵更力、张小松、周敏：《部分农村中学生生殖健康及相关知识、态度/观念、行为和保健需求现况研究》，《中国妇幼保健》2005 年第 17 期。

郑晓瑛、陈功：《中国青少年生殖健康可及性调查基础数据报告》，《人口与发展》2010 年第 16 期。

郑晓瑛、杨蓉蓉、陈华、谈玲芳、陈功：《中国未婚女青年妊娠及流产需要与实现》，《妇女研究论丛》2011 年第 6 期。

郑真真、周云、郑立新、杨元、赵东霞、楼超华等：《城市外来未婚青年女工的性行为、避孕知识和实践——来自 5 个城市的调查》，《中国人口科学》2001 年第 2 期。

郑治国、刘建平、郑巧：《南昌市四—六年级小学生性心理健康及性教育现状》,《中国学校卫生》2016年第1期。

中国性别平等与妇女发展指标研究与应用课题组:《中国性别平等与妇女发展评估报告 (1995—2005)》,《妇女研究论丛》2006年第2期。

《中国性科学百科全书》编委会:《中国性百科全书》,中国大百科全书出版社1998年版。

《中华人民共和国人口与计划生育法》,2001年12月29日第九届全国人民代表大会常务委员会第二十五次会议通过,2002年9月1日起施行 (www. gov. cn/banshi/2005 – 08/21/content_ 25059. htm)。

《中华人民共和国人口与计划生育法 (2015年修订)》,2015年12月27日第十二届全国人民代表大会常务委员会第十八次会议通过,2016年1月1日起施行 (http://www. 800. cn/xinwen/2015 – 12/28/content-5028414. htm)。

中华人民共和国外交部、联合国驻华系统:《中国实施千年发展目标进展情况报告》,2008年。

后　　记

　　本文是由我在北京大学的博士论文的基础上补充修改而成。在修改完善论文的过程中，我回想起求学和工作中的点点滴滴。我期待了无数个日日夜夜，无数次感激之情喷薄欲出。而当书稿终于完成，却让人只觉得一切尽在不言中！

　　我的求学经历，若用"一路走来"来形容，则"走"显然不足以描述其中艰辛，似乎用"爬"更形象；"走"不能体现只争朝夕，似乎用"跑"更逼真；"走"更不能展示突发猛进，似乎用"飞"更贴切！

　　一路爬来，我体会到了恩师恨铁不成钢的恶痛、父母发如雪的忧伤、家人力抗众议的沉重。

　　一路跑来，犹如白驹过隙，三秋一日。窗台上花谢了又开，顾不上我朱颜已改。

　　一路飞来，学术崎岖路上过关斩将，初始乳臭未干，现竟修得十八般武艺，将酬平生壮志！

　　我的博士生导师郑晓瑛教授，对我寄予无限希望，激励着我，使我常怀进取之心；又给了我无限希望，指引着我，让我常葆感激之情。她孜孜以求于实干的精诚、远见于未萌的卓越、避危于无形的睿智影响着我，我仿佛获得了开启事业之门的密码！她为人为学的精气神已悄然融入我的本质，通过我的教学与科研影响到了我现在的学生。

　　论文的完成还得益于无数人的帮助，有我读大学时的论文导师丁宇教授、读硕士期间的导师丁建定教授以及我读博士期间的导师团，包括乔晓春教授、穆光宗教授、陈功教授、宋新明教授、李涌平教授，以及国家公派联合培养期间我的外方导师 Ann Jacoby 教授和副导师 Margaret Whitehead 教授，还有我的人生导师石人炳教授、田东华教授和王放教授等。恩师们所诠释的严谨与创新、渊博与深邃、优雅与高尚，一步步、一句句地引领，让我悟到了学的愉悦、术的光芒、教的艺术、师的伟大！我的朋友给予我了最真诚的帮助和鼓励！我何其有幸，收获如此多的友谊，让我如沐春风，陪我走过一段段历经着挑战与成功的时光。我还必须感谢我的学生。从走上讲台开始，我与我那朝气蓬勃的中青学子教学相长、一同修行；本书的撰写更多在于为我们提供教学参考。

北京大学及国家留学基金委员会与"国家建设高水平大学公派研究生项目"，为我的学习提升提供了广阔平台；北京大学社会科学研究方法暑期班为我指引着学术的航程，中国青年政治学院"中青文库"博士论文出版资助项目，为本书的出版提供了直接的资助。本书的完成还需要诚挚感谢田雪原、赵白鸽等老师，其指导令本书大为增色；本书的出版还需要诚挚感谢中国社会科学出版社的支持；特别感谢编辑吴丽平女士，其不言之教令我受惠长远！

感谢您，虽然写致谢时没有写到您，但请相信：恩情哪怕只有一秒，我却会记得一辈子！

最后，我要感谢我的家人，情如海一般，博大、宽容、触动；我还要感谢自己，最困难的时候没有放弃、最欢欣的时候没有忘形。